甘肃中医药建设丛书

刘东汉◎主编

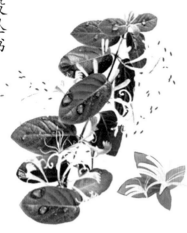

刘东汉 新编中医三字经

第一卷

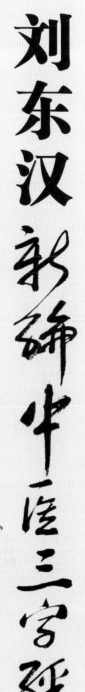

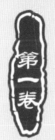

甘肃科学技术出版社

图书在版编目(CIP)数据

刘东汉新编中医三字经. 第1卷 / 刘东汉主编. --
兰州 ： 甘肃科学技术出版社，2012.12 (2021.8重印)
（甘肃中医药建设丛书）
ISBN 978-7-5424-1745-9

Ⅰ.①刘… Ⅱ.①刘… Ⅲ.①中医学－临床医学－经
验－中国－现代 Ⅳ.①R249.7

中国版本图书馆CIP数据核字(2012)第319596号

刘东汉新编中医三字经(第1卷)

刘东汉　主编

责任编辑　陈学祥
封面设计　黄　伟

出　版　甘肃科学技术出版社
社　址　兰州市读者大道568号　730030
网　址　www.gskejipress.com
电　话　0931-8125103(编辑部)　0931-8773237(发行部)
京东官方旗舰店　https://mall. jd. com/index-655807.html

发　行　甘肃科学技术出版社　　印　刷　三河市华东印刷有限公司
开　本　710毫米×1020毫米 1/16　印　张　18.5　字　数　230千
版　次　2013年1月第1版
印　次　2021年8月第2次印刷
印　数　3001~3750
书　号　ISBN 978-7-5424-1745-9　定　价　88.00元

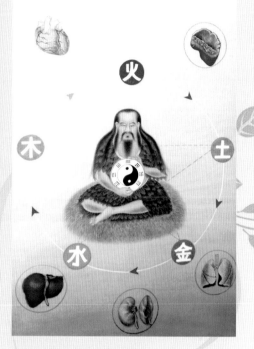

医易同源

人文始祖伏羲

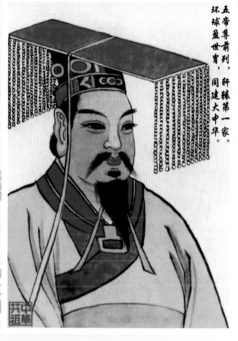

五帝尊前列，轩辕第一家。环球盈世胄，同建大中华。

黄帝

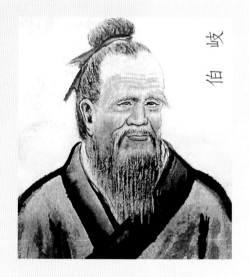

伯岐

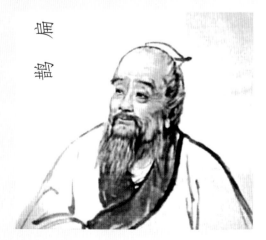

雷錐

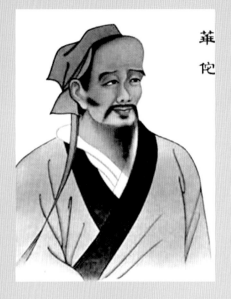

華佗

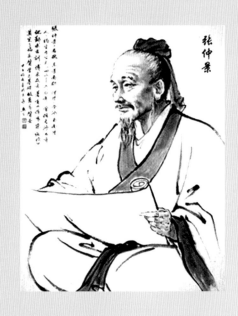

張仲景

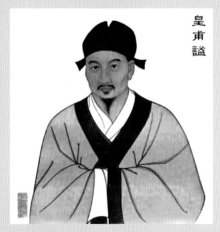

皇甫謐

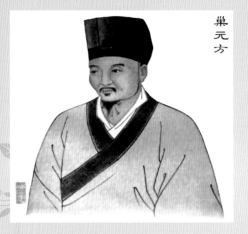

巢元方

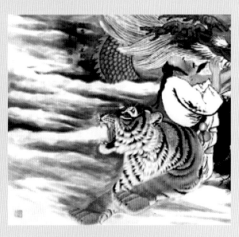

药王孙思邈坐虎针龙

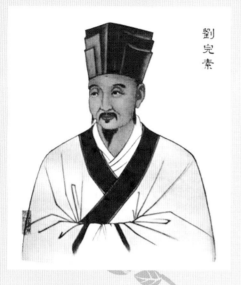

劉完素

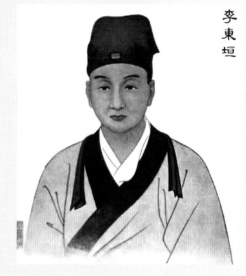

李東垣

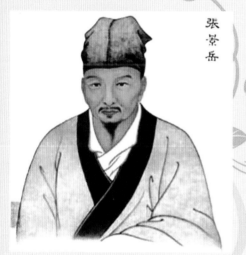

張景岳

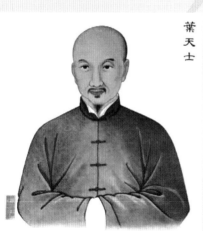

葉天士

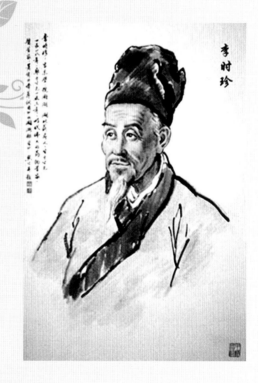

李时珍

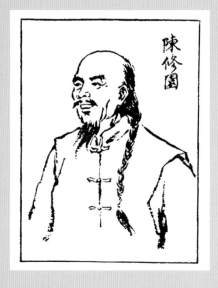

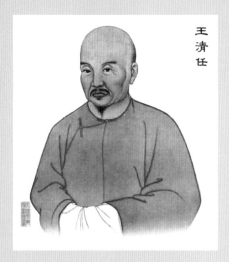

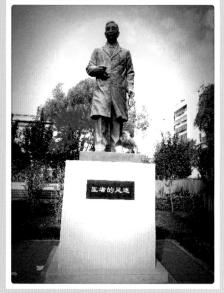

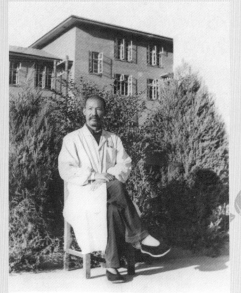

中国胃镜之父，首次将中医引进西医医院，原兰州医学院第一附属医院（现名为兰州大学第一医院）杨英福院长

先父——甘肃省近代十大已故著名中医刘景泉先生

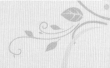

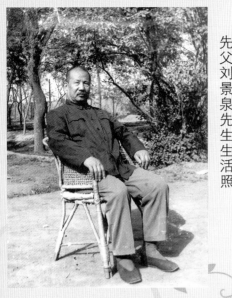

先父刘景泉先生生活照

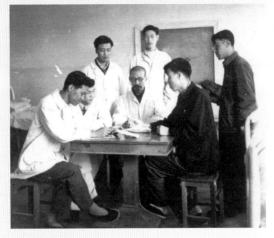

先父刘景泉先生带徒弟坐诊照片

先父刘景泉先生带学生查房照片

国家中医药管理局

发展中医药
事业 弘扬中
医药文化。

贺《刘东汉新编中医三字经》出版

王国强

二〇一三年一月八日

卫生部副部长、国家中医药管理局王国强局长题字

陇上名医
千秋楷模

占国桥

二〇一三年六月

中国人民解放军
兰州军区联勤部部长
占国桥少将题字

仁术济世惠百姓
医德高尚佑后人

为刘东汉新编中医学
三字经题词 武玉德

壬辰季五月

中国人民解放军青海省军区政
治委员武玉德少将题字

中国国家博物馆职业书画家董河山先生题字

中国人民解放军兰州军区联勤部原政治委员王焕新少将题字

甘肃蓝科石化高新装备股份有限公司董事长张延丰题字

中国人民解放军青海省军区原政治部主任侯洛生少将题字

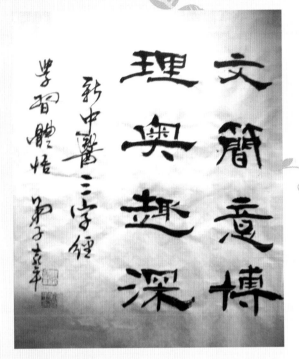

作者小学班主任张定一老师题字

杏林耕耘 孜孜一生
颂果累累 造福人民
贺东汉贤生新作问世
壬辰年夏月
小学班主任 张定一

第五批全国老中医药专家学术经验
继承人刘喜平教授读老师三字经体悟

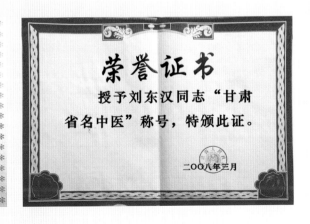

甘肃省名中醫
劉 東 漢
甘肃省人民政府
二〇〇八年三月

荣誉证书
授予刘东汉同志"甘肃
省名中医"称号，特颁此证。
二〇〇八年三月

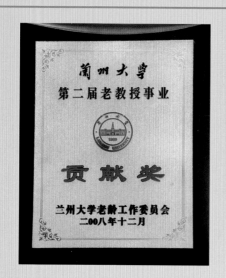

蘭州大學
第二届老教授事业
贡献奖
兰州大学老龄工作委员会
二〇〇八年十二月

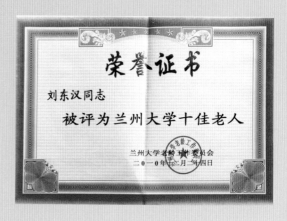

荣誉证书

刘东汉同志
被评为兰州大学十佳老人

兰州大学老龄工作委员会
二〇一〇年十二月二十四日

甘肃省继承老中医药人员学术经验指导老师

荣誉证书

刘东汉同志于二〇〇二年十月被确定为继承老中医药

人员学术经验指导老师，为培养中医药人才做出了贡献，

特发此证。

证书编号：62--3--2006--24　　　二〇〇六年四月二十日

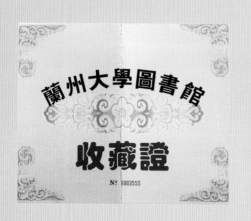

蘭州大學圖書館
收藏證
№ 0003555

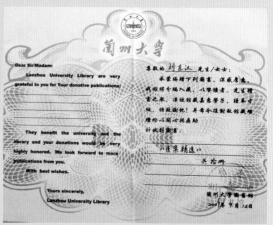

蘭州大學

Dear Sir/Madam:

Lanzhou University Library are very
grateful to you for Your donative publications!

They benefit the university and the
library and your donations would be very
highly honored. We look forward to more
publications from you.
With best wishes.

Yours sincerely,
Lanzhou University Library

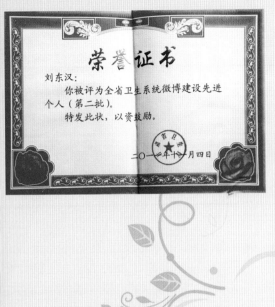

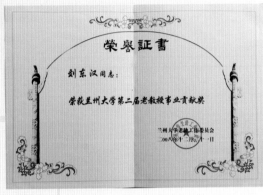

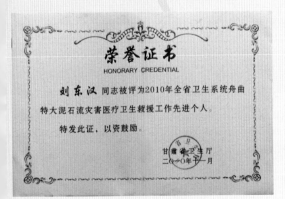

荣誉证

刘东汉同志：

在抗震救灾取得重大胜利之际，为表彰你在抗震救灾和灾后重建工作中做出的突出贡献，特授予抗震救灾优秀农工党员荣誉称号。

中国农工民主党甘肃省委员会
二〇〇八年十一月

收藏证

刘东汉 先生：

您惠赠的《甘肃书泉、刘东汉医学培迅》一书，已被甘肃省图书馆收藏，感谢您对图书馆事业的大力支持。

甘肃省图书馆
二〇〇八年八月

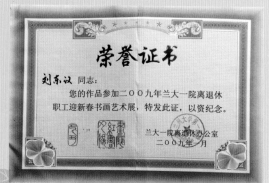

荣誉证书

刘东汉 同志：

您的作品参加二〇〇九年兰大一院离退休职工迎新春书画艺术展，特发此证，以资纪念。

兰大一院高退休办公室
二〇〇九年一月

荣誉证书

刘东汉同志：

在农工民主党甘肃省委会纪念农工党成立75周年书画展中，您的书画作品荣获作品奖，特发此证，以资鼓励。

农工民主党甘肃省委会
二〇〇五年八月

全省老中医药专家学术经验继承指导老师

荣誉证书

刘东汉同志于1999年4月被确定为全省老中医药专家学术经验继承指导老师，为培养中医药人才做出了贡献，特发此证。

甘肃省人事厅　甘肃省卫生厅

证书编号：99025

二〇〇二年五月三十一日

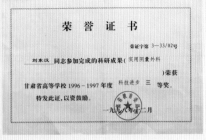

荣誉证书

荣证字第 3—33/02号

刘东汉 同志参加完成的科研成果（实用阴囊外科 ）荣获

甘肃省高等学校 1996～1997 年度 科技进步 三 等奖。

特发此证，以资鼓励。

一九九八年十二月

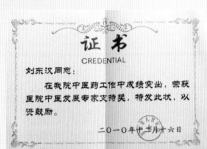

证 书
CREDENTIAL

刘东汉同志：

在我院中医药工作中成绩突出，荣获医院中医发展专家支持奖，特发此状，以资鼓励。

二〇一〇年十二月十六日

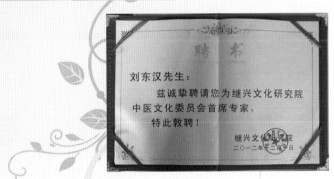

聘 书

刘东汉先生：

兹诚挚聘请您为继兴文化研究院中医文化委员会首席专家。

特此敦聘！

继兴文化研究院
二〇一二年十二月二日

国家中医药管理局文件

国中医药人教发〔2011〕41号

国家中医药管理局关于确定 2011 年全国名老中医传承工作室建设项目专家名单的通知

各省、自治区、直辖市卫生厅（局）、中医药管理局：

为深入贯彻落实《医药卫生中长期人才发展规划（2011—2020年）》，切实做好名老中医专家学术思想传承工作，探索建立中西医药术传承和推广应用的有效方法和创新模式，根据《财政部 国家中医药管理局关于下达 2011 年中医药部门公共卫生专项资金的通知》（财社〔 〕 号）精神，我局决定确定 2011 年中医药部门公共卫生专项资金的全国名老中医药专家传承工作室建设项目（以下简称建设项目）专家（具体名单见附件1），现将有关事项通知如下：

一、各省、自治区、直辖市中医药管理部门要切实做好建设项目的组织领导，并会同财政部门加强项目经费管理，及时开展评估、考核和指导工作。

二、各建设项目依托单位要根据《全国名老中医传承工作室建设

项目管理方案》的要求，认真组织实施，为1名专家的建设提供好条件和必要支持，保证建设项目的顺利完成。

三、各项目省、自治区、直辖市中医药管理部门和各建设项目依托单位需按要求填报《全国名老中医传承工作室建设项目任务书》（附件2）一式5份（A4规打印、普通装订），并加盖公章，于2011年9月9日前寄送至我局人教司师承继教处，同时将任务书电子版文档送至受理电子邮箱。此通知、项目任务书格式已在国家中医药管理局政府网站（http://www.satcm.gov.cn）上发布。

四、联系方式

国家中医药管理局人事教育司师承继教处

通信地址：北京市东城区工体西路 1 号

邮政编码：100027

电子邮箱：scjjc@satcm.gov.cn

联系人：吴厚新 张欣霞

联系电话：010—59957647

附件：1. 2011年全国名老中医传承工作室建设项目专家名单

2. 全国名老中医传承工作室建设项目任务书

二〇一一年八月二十二日

（信息公开形式：主动公开）

张良英	云南省中医院
林艳芳	西双版纳傣族自治州傣医医院
陕西省	
刘云山	宝鸡市中医院
高上林	西安市中医院
雷忠义	陕西省中医院
殷克敬	陕西中医学院第二附属医院
杨震	西安市中医医院
甘肃省	
张士卿	甘肃中医学院附属医院
刘宝厚	甘肃中医学院附属医院
宋贵杰	甘肃中医学院附属医院
赵健雄	甘肃中医学院附属医院
何天有	甘肃中医学院附属医院
裴正学	甘肃省肿瘤医院
刘国安	甘肃省中医院
廖志峰	甘肃省中医院
慈智木	甘南藏族自治州藏药研究院附属藏医院
刘东汉	甘肃中医学院附属医院
青海省	
尼玛	青海省中医院
桑杰	青海省藏医院

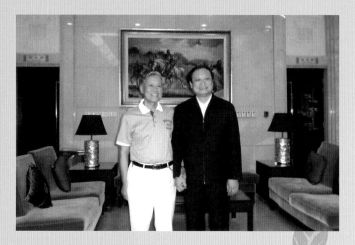

　　卫生部副部长、国家中医药管理局局长王国强
同志接见作者照片

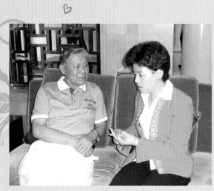

　　作者与甘肃省委常委、副省
长咸辉同志交谈我省中医药事业
发展情况

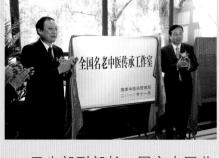

　　卫生部副部长、国家中医药
管理局王国强局长与甘肃省郝
远副省长为全国名老中医传承
工作室揭牌

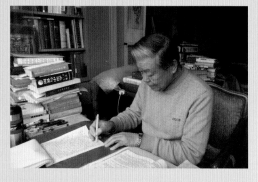

　　作者撰写《刘东汉新编中医三字
经》

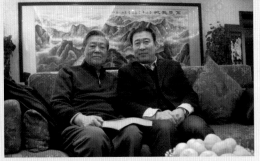

作者同甘肃省卫生厅李存文副厅长商谈《刘东汉新编中医三字经》出版事宜

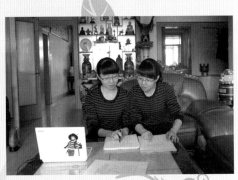

刘倍吟、刘倍均认真校对《刘东汉新编中医三字经》

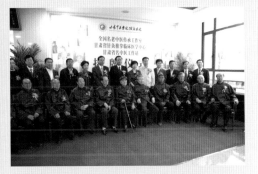

作者获建全国名老中医传承工作室照片

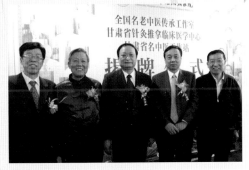

作者同王国强副部长、郝远副省长、甘肃省卫生厅刘维忠厅长、兰大一院严祥院长在全国名老中医传承工作室合影照片

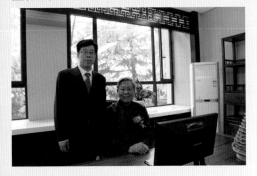

作者和兰大一院严祥院长在全国名老中医传承工作室合影照片

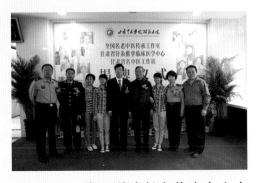

兰大一院严祥院长和作者家人在全国名老中医传承工作室合影照片

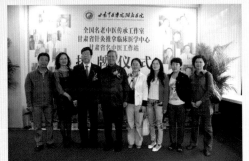

兰大一院严祥院长和作者及学生在全国名老中医传承工作室合影照片

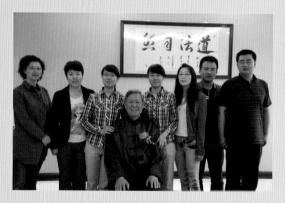

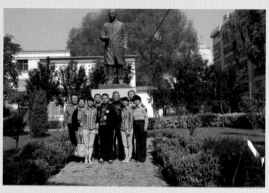

作者与学生在全国名老中医传承工作室合影照片

作者家人在中国胃镜之父、第一位将中医引进西医医院的杨英福院长铜像前合影照片

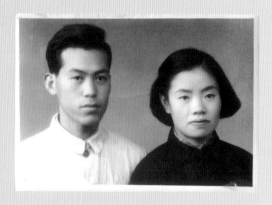

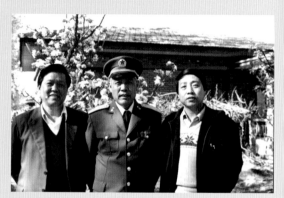

作者同夫人魏金元女士合影照片（本照片摄于1958年）

作者与其弟刘东亮同杨永斌上将合影

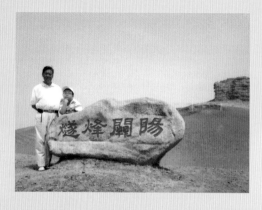

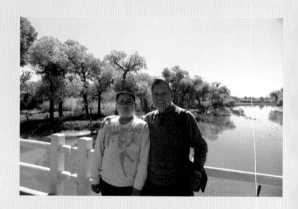

作者与孙子刘雨轩在敦煌阳关烽燧合影照片

作者与孙子刘雨轩在酒泉胡杨林合影照片

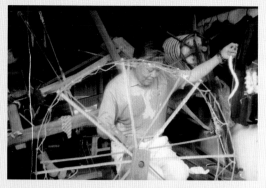

作者在上海周庄体验纺纱

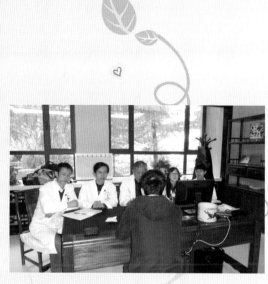

第五批全国老中医药专家学术经验继承人刘喜平、孙杰跟师学习

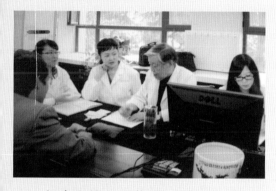

加拿大籍华人蒋建兰医师跟随作者在甘肃省名医工作室学习中医

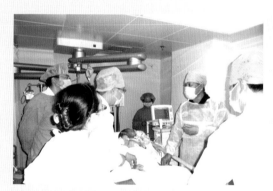

作者在兰大一院ICU病房抢救超级细菌患者

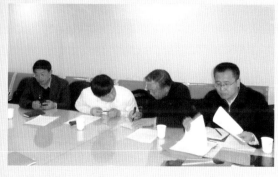

作者和卫生部特派专家刘清泉教授共同研究超级细菌治疗方案

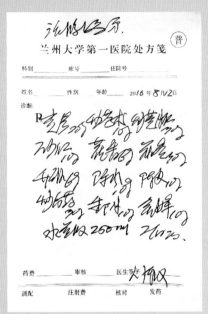

兰州大学第一医院处方笺　普

科别　床号　住院号
姓名　性别　年龄　2010年8月12日
诊断：
R
药费　审核　医生签字
调配　注射费　核对　发药

作者为舟曲泥石流受灾区所献处方一（治腹泻方）

兰州大学第一医院处方笺　普

科别　床号　住院号
姓名　性别　年龄　2010年8月12日
诊断：
R
药费　审核　医生签字
调配　注射费　核对　发药

作者为舟曲泥石流受灾区所献处方二（治咳嗽方）

兰州大学第一医院处方笺　普

科别　床号　住院号
姓名　性别　年龄　2010年8月12日
诊断：
R
药费　审核　医生签字
调配　注射费　核对　发药

作者为舟曲泥石流受灾区所献处方三（治下肢皮肤溃烂方）

兰州大学第一医院处方笺　普

科别　床号　住院号
姓名　性别　年龄　2010年8月12日
诊断：
R
药费　审核　医生签字
调配　注射费　核对　发药

作者为舟曲泥石流受灾区所献处方四（治下肢皮肤溃烂外用方）

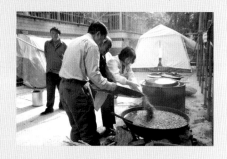

甘肃省卫生厅刘维忠厅长亲自为舟曲泥石流受灾民众煎煮作者所开中药

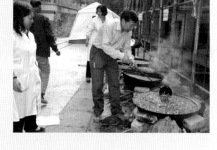

甘肃省卫生厅刘维忠厅长亲自为舟曲灾民煎煮作者所开中药

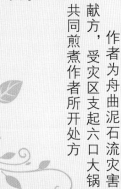

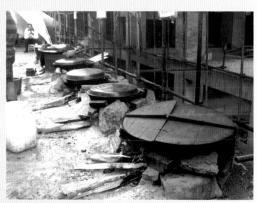

作者为舟曲泥石流灾害献方，受灾区支起六口大锅共同煎煮作者所开处方

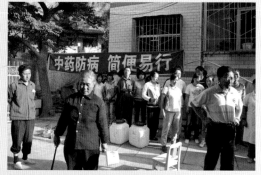

作者为舟曲泥石流灾害献方，体现中医中药在救灾防病中的重要作用

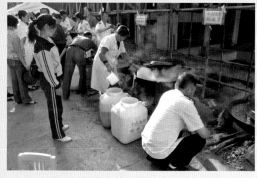

医务人员在为舟曲泥石流受灾民众煎煮作者所开中药

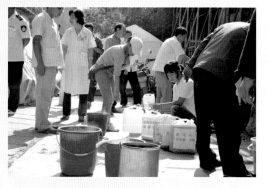

舟曲泥石流受灾区中药汤剂发放点

相关领导为受灾民众亲自分发中药汤剂

舟曲受灾民众服用作者所开中药（从2010年8月12日开始，至9月24日，累计服药人数达50万人次。）

舟曲泥石流抗洪救灾的子弟兵服用作者所开中药

面对舟曲泥石流，甘肃省刘维忠厅长对于中药处方的微博评论（本文摘自刘厅长微博）

作者对舟曲泥石流灾害抗灾有感

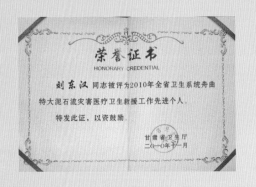

医赋天职是救人
三方能救万民灾
中医学涯深似海
重在辨证与妙用
方药简单价廉值
其效显著真如神

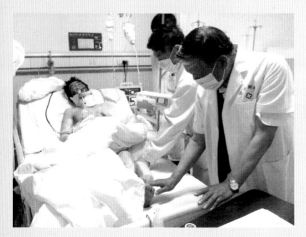

作者应甘肃中医学院附属医院李应东院长邀请，在甘肃中医学院附属医院救治岷县伤员

伤员通过作者中医救治，病情大有好转（摘自于甘肃省卫生厅刘维忠厅长的微博）

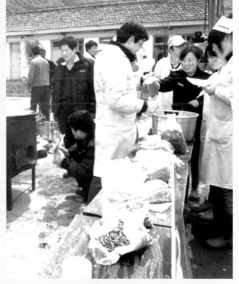

岷县特大冰雹洪水泥石流受灾区，医务人员在为灾民煎煮作者所开的中药

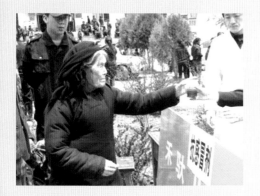

岷县特大冰雹洪水泥石流受灾区，在中药汤剂发放点，灾民领取作者所开中药汤剂

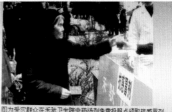

图为受灾群众在禾驮卫生院中药汤剂免费投服点领取抗感冒剂。

"5·10"特大冰雹洪水泥石流灾害发生之后，甘肃岷县充分重视中医药对灾后防疫的作用，应用省级名中医刘东汉的治腹泻方、防止外感方、皮肤溃烂方，紧急采购一大批中药材，在全县6个重点受灾区乡镇的灾民集中安置点、人群聚集区、卫生院设立21个中药汤剂免费熬制投服点，由医务人员指导服用。截止5月16日，共有1.65万人次饮用中药汤剂3.11吨。记者杨敬科 通讯员杨俊贤/摄影报道

2012年5月18日《中国中医药报》对作者开出的应对岷县特大冰雹洪水泥石流处方的报道

刘维忠：刘东汉先生为岷县水灾防疫开的防治外感方：

葛根 30g 柴胡 10g 黄芩 10g 制半夏 10g 荆芥 10g 防风 10g 桂枝 10g 细辛 6g 生黄芪 30g 生姜 10g 炙甘草 10g，水煎服，每日两次，饭后两小时服用。功用：解肌，固表，调和营卫。5 月 13 日 10：10 来自腾讯微博 Android 客户端 全部轉播和評論（77）

2012年5月10日甘肃岷县暴发特大冰雹洪水泥石流灾害，应甘肃省卫生厅邀请，作者应对灾害，开出处方一——防治外感方（此方被刘维忠厅长分享于他的微博）

刘维忠 ： 刘东汉先生为岷县水灾防疫开的治腹泻方：

党参 30g 炒白术 30g 砂仁 10g 茯苓 30g 陈皮 10 制半夏 10g 炙甘草 20g 炮姜 10g 升麻 10g 柴胡 3g 炒薏米仁 30g，水煎服，功用：益气健脾祛湿和胃。5 月 13 日 10：11 來自腾讯微博 Android 客户端 全部轉播和評論（75）

2012年5月10日甘肃岷县暴发特大冰雹洪水泥石流灾害，应甘肃省卫生厅邀请，作者应对灾害，开出处方二——治腹泻方（此方被刘维忠厅长分享于他的微博）

刘维忠：刘东汉先生为岷县水灾防疫开的皮肤溃烂方：

苍术 20 克，焦黄柏 30 克，水煎外用洗患处，洗后用滑石粉外敷患处。功用：清热燥湿。5 月 13 日 10：15 來自腾讯微博 Android 客户端 全部轉播和評論（85）

2012年5月10日甘肃岷县暴发特大冰雹洪水泥石流灾害，应甘肃省卫生厅邀请，作者应对灾害，开出处方三——治疗皮肤溃烂外用方（此方被刘维忠厅长分享于他的微博）

中西医结合治疗超级细菌感染案（1）

刘维忠 ⊘ #中医老故事#兰大一院住的48岁舟曲泥石流综合挤压伤妇女，发烧40度，最好的抗菌素不起作用，没有血压没有尿。70岁的老中医刘东汉开的方子是一个麻杏石甘汤，把麻黄去掉了，留下了30克石膏，加了1克升麻，效果奇好，30克石膏把体温从40度降到了37度，1克升麻把血压升到60/130，一个多月后病人痊愈出院了
5月21日 20:29:30 来自腾讯微博 全部轉播和評論（121） 轉播 評論 更多▾

甘肃省卫生厅刘维忠厅长微博分享关于作者的中医老故事

中西医结合治疗超级细菌感染案(2)

□ 刘东汉　兰州大学第一医院
赵清泉　北京中医药大学东直门医院
刘倍吟　刘倍均　甘肃中医学院

中西医结合治疗超级细菌感染案(3)

□ 刘东汉　兰州大学第一医院
刘清泉　北京中医药大学东直门医院
刘倍吟　刘倍均　甘肃中医学院

中西医结合治疗超级细菌感染案(4)

□ 刘东汉　兰州大学第一医院
刘清泉　北京中医药大学东直门医院
刘倍吟　刘倍均　甘肃中医学院

（全文完）

中西医结合治疗挤压综合征(1)

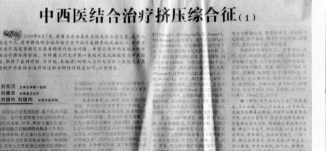

□ 刘东汉　兰州大学第一医院
刘维忠　甘肃省卫生厅
刘倍吟　刘倍均　甘肃中医学院

中西医结合治疗挤压综合征(2)

□ 刘东汉　兰州大学第一医院
刘维忠　甘肃省卫生厅
刘倍吟　刘倍均　甘肃中医学院

中西医结合治疗挤压综合征(3)

□ 刘东汉　兰州大学第一医院
刘维忠　甘肃省卫生厅
刘倍吟　刘倍均　甘肃中医学院

诊疗心悟

中西医结合治疗挤压综合征(4)

□ 刘东汉　兰州大学第一医院
刘维忠　甘肃省卫生厅
刘俊吟　刘倍均　甘肃中医学院

诊疗心悟

中西医结合治疗挤压综合征(5)

□ 刘东汉　兰州大学第一医院
刘维忠　甘肃省卫生厅
刘俊吟　刘倍均　甘肃中医学院

〔全文完〕04

2
中国中医药报
中医人

刘东汉：危难时候显身手

本报通讯员 宣秀萍

子承父业 薪尽火传

传承创新 原起沉疴

德术兼修 普施仁义

桃李不言 下自成蹊

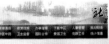

甘肃省卫生厅

一片冰心在玉壶——记甘肃省名中医刘东汉

子承父业 薪尽火传

桃李不言 下自成蹊

杏林名家刘东汉

本报记者 宣秀萍

子承父业 薪尽火传

传承创新 收获颇丰

德术兼修 普施仁义

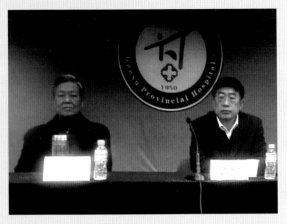

作者同甘肃省卫生厅中医药管理局甘培尚局长参加甘肃省人民医院学术讲座

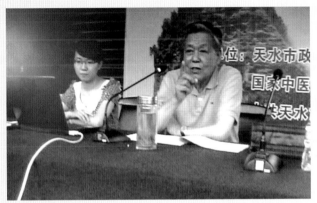

在关中—天水经济区中医药发展论坛，作者讲解关于发展中医药事业，弘扬中医药文化的讲座

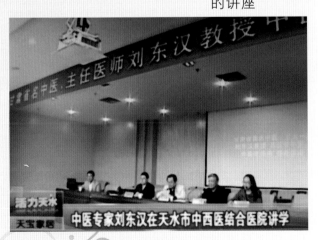

作者在天水中西医结合医院讲学（从右起第二位）

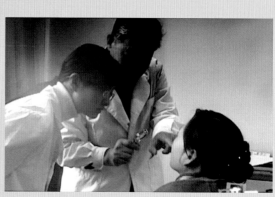

作者给学生讲授中医看病经验

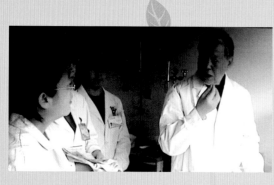

作者为尘肺病患者会诊查房

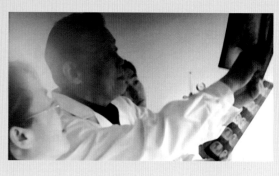

作者带领学生在甘肃省第二人民医院为尘肺病患者会诊

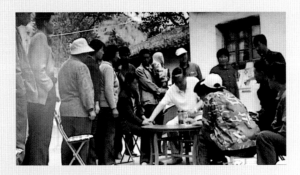

待作者为其义务诊病家乡父老排队，等

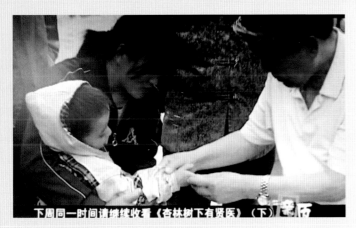

作者为父老乡亲义务诊病

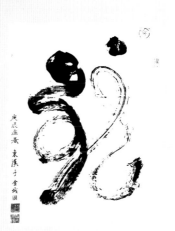

龙年作者书写龙字

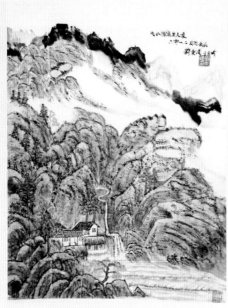

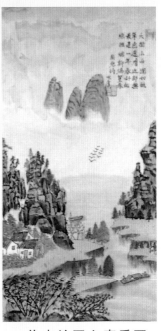

作者绘画之中国国画展示　　作者绘画之春季图

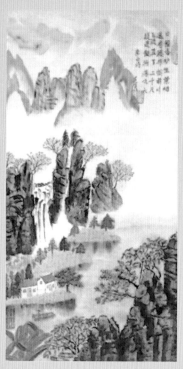
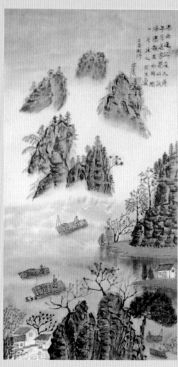
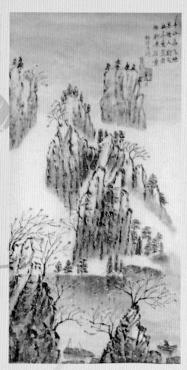

作者绘画之夏季图　　　　作者绘画之秋季图　　　　作者绘画之冬季图

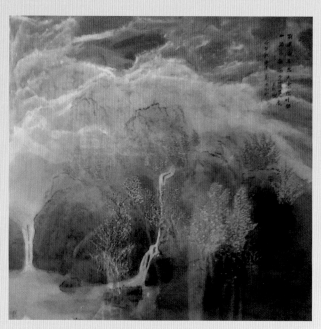

作者绘画之西洋画展示

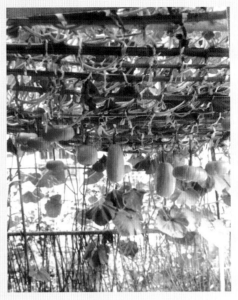

作者拍摄后院吊金瓜照片

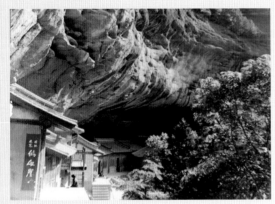

作者摄影图天水仙人崖

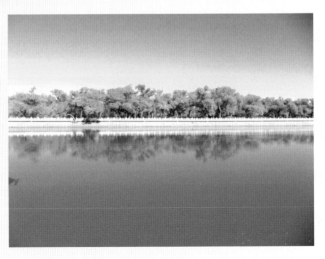

作者摄影图酒泉胡杨林

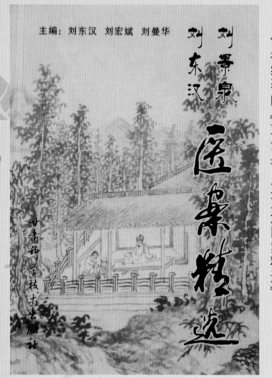

主编：刘东汉 刘宏斌 刘曼华

作者编著的《刘景泉、刘东汉医案精选》

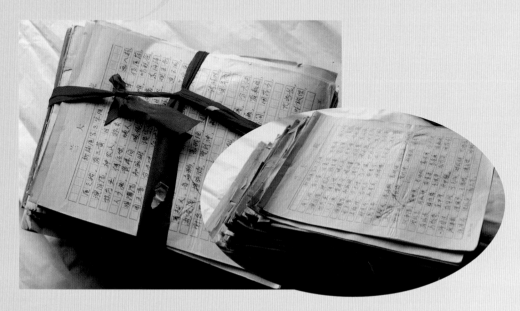

作者编写的《刘东汉新编中医三字经》第一、二卷手稿

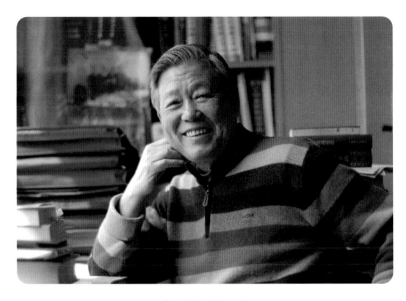

主 编 简 介

刘东汉,男,1937 年生,甘肃秦安人,教授,主任中医师,国家级老中医药专家学术经验继承指导老师,全国名中医工作室建设项目专家,甘肃省保健委员会干部保健中医专家,甘肃中医学院附属医院特聘首席专家,甘肃省政府参事,中国农工民主党党员,原中国农工民主党甘肃省委员,原中国农工民主党甘肃省委员会医委会副主任委员。获 2010 年舟曲特大泥石流灾害医疗卫生救援工作先进个人,兰州大学"第二届老教授事业贡献奖"。

刘东汉教授勤求古训,传承家学,师从家父甘肃现代已故十大名中医刘景泉先生,为陇右刘氏中医药学术流派第八代传人,从医 50 余年,为一代德艺双馨的中医大家。在中医治疗急危重症及疑难病方面,匠心独具,屡起沉疴,受到患者及业界广泛好评,社会影响深远。受到国家卫生部副部长、国家中医药管理局局长王国强同志的亲切接见,《中国中医药报》《经济日报》《甘肃日报》《兰州晚报》及中央电视台等国家及地方媒体曾专门报道。取得发明专利及实用新型专利 5 项,发表学术论文 40 余篇,出版《刘景泉、刘东汉医案精选》《实用阴囊外科学》等 3 部学术专著。

序　一

　　中国古代医学波澜壮阔的历史，绵延数千年一脉相承，经过了与近代医药文化的撞击、对抗到结合的漫长过程，随着时代的前进而发展。中医古籍真实地记录了中医发展的历史。这些典籍浩如烟海，光读这些书籍一辈子都读不完，这就需要进行精选而后读。同样，中医的历史、流派、理论、辨证、药性、组方等，内容就更为庞大。对一个中医初学者来说，认真读完这些经典著作需要巨大的恒心和相当长的时间，而要把其中的精华刻进脑海，用起来驾轻就熟，则绝非易事。因而，事中医为业者大有人在，但深入领会中医经典之精髓者却凤毛麟角。在当今中西医并举的医疗体制下，中医师的培养还有很多工作要做，其中重要的一环就是培养中医师熟读经典。但在当今，社会急速发展、生活节奏飞快，无论是中医学院的学生，还是正在工作的广大医生，需要以快捷的方式获取中医古典的精华。《新编中医三字经》正是著名老中医刘东汉教授审时度势的呕心之作。刘教授出生于中医世家，其祖上青囊于陇上已经达七代之久，自小立志传承中医，至今已经从医从教五十余年，阅读了大量的医学书卷，积累了丰富的临床经验，闻名遐迩绝非旁人的鼓噪之词。在超级细菌中医成功救治、玉树地震伤员救治、舟曲泥石流大面积皮肤病、腹泻、感冒救治、舟曲泥石流严重综合挤压伤救治、庆阳校车事件孩子抢救、各大医院危重病人急救中显示出高超技艺，受到甘肃省领导和国家中医药管理局领导的高度评价。在刘教授的一系列著作中，《新编中医三字经》又一次让我耳目一新，读了经文再看注释，回过头来查阅陈修源《医学

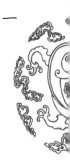

三字经》，让我不得不叹服刘教授对中医思想传承之忠诚，也让我不得不叹服刘教授躬身于中医临床所积累的真知灼见。刘教授所著的《新编中医三字经》，简明扼要，内容翔实，多有心得，朗朗上口，是中医院校学生和西医学习中医者优先可选的十分实用的临床参考书。我虽不事中医为职业，但与中医结下时代之缘。凡是对中医的传承与发展做出贡献者都是我崇拜目标。刘教授就是我崇拜的中医名家之一，因而先生宠惠于我，让我有幸先睹其新著为快，感激之余，率性使然，遂自告奋勇，抒以感慨，权且为序。

甘肃省卫生厅厅长 刘维忠

2011-12-10 于兰州

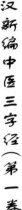

刘东汉新编中医三字经（第一卷）

序　二

　　得知刘东汉教授的又一部著作《新编中医三字经》完稿付印,非常欣喜,也为之叹服。刘教授以近耄耋之年,不仅要完成大量的门诊工作,还要主持国家级名中医工作室工作,完成中医师带徒的教学与人才培养任务,对他这样年龄的老人来讲,工作量已经很大了。但刘教授还是以惊人的毅力,在完成《刘景泉、刘东汉医案精选》的编著之后,又开始了《新编中医三字经》的辛勤耕耘,其坚韧的意志和执着的精神很是让我们钦佩,也值得我们认真学习。

　　刘东汉教授是兰大一院中医学的老前辈,是甘肃省名中医,是我尊敬的老师,50余年从医执教,加之刘教授家学渊博,刘氏世代行医、泽被桑梓,积累了非常丰富的临床经验,形成了独具特色的中医诊疗学术思想。在2008年刘教授就出版了《刘景泉、刘东汉医案精选》,以其案例经典、剖析精辟、方剂精炼、疗效显著的特点,受到了广大中医工作者的喜爱,成为了许多中医师案头的重要参考。

　　《新编中医三字经》是刘东汉教授博览传统中医学经典著作的基础上,融汇其多年的临床经验以及对中医理论的独到见解,并且和现代医学理论与技术相结合,历时3年,编著完成的中医学入门和临床应用的著作。囊括了中医学的起源与发展脉络、中医的经典理论基础、辨证思想、汤头方剂以及内科、儿科、妇科、男科、五官、皮肤的常见及疑难病症的诊断治疗,内容博大丰富,论点独特、论述精辟、分析透彻、组方洗练。特别难能可

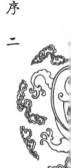

贵的是，所有的内容都以三字经口诀的形式完成，言简意赅、琅琅上口，寓意深刻、通俗易懂，同时，还对三字诀中的难点做出了详尽的注释和解读，便于初学者阅读学习。

《新编中医三字经》以三字口诀的形式编著，读者喜闻乐见、易读易懂，我想，其意义不仅仅在于它的学术价值，更多的应该是它对于继承和弘扬中医药文化以及对于普及和推广中医学知识方面的重要意义。近100多年来，西学东渐，以西医为主要内容的现代医学方兴未艾，而传统的中医知识和中医药文化却没有得到充分的重视和发扬，以至于传统医学中的不少知识和技能都没有得到很好的继承，传统的中医经典著作文字晦涩难懂，论述刻板乏趣，更给初学者和年轻人的学习带来了困难，成为了制约中医学习普及的原因之一。而刘教授所著的《新编中医三字经》正好克服了传统中医著作在形式和词句方面的缺点，给青年医务工作者和医学生学习祖国传统医学，弘扬中医药文化提供了详尽而实用的读物，必将对于传统医学知识的普及和传播产生深远而重要的意义。

刘教授辛苦编著三年而成的著作，在正式付印前先给我阅读学习，有幸成为本书最早的读者之一，心情非常激动。拜读之后，感慨良多，一点想法，写下来和大家分享。

兰州大学第一医院院长　亚祥

序 三

刘东汉先生是我的老师,也是我的挚友。他出身中医世家,也是我省著名中医学家。年逾古稀的他至今仍躬身临床、带教学生、笔耕不辍,是我后辈学习的楷模。

近年来,甘肃省卫生厅和甘肃省中医药管理局非常重视中医药基本知识的培训和普及宣传,使广大医生、医学生、中医爱好者甚至普通群众都能从中医经典和中医方法中受益。邀请名老中医、专家编写一些易于接受又能确实学有所获的中医知识读本乃是方便更多人了解中医、学习中医的重要途径。在此背景下,刘老以其丰富扎实的中医研究和临床工作经验为基础,用新的体例和方式编写了这本《刘东汉新编中医三字经》,为我省中医学教育和中医知识的普及做了件实事。

《刘东汉新编中医三字经》独具匠心,体裁独特,是中医入门者和爱好者了解和学习中医的普及读本,也是临床医师学习中医,提高临床水平的参考书。首先,刘老在卷帙浩繁的中医著作中精选内容编成经文,内容涉及五官科、心血管科、呼吸系统、消化系统、妇科、男科、儿科、皮肤科及其他中医内、外科常见疾病和疑难杂病的中医诊疗,内容上可谓"精而全"。其次,《刘东汉新编中医三字经》有"经"有"文","经"容易记诵,"文"解释"经"中的疑难,而且凡处方歌诀之后都附有病案分析,讲解详细透彻,将自己数十年的临床经验倾注其中,可谓"简而用"。

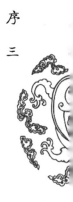

刘东汉先生的新著即将出版，我能够先睹为快并为之作序，非常荣幸；同时希望这部书尽快出版发行，使广大临床医生和群众有所获益。

李庭车

2013 年 1 月于兰州

刘氏八代行医传奇

　　自古秦安（古称成记）历史悠久，文化底蕴深厚，人杰地灵，人才辈出，纵观历代名人，上起开元古圣、帝王将相，下至才子佳人、方士乡贤，色彩斑斓，功过褒贬，各见春秋。刘氏后代自幼耳眩目染，深受医学氛围熏陶，也都是在这个温文尔雅的风水宝地上成长起来的。刘氏八代行医，代代相承，如此家学连续传承者，实属罕见。刘氏一族医德高尚、医术精湛，在成记一带久负盛名，家喻户晓。杏林父子，春色满园，子承父业，薪尽火传，且在传承基础上有所发挥，可谓青出于蓝胜于蓝，实为《易经》乾卦"天行健，君子以自强不息"的真实写照。

　　刘氏医术世代直系相传的"脉络"关系略见一斑，具体如下：刘文魁（第一代，雍正十二年五月～乾隆五十五年正月）→失考（第二代，乾隆二十六年六月～嘉庆八年八月）→刘思达（第三代，乾隆二十三年九月～嘉庆二十年九月）→刘正堂（第四代，嘉庆五年四月～同治六年二月）→刘遇荣（第五代，道光二十四年十一月～光绪二十八年六月）→刘肇奎（第六代，同治十一年三月～民国五年十月）→刘源泉、刘景泉（第七代，1904～1977）→刘东汉（第八代，1937～　）、刘东亮（第八代，1948～　）。

　　甘肃秦安魏店镇上街刘氏家族之一支，世代行医，代代相承，依靠祖传秘方、验方及针灸、小刀针放血等医疗技术，男子行医乡里并兼营药材生意，妇女亦擅长接生和诊治小儿疾病，人称"刘家药铺"，声誉较高。至第七代刘源泉、刘景泉兄弟，在传承家学的基础上潜心攻读中医经典理论，发奋钻研医术，使祖传医术空前提高，于民国二十四年（1935）自设中医诊所坐诊行医。刘氏兄弟以擅长内、妇、男、儿科及疑难杂症,善治多年沉病而著称,且医德高尚,无论贫富贵贱,皆一视花钱少或不花钱就能治病,颇受乡北各村贫苦农民的敬重。至第八代刘东汉教授,更是将刘氏医学发扬光大,系统总结刘氏医案等刘氏留世医学资料,历时三年,编著成60余万言的《刘景泉、刘东汉医案精选》一书,影响甚远。刘东汉教授为国家级名老中医,兰州大学第一医院教授、主任医师,2011年获建全国名老中医工作室。国家级名老中医工作室的成立,将由国家中医药局督导,其弟子组建工作团队,系统总结刘氏这一学术流派的学术思想及临床经验,将刘氏学说流派在国内发扬光大,为人民健康的维护做出不可磨灭的贡献。

刘氏这一学说流派,以治病救人为己任,兢兢业业,孜孜不倦,以《内·难》为理论,以《伤寒杂病论》为临证指导,览百家学说,秉承张元素、李东垣、朱丹溪之说,结合临床辨证实践,总结出中医诊病以"阴阳为基础,脏腑为根本,脉象为依据,八纲为准绳"的思辨模式,以达到"平阴阳,和气血,调气机,治病必求于本"的目的,逐步形成了刘氏独特的学术思想。

先父刘景泉,字盈川,秦安县人,刘氏第七代,甘肃省著名中医,享受省级名中医专家待遇。自幼深受"普施仁义,广积阴德"家风的熏陶,承六世之家学,精通岐黄之术,广纳博采,医术高超。临床上胆大心细,选方神奇,处方简约,用药精粹,疗效迅捷,敢于承担风险,曾使众多垂危病人起死回生。擅治内、妇、儿及杂病。医德医风高尚,医技独特,陇上慕名求诊者络绎不绝。其视病人为至亲,无论尊卑贵贱,均细心诊治,一视同仁,尤对来自农村的贫困患者关切备至,常解囊相助或延至家中提供食宿之便,令众多患者感念于心。早年行医于家乡魏家店及邻县通渭、静宁、会宁、定西大部分地区,人称"刘家药铺老四",医名鹊起,名噪一时。1956年魏店卫生院成立时参加工作;1958年,被誉为"中国胃镜之父"的杨英福同志,时任兰州医学院第一、二附属医院院长,经各方调研、实际考察,认为天水秦安的著名中医刘景泉先生具有深厚的理论基础及丰富的临床经验,且刘氏世代行医的佳话在秦安一带家喻户晓,决定由两位西医本科大夫对调来兰州医学院第一附属医院（现兰州大学第一医院）工作。先父高尚的医德和精湛的医术得到了省、市、兰州军区领导及社会各界的高度褒奖，也为所在医院赢得了至高的荣誉，引起极大的社会反响和好评。

先父治学严谨，勤于钻研，对古代张仲景等名家学说的继承和发扬均有独到之处，注重脾胃为后天之本的理论，以升降学说来指导临床辨证施治，独创"升降益气汤"等方剂，应用祖传秘方研制成了"小儿消积杀菌丸"等儿科良药。有多篇论文和医案分析发表于《甘肃中医论文医案选》，并被《中华医学杂志》所转载。1965年着手撰写专著《景泉医话》，但因"文革"冲击半途而废。2007年吾将先父一生行医之临床经验和学术思想总结整理，编著60余万言的《刘景泉、刘东汉医案精选》一书，被医务工作者誉为"肘后备急书"。杏苑奇葩，春色满园，代代传承，薪尽火传。刘景泉先生行医的传奇事迹多次被《甘肃日报》报道，名噪一时，被誉为一代"陇上名医"。此外，先父精通雕塑绘画之术，可谓能工巧匠，所塑孙思邈像、"坐虎针龙"及所绘"送子观音"、"张工射天狗"等惟妙惟肖、栩栩如生，但不幸毁于"文化大革命"之中，甚为可惜。还有，自己所制针灸针具、镊子、排脓刀、缝皮针等堪称当地一绝。退休前，中共甘肃省委宣传部、统战部明文规定先父享受省级名中医专家待遇。先父于1977年10月逝于兰州，享年73岁。先父医德、医术及做人之风范，永为陇上杏林一朵奇葩。

吾与弟刘东亮子承父业，不负众望，均为国家栋梁之才。吾被授予国家级名老中医传承工作室，兰州大学第一医院教授、主任医师，甘肃省政府参事，中国农工民主党党员，原中国农工民主党甘肃省委员，原中国农工民主党甘肃省委员会医委会副主任委员，省政府保健局中医专家，兰州军区干部保健中医专家。1954年在兰州医学院第一附属医院参加工作，1960年跟随吾父——甘肃省一代名医学习医术。工作以来，历任中医科学徒、医师、主治医师、副主任医师、主任医师。从2000年起，担任《罕少见病杂志》编委，多项科研成果如"妇建灵"、"仙方戒毒饮"等分别于1983年、1984年获省级科技进步二等奖与通过省级鉴定。吾临证之余，笔耕不辍，著述颇丰，曾在省级、国家级杂志上发表论文 30 余篇，合著《实用阴囊外科学》一书。2007 年更有《刘景泉、刘东汉医案精选》一书问世，此书历时三年，总结和整理了吾父甘肃一代名医一生行医之临床经验，加之其本人临床医案在内共计 60 余万字，以飨读者，又为祖国医学送来一颗瑰丽的珍宝。并在 2008 年为我省地震灾区捐赠专著 100 册。医绩多次被《甘肃日报》、甘肃省电视台、《兰州商报》等多家媒体报道，深受病家称道。曾连续三年选聘担任甘肃省第一、二、三届老中医学术经验继承指导老师，现任第五届甘肃省名老中医学术经验继承指导老师。兰州大学先后授予"第二届老教授事业贡献奖"、"十佳老人"荣誉称号。2010 年 8 月 7 日甘肃省舟曲爆发特大泥石流，应甘肃省卫生厅特邀，结合灾区特殊情况，吾自拟 4 个处方，献给灾区。自 8 月 13 日起服药人数逾 48 万人次，其处方简约，疗效迅捷，有病治病，未病先防，有效预防了疫情的突发和传播，深受灾区人民称颂，传为佳话。创灾后集体服用中药人数最多、煎药规模最大、疗效最佳、费用最廉及社会反响最强烈的"五最"记录，得到国家卫生部、国家中医药管理局的高度重视，也充分体现了中医药在预防和控制疫情中的重要性和独特性。所开四处方并被中国军事博物馆收藏，作为永久性展览。吾献方感悟：医赋天职是救人，三方能救万民灾，中医学涯深似海，重在辨证与妙用，方药简单价廉值，其效显著真如神。同时，应甘肃省卫生厅特邀，吾将兰大一院一例舟曲挤压综合征患者采用中医辨证论治结合西医治疗成功救治，真正意义上为治疗挤压综合征开辟了一条新的思路，且其撰写论文已被中国中医药报分期刊登，影响甚远。因对舟曲泥石流灾后防疫贡献卓著，被甘肃省卫生厅授予吾"2010 年全省卫生系统舟曲特大泥石流灾害医疗卫生救援工作先进个人"称号。2010 年 10 月在国内罕见疑难，甘肃唯一的 DNM-1 基因阳性细菌病例吾辨治获得显效，《中西医结合治疗超级细菌感染案》等文在中国中医药报刊发引起较大反响。2011 年甘肃省卫生厅通过搭建网络"微博"平台，组织甘肃卫生系统副高以上医生及名中医为患者提供健康咨询、就医指导等措施，为患者的就医难等不便

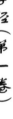
刘东汉新编中医三字经（第一卷）

带来了极大地方便。吾身先士卒，为省内开通自己微博最早的名中医之一，积极、认真地回答网友提出的问题，并提供家传的一些的切实有效的单方验方等，得到了众多网友的赞同。因在微博维护方面贡献突出，被省卫生厅授予"2011年甘肃省卫生系统微博维护先进个人"称号。吾于2012年4月获建"全国名老中医传承工作室"。吾夜以继日正在撰写的《刘东汉新编中医三字经》即将付梓，斯书集吾家学及自身半个多世纪临床经验于一体，医理真传，医法圆通，通俗易懂，对于广大临床医师及院校学生学习应用中医大有裨益。

刘东亮主任医师，兰州军区总医院安宁分院(原兰空医院)中医科主任，甘肃省医学会医疗事故技术鉴定专家组成员，2002年5月被聘为空军第六届医学科学委员会中医专业委员会委员。1968年参加工作；1970年入伍，在空军第十一军医院服役，任军医；1973年参加甘肃省高级中西医结合学习班；1978年就读于解放军第一军医大学中医系，毕业后分配到兰州军区空军医院中医科工作；1992年7月，《食管癌术后复鸣汤的应用》获中国人民解放军科技进步奖四等奖；1996年6月，研究项目《戒毒灵对阿片成瘾患者血清可卡因、吗啡、烟碱含量的研究》获中国人民解放军科技进步奖三等奖；1963年主编《中医常用方剂手册》(63万字)，由人民军医出版社出版发行；1997年主编《内科难治病的中医治疗》，由人民军医出版社出版发行。

师承是中医学习的一个最大特点，正是有这样无数个像刘氏一样的中医大家将中医无私的传承和发扬，才使得中医不断绽放着强大的生命力。吾一直告诫弟子：医术是基于对解除人民疾苦为主要目的一种手段，不以谋财为目的，要埋头实干，细心钻研，一心普救含灵之苦，方能为大医，并对广大医务工作者在医德医风方面提出了著名的"五个负责"，其具体内容："作为医生要胸怀大局，心系群众，要本着为党和政府负责；为社会和谐发展负责；为医院中医药事业发展建设负责；为患者和家属的健康负责；为医生自己的行为负责。""五个负责"筑医魂，大医精诚为民众。中医的简便效廉，主要是因为中医用最简单的方法解决了最实际的问题，如在用药方面，吾指出"中国地大

刘氏八代行医传奇

5

物博,遍地都是草,是草就是药。医生若用得好就是药,用得不好还是草,重在辨证罢了"。吾一生不懈努力,秉承家学,同时将家学毫不保留地回报给社会;且一生爱才如渴,桃李芬芳,学生无不以其为学术之师,更为人生之师。如今年过古稀,吾仍不遗余力地为祖国医学的教育与传承奔波,多次应邀到甘肃省中医学院、甘肃省中医院、甘肃省人民医院、天水市卫生局、天水市中西医结合医院、白银市卫生局等处讲学,传道授业解惑,始终坚信人才才是真正的强医兴国之道。讲座每多从《易经》、儒、释、道等方面谈及传统文化对中医学的渗透和指导,从《黄帝内经》、《伤寒杂病论》等经典著作谈及医学基础,从自身临床实践及对中医学的感悟谈及临证发挥,深入浅出,将深奥的中医学剖析得淋漓尽致,使学者有理可循,有法可依,授人以渔,使广大医务工作者及师生受益匪浅。在中西医结合问题上,吾提出了中西医结合的"五个必需",具体表现在:"为了创造我国具有独特医学必需结合;为了我国人民的健康必需结合;为了将我国具有独特的医学走向世界,为全人类的健康服务必需结合;为了挖掘祖国医学这一伟大的宝库必需结合;为了落实毛主席的遗愿,我们必需结合。"这是历史的必然性,也是中西医之间的共同性。现代医学发展迅速,诊疗手段精确,作为现代中医工作者,不应该排斥,更应该将其掌握好,西为中用,取长补短,丰富中医诊疗手段,但切记将两种不同医学理论和思维模式的医学混为一谈,应该用传统医学的观点去衡量和借鉴现代医学,在临床工作中参西用中,真正培养中国特色的医务工作者。

中医就是这样,一代代大医无私的奉献,手把手的传承,且将个人荣辱得失置之度外。其实,传承的更重要的是一种精神,一种境界,这就是医道。医道者,是道家的阴阳辨证,儒家的中庸和谐,释家的慈善普渡,非此三者,不为大医也。

刘东汉
2012 年 6 月于全国名中医传承工作室

前　言

　　《医学三字经》是清代著名医家陈修源所著,将其临床经验、病因、病机、症因、辨证论治、处方等,编纂成三字经口诀,言简意赅,朗朗上口,易读易记,是初学中医的良好入门书,但是,因时代已久,岁月更替,科技发展,国家振兴中医,人民需要,形势所迫,势必要有新的内容补充,为使己所学之长为社会造福,能使西学中者更好的掌握中医学,促进中西医相互学习,提高临床疾病的诊治水平,并能在临床上辨证用药,我想其效可以更为突出的显示出祖国医学"简、便、廉、验"的特色。

　　祖国医学源远流长,博大精深,历代医家先贤对中医药的发展做出了不朽的贡献,对祖国中医药学的发展产生了深远的影响。如王冰在《内经素问》序云:"夫释缚脱艰,全真导气,拯黎元于仁寿,济嬴劣以获安者,非三圣道,则不能致之矣。"《尚书》曰:"伏羲,神农,黄帝之书,谓之三坟,言大道也,"班固《汉书·艺文志》曰:"《黄帝内经》十八卷,《素问》即其经之＜二＞九卷也,兼《灵枢》九卷,乃其数焉。随复年移代革,而授学犹存,惧非其人,而时有所隐,故第七一卷,师氏藏之,今之奉行,惟八卷尔。然而其文简,其意博,其理奥,其趣深,天地之象分,阴阳之候列,变化之由表,死生之兆彰,不谋而遐迩自同,勿约而幽明斯契,稽其言有徵,验之事不忒,诚可谓至道之宗,奉生之始矣。"所以学医者要从源之流,先学《内经·素问》以及历代各家之著才能成为一个既有理论,又有实践的医学家。

　　本书在继承传统的基础上,有所创新,歌颂了历代先贤为中医学发展所做的丰功伟绩，并就中医学的发展及临床实践经验体会做了翔实的论述。从中医基础理论、脏腑、经络、病因、病机、辨证论治、理法、方药均以三字为诀，论述成篇，对三字经中关键词做了详细的注解诠释，经文与注释融为一体，内容丰富、文字简练、寓意深刻、通俗易懂，便于"西学中、中学西"者学习。其内容包括五官、内、妇、儿、男、皮肤杂病等，使读者顺口易记。由于本人医学知识及水平有限，对文字组合及表述有一定的差距。因此，纰漏乃至谬误之处在所难免，恳请同仁批评指教，真诚的希望本书能对基层广大中西医工作者的临床医疗工作有所裨益。

刘东汉
2012 年 6 月于全国中医传承工作

刘东汉新编中医三字经（第一卷）

目　录

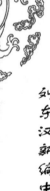

刘东汉新编中医三字经（第一卷）

第一章　中医基础理论

第一节　中医学源流

 经文

医之始	有三皇	自羲农	至黄帝
伏羲氏	观河图	演阴阳	开天地
天一生	地六成	画八卦	易经成
尝百药	制九针	奠医理	可称为
医始祖	神农氏	尝百草	作医药
传后世	称药王	有炎帝	选五谷
教稼穑	燧人氏	发明火	吃熟食
人少疾	黄帝问	岐伯答	内经著
素问详	辨阴阳	灵枢经	经络详
针灸始	知脏腑	究病因	讲机理
谈宇宙	说自然	观五色	闻五音
分五时	辨六淫	切脉象	谈经络
连五脏	是网络	灵枢经	有砭石
针灸成	俞穴分	明循环	气血通
知虚实	谈升降	探生命	读内经
考易经	明阴阳	识原理	溯本源
研伤寒	并金匮	外感病	杂病全
创辨证	立法严	处方简	用药精

其意深　其效灵　成银针　在治病
不服药　能治病　时至今　难弄清
银针小　传九州　我中华　地博大
鸟兽虫　金石玉　可治病　法自然
脉理学　很重要　因脏腑　有表里
藏于内　现于外　有四诊　并八纲
后世医　有百家　形成派　各发挥
我华夏　文明史　成易经　至内难
善总结　文化深　向世界　传文化
中西医　要合参　取其长　补其短
创新医　显国威　不传承　损失大
对人类　不负责

针灸始　砭石刺　循经络　点穴位
其效快　效如神　经络循　从实践
本草经　知药性　遍地草　均是药
要加工　精炮制　西方人　称神奇
凭寸口　来辨证　并经络　有联系
其根本　是经络　加十问　辨证清
互弥补　各取长　对医药　有创新
八千年　多经典　中医药　是精华
好好研　更发展　要弘扬　做贡献
察舌脉　兴中医　对后辈　寄希望
要深研　要光大　不发扬　继承少
从医者　之罪过

注释

三皇：上古时称天、地、人为三皇，因远古时代，没有文字记载。自古人发明了钻木取火，由黑暗变光明，为生存治疗疾病，追求健康，提供条件，由吃生食至吃熟食，标志着人类进入了文明阶段，产生了伏羲、神农、黄帝，后世称之为三皇。

伏羲：人文始祖，医始祖，画八卦首创阴阳变化。他仰观宇

刘东汉新编中医三字经（第一卷）

宙日月星辰,俯视大地,观大海江河山川,近取诸物分鸟兽虫鱼百草,教民嫁娶,作书取代结绳。伏羲"尝百药而制九针"。因此千余年来被我国医界尊奉为医药学、针灸学之始祖。在伏羲的带领下,人们根据不同的需要创造出来了金属针,九针的形状各不相同,有圆头的,用来按压止痛;有尖头的,用来点刺或放血;还有带刃的,用来切割等等。这是一套完备的外科用具,在原始社会中,就已经被用于医疗实践当中,这是十分令人惊诧的。

神农氏炎帝:尝百草,做医药,选五谷,教民嫁穑,制陶打井,故称药王。而《神农本草经》是后世人所著,但有一点可以肯定地说,是广大的先民从实践中得出的经验总结。我国地大物博遍地均有草,是草均是药,用得好了就是药,用得不好时还是草。

黄帝:从黄帝开始,人类的文明进程才正式开始。黄帝姓姬,名轩辕,有熊氏。从黄帝开始,中国历史才开始纪年。从甲子开始记起,至今已有五千余年。他手下有六个大臣,各有贡献,仓颉造字,伶伦制乐,隶首做数学,大挠制甲子,岐伯制医学,胡曹制衣裳。在黄帝时代完成了指南针、历法、弓箭、舟车、宫室等传统科技成果和发明创造,开始创造了医学,后世著《黄帝内经·素问》对我国人民的繁衍生殖健康奠定了基础,为人类做出了巨大的贡献。

 经 文

岐 伯

有人文	医始祖	名岐伯	甘肃人
庆阳生	知识广	知医理	黄帝问
岐伯答	回答完	内经成	素问详
与灵枢	说宇宙	探自然	与人身
谈养生	论病理	研病因	究病机
论阴阳	与气血	讲升降	说脏腑

分五脏　与六腑　按经脉　循经络
人生在　宇宙间　故可称　天地人
为三才　顺自然　能生存　逆自然
百病生　岐伯答　内容广　从自然
到人身　生壮己　是规律　要预防
治未病　各论篇　成内经　八十一
医经典　对医者　应熟读　详细记
深钻研　在临床　用不尽　对医学
大发展　中医术　称岐黄　对后世
贡献大

注　释

传说中的古代医学家,岐伯是甘肃庆阳人。因黄帝问道于"广成子"时"广成子"将当地最有医学知识,又知天文地理、宇宙自然法规的岐伯介绍给黄帝,故黄帝将岐伯封为天师。而黄帝要向岐伯问有关人与自然、养生与四季、病因、病理、病机与阴阳、气血、升降、经脉、经络、针灸、预防及生理、治未病等。而岐伯回答所涉及面相当广泛。故著成《黄帝内经》一书。而从其内容能看出,所举四季气候变化规律是用黄河流域之气候。故可佐黄帝岐伯为西北人。其基本内容强调整体观念,明确提出"人以天地之气生,四时之法成","天食人以五气,地食人以五味"。人体与自然的统一性,人体自身是相互联系的整体,表里,五官九窍,通过经络互相联系在一起,如脏腑之间与脏腑本身各有所主,各有开窍。故"有诸内必形诸外"、"以表知里"。人的心身是统一的,故有"气和而生,津液相成,神乃自生";"心藏神"、"肝藏魂"、"脾藏意"、"肺藏魄"、"肾藏志";如怒则伤肝,恐则伤肾,喜则伤心,思则伤脾,壮则伤肺等。强调脏腑经络,如说"五脏者,藏精气而不泻也,故满而不能实也"。也认为"六腑,传化物而藏,故实而不能满也"。也谈到经络是人体经络系统的生理功能,病理变化及其脏腑之间的相互关系,如十二余经脉各有走向,各经之间相互衔接,互为表里。每条阴经属于一脏,并与一腑想联络,每条阳经属于一腑,又络于一脏,就能与身体四肢脏腑紧密地联系起来,就像今之网络时代一样,如经络可用无处寻,今之网络能用看不见一样,经络对人体的生理、病理、病机诊断治疗时均起到更为重要的作用。还运用阴阳五行学说,与周易学说结合人体生理、病理、病机、诊断、治疗、预防等,既能解释,又能应用,故有"阴阳者,天地之道也,万物之纲纪,变化之父母,生杀之本始,神明之府也,治病必求于本"。"阴阳者,数之可十,推之可百,数之可千,推之可万,万之大不可胜数,然其要一也。"现代我们银河计算机何尝不是这样,但银河计算机也不是发展到了顶点将来也是大大不可数也。而五行学说也是《内经》的主要内容,它把五行的性质与相生,相克关系,赋予五脏,而用五行说明五脏的生理与病理,而五行对于诊断、治疗、用药等起到了一定的参考作用。因此为医者,不读《易经》、《内经》、《伤寒》、《金匮要略》"终是门外人"。而《内经》之基础是源于《易经》,而《易经》源于甘肃省天水地界,而发扬光大于中原地域,因在秦安大地湾,传说中的"女娲、伏羲"所生之地,是由母系氏族逐渐向父系氏族社会时期过渡阶段,故有男婚女嫁,实行狩猎,制造石器、陶器、圈养家畜,剖牛乘马,制造铜器,农耕,种桑养蚕。伏羲观河图,演八卦,分阴阳,观天文,识地理,问岐伯著书之说,始有医学的所成。但有一证明《山海经》此书成于何年为何人所著,无法考证,从其内容来看多记载的西北部之山河者为多。当然如鲁迅先生且认为是"古之巫书"这也说明了鲁迅先生是无知者,因此在书内有实物,言"其草有荤荔,状如乌韭,而生于石上,赤缘木而生,食之已心痛"。如食之已疥、食之已疠、食之不劳、食之不饥、食之使人不溺、食之已劳等均可为食后所发,是古人从实践中总结的经验,何为巫之有。而中医药之形成均为古人在实践中不断总结而成,逐渐上升为理论,后逐渐成书,时至今日我们何尝不是在不断地总结前人之经验后才有所发现、有所创新,故有医食同源之说。而《黄帝内经·素问》一书就是后人将前人之实践总结上升为理论,而理论就是检验实践的唯一途径。故有中医学经典,用经典再实践,有所新发现、有所新创造,这是历史赋予今人的使命。

 经 文

医缓、医和

春秋时	有医缓	望晋侯	知病源
二竖子	入膏肓	攻不全	灸不达
药不至	无法医	医和倡	为六气
阴阳风	雨晦明	重物候	辨整体
宇宙气	淫太过	受邪气	百病生

 注 释

医缓、医和:传说是同时期(秦国时期)的医学家。医缓与医和望晋侯知病不可治。"二竖子"本意是指两赤裸的小人。医和首先提出宇宙之气与人体关系是密不可分的,首创元气,但六气过淫则百病生焉,具有朴素的唯物主义辩证法。

 经 文

扁 鹊

秦越人	名扁鹊	著难经	经络详
诊脉法	知疾病	探脏腑	望诊神
述经络	明腧穴	自君始	针灸兴

 注 释

扁鹊:姓秦名越人。以他丰富的医疗经验及高尚的医德,精湛的医术,游遍各地。入乡随俗,擅长各科,尤以带下医、耳目医、小儿医著称。注重脉学,重视望诊,著有《难经·八十一难》,用问答的方法解释《内经》中关于脉法、经络、脏腑、疾病、腧穴、针法等内容,对祖国医学有很重要的指导意义。

《内经》是《黄帝内经》之简称,是论述我国医学理论的医著,本书有九卷,其中第七卷早已遗失。唐·汪冰以归藏之卷补入,即现行本十九卷到二十二卷中七篇大论。《内经》承认及论述了世界是物质的。如《素问·四气调神论》云:"天地俱生,万物以荣";"成物不失,生命不竭";"而万物浮沉于生长之门"。《素问·宝命全形论》云:"天覆地载,万物悉备,莫贵于人"。指出人是万物之一,是万物之中最宝贵的。《素问·宝命全形论》云:"人以天地之气生,四时之法成"。古人认为"气"是作为万物的最基本的单位;同时也说明了物质的运动与变化,是由于气的运动形成的。如《素问·六微旨大论》云"气之升降,天地之更用也";"气有胜复,胜复之作,有德有化,有用有变"。而升降是一切物质运动的表现与规律。人与宇宙相关,人体的生理病理变化也必然不能超越这种变化。《内经》阴阳五行学说相结合,说明事物的对立统一规律和整体观念,阐述了人体与自然世界事物的复杂变化,《内经》提出了阴阳的对立统一是天地万物变化的总规律。《素问·阴阳应象大论》云:"阴阳者,天地之道也,万物之纲纪,变化之父母,生杀之本始。"《素问·阴阳离合论》云:"阴阳者,数之可十,推之可百,数之可千,推之可万,万之大不可胜数,然其要一也。"阴与阳相互对立、相互依存、相互消长、相互转化等对立统一的关系,说明人体的生理、脏腑、经脉、经络、病理、病机、诊断、治疗等方面的理论;又用物质的木、火、土、金、水五种物质功能属性的成分或因素,并用五行的生克制化的变化规律,说明自然界之气与物质和人体中复杂关系的演变规律。而自然的事物和现象分为五类,即五方、五气、五色、五味、五音、五季、五畜、五谷、五脏、五腑、五官、五体、五志。人体与自然界联系在一起,说明自然界对人体的影响。从而形成了中医学对人体的整体观念,是天人相应。总之《内经》也阐明阴阳、脏象、经络、病因、病机、诊治、治则等。如《内经》云："地者,万物之上下也,阴阳者,血气之男女也,左右者,阴阳之道路也,水火者,阴阳之征兆也,阴阳者万物之能始也。"故曰阴在内,阳之守也,阳在外,阴之使也。人在自然宇宙之间,与阴阳、水火、血气、上下之升降是息息相关的。如《内经》云:"善诊者,察色按脉,先别阴阳。审清浊,而知部分,视喘息,听声音,而知所苦,观权衡规矩,而知病所主,按尺寸,观浮沉滑涩,而知病所生,以治无过,以诊则不失矣。"也给医者以诊治疾病的规律与方法,丰富了医学原理。其中不少论述,至今仍广泛的指导着临床实践,是祖国医学的一部重要文献。

 经文

张仲景

汉南阳	有仲景	名张机	著伤寒
分六经	治外感	有金匮	治杂病
述病症	兼脉象	辨证精	立法严
处方简	用药少	疗效奇	妙如神
医中圣	方中祖		

 注释

《伤寒杂病论》是东汉时张仲景在《内经》、《难经》、《胎卢药录》的基础上,并平脉辨证,著《伤寒杂病论》十六卷。书中着重探讨了伤寒病的病机变化,分析了疾病的阴阳、表里、虚实等不同的证候。制定了汗、吐、下、温、清、消、补、涩等方法。共合二十二篇,一百三十方,分述了外感疾病的发生发展的变化过程,创立了以六经辨证与辨证论治的治疗原则,方剂的化裁、加减、配伍等方法。不单纯为治外感病而立法。《金匮要略》全书分上、中、下三卷,从疾病分篇,共二十五篇,收方262篇,内容以内伤杂病为主,兼及外科、妇科疾病,以及脏腑经络病脉证治等等。

继承了《内经》的阴阳五行,脏腑经络学说,作为辨证、论治的依据,总结了汉代以前的丰富多彩经验。时至今日是一部医者必读的经典著作。也包括一切杂病在内。历代医学家注释者有百家之多。故医者普称张仲景为医圣、方祖,对现代的医学发展有极其重要的研究及参考价值。

 经 文

华 佗

沛国焦	有华佗	字元化	民爱戴
对外科	尤擅长	麻沸散	使用广
五禽戏	传后世	时锻炼	强体质
经脉通	病不生		

 注 释

华佗,字元华,东汉时是我国杰出的医家。他医术精湛,精通各科,尤擅长于外科。他行医走遍江苏、山东、河南、安徽等地,深受广大人民的爱戴,有外科鼻祖之称。他发明了麻沸散,可用于全身麻醉后剖腹手术,比欧洲人使用麻醉剂早了1600多年。他重视运动与保健,创造了"五禽戏",对祖国医学及世界医学产生了深远的影响。

 经 文

王叔和

魏晋时	有叔和	任太医	精医学
善总结	著脉经	对脉学	有贡献
心易了	指难明	脉十卷	为专著

 注 释

王叔和,魏晋时期收集扁鹊、张仲景、华佗等古代医家的脉诊理论学说,总结和发展了魏晋以前的脉学经验,详辨三部九候及二十四种脉象,并论述脏腑各种疾病的闻声察色等诊断六法,其《脉经》为我国古代论述脉象的专书。王氏认为脉学较为难学,说"在心易了,指下难明"。

皇甫谧

晋朝时	皇甫谧	字士安	汇灵素
阐经络	明穴位	著针灸	甲乙经
明堂孔	穴针灸	治则要	甘肃骄

皇甫谧,魏晋时期著《甲乙经》十二卷。本书是从古代的《针经》,后世认为即《灵枢》、《素问》、《明堂孔穴针灸治要》三书汇集整理而成,书中阐述脏腑、经络治疗等理论,并阐明全身六百四十九个经穴部位和主治疾病、针刺分寸、艾针柱灸等。总结了晋以前针灸治病的医疗经验,为我国针灸学发展做出了巨大的贡献。

葛 洪

有葛洪	字雅川	著有书	炼丹术
搞化学	第一人	备急加	药味简
易采集	便于用	时治方	有贡献
对医药	有发展		

葛洪,生平信仰神仙之说,从他叔祖父葛玄的弟子郑险学习炼丹术。他的思想基本上是以神仙养生为内,儒术应世为外。著有《抱朴子》内、外篇等书,还有《金匮玉函方》一百卷,后称

刘东汉新编中医三字经(第一卷)

为《肘后备急方》，其中药味简单，容易采集，便于应用。书中最早记载天花、恙虫病内容。尤其是他的炼丹术，对我国古代医药学发展做出了一定的贡献。

 经 文

陶弘景

南朝齐	陶弘景	本道士	无偏见
儒释道	三教合	解神农	著本草
收药物	七百三	著别录	是首创
玉石草	木虫兽	果菜米	食分类
中草药	有发展	对医学	有贡献

 注 释

陶弘景的医药思想，主张道、释、儒合参，"百法纷凑，无越三教之境"，医学方面曾修补《肘后备急方》一百方，又在《神农本草经》收藏三百六十五种药物的基础上著《名医别录》，后又称为《神农本草经》两书合并，共载药物七百三十种，首创以玉石、草木、虫兽、果蔬、米食分类，对本草药物学的发展有一定的影响。

 经 文

巢元方

隋朝时	医学家	巢元方	任太医
主编辑	五十卷	诸病源	论证候
述病例	症状多	研古医	至重要

 注 释

巢元方，主编《诸病源候论》为五十卷，各科疾病为六十七门，例证侯一千七百二十论，专论各种疾病的病源、病机、症状，为历代医家所重视。唐·《外台秘要》、宋·《太平圣惠方》书中有关病源、病机多参考《诸病源候论》。此书为宋代以前巨著,学医者必读之书;该书对于古病名、病源、证候等有很高的研究价值。

经 文

孙思邈

唐朝时	孙思邈	出耀县	品高雅
对医学	有深研	博古今	涉百家
著千金	有要方	增翼方	妇儿详
重脏病	腑病分	对医学	贡献大
重医德	医典范		

注 释

孙思邈,唐代医学家,少年时因病学医,对医学有很深的研究。他总结了唐代以前的医学理论与临床治病经验,著《千金要方》《千金翼方》。书中首列妇女、幼儿疾病,并倡立脏病、腑病分类,具有新的系统性。集唐以前各医家之大成,叙述妇、儿、内、外各科疾病的诊断、预防与主治方案,也提出食物营养、针灸等。本书以寒热、虚实分类,病例证治二百三十二门,合计方剂五千三百余首。《翼方》首卷收集药物八百余种,详细论述其药性、药味、主治等,在《千金要方》上有所增补,并收藏了当时医家私藏的汉·张仲景《伤寒论》内容,选录《千金要方》所载的古方二千余首,是一部对医学有重要贡献的文献。尤其是他的医德、医风,是当今每位医务工作者的典范。

经 文

王 冰

王太仆	名王冰	研医籍	十二年

释内素	二十四	传后世	宗祖始
玄而玄	懂不玄	对经典	要深研

注 释

　　王冰，自号启玄子，钻研医学，历时十二年时间注释《黄帝内经·素问》九卷，因原书第七卷早已遗失，乃用旧藏之卷补入，即现行本十九卷至二十二卷中七篇大论，并改编成二十四卷，叙述阴阳、脏象、经络、病因、病机、诊法、治则，丰富了医学理论，对实践具有指导意义，为发展祖国医学做出贡献。

经 文

钱 乙

北宋时	有钱乙	儿科学	他专著
其用药	辨脏腑	分虚实	有补泻
对后世	颇多用		

注 释

　　钱乙，北宋儿科医学家，今山东东平人，曾任太医丞，所撰《小儿药证直诀》为其学生阎孝忠收集整理"钱氏医学论述"而成，书为三卷，专论小儿疾病。根据《内经》理论，以五脏辨证为纲要，制定五脏补泻诸方，总结了宋以前儿科学诊疗经验，对后世儿科学发展有一定的影响。

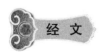

经 文

沈 括

有沈括	字存中	广搜集	著良方
临证用	显奇效	贡献卓	亲目睹
纠谬误	有新编	为苏沈	是良方

| 对天文 | 有深究 | 重事实 | 讲科学 |

注 释

　　沈括,曾举进士,后精研医学,著《沈氏良方》。在医药上他重视科学实践,做了许多论证,修改了不少药物的名称和药效。从民间广搜验方,并且亲眼目睹其效验后,才可以收著其篇;又根据实践经验,对《神农本草经》中的谬误作以校正。另有《苏沈良方》一书,绝大部分为他收集的民间验方,被后世医家所重视;并且对天文学有研究;重事实,讲科学。

经 文

朱 肱

有朱肱	字翼中	著伤寒	又百问
名南阳	活人书	从经络	辨病因
分传变	附诸方	治法规	分类述

注 释

　　朱肱,字翼中,曾任奉议郎医学博士,编著《伤寒论·百问》,后改为《南阳活人书》,对汉·张仲景《伤寒论》一书,从经络病因传变加以分析,并附诸方治法,是分类论述《伤寒论》的著作。

经 文

唐慎微

字审元	补神农	本草经	辑百家
载方药	重民间	经验方	编本草
流传广	对中药	有发展	

注 释

　　唐慎微,北宋医学家,世业医,曾将宋初《补注神农本草》、

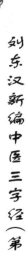

《图经本草》两书合并,并收辑成集,经史百家文献内所载药方;重视民间经验,曾赴各地采访单方、单药;编成《经史证类备急本草》,总结了宋以前的药物成就。其书在明以前广为流传,促进了中医的发展。

许叔微

南宋时	许叔微	读伤寒	著发微
百症歌	本事方	录医案	验诸方

许叔微,字可知,后人称之为许学士。著《伤寒发微论》、《伤寒百症歌》、《伤寒九十论》,对张仲景的《伤寒论》有所发挥;另著有《普济本事方》记录医案治疗及经验诸方。本书共十卷,按病分为二十三门,收载经验方三百余首,并兼载症候、病理、方剂,其后多附有医案。

成无己

成无己	世业医	引内经	解伤寒
明理论	共三卷	辨证方	有阐发
注伤寒	始于此		

成无己,出生医学世家,著有《注解伤寒论》十卷、《明理论》三卷、《论方》一卷,对张仲景的辨证与方义有所阐发,是最早注解《伤寒论》的医学家。因《伤寒论》辞简义奥,不易理解,故加注释,阐明辨证、处方、用药之法,释文多引用《内经》及各家学说,注解简明,有所阐发。《伤寒论》之有注解始于成无己。

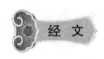
经 文

刘完素

金朝时	刘完素	字守真	号处士
据素问	十九条	说病机	阐六气
过盛时	皆化火	用寒凉	是首创
对温病	有启发		

注 释

刘完素，字守真，重视《内经》理论研究，特别是关于五运六气的研究。人类医学的"法之于术悉出《内经》之玄机"，而立气学说在中医学理论中尤为重要。他说"易教体乎五行八卦，儒教存乎三纲五常，医家要遵五运六气"。他在运气学说与《内经》病机十九条的研究过程中，对火热之气的研究更为深入，成为主火论者。所著有《素问·玄机原病式》、《素问·病机气宣保命集》、《宣明论方》、《三消论》、《伤寒称本心法类萃》等。他的立气学说认为：过淫则化火，治以寒凉之品的学术思想，故有"亢害承制论"。

经 文

张洁古

名元素	宗古方	不泥古	用药物
应归经	对药性	掌握清	分气味
薄厚别	主升降	用浮沉	并著有
珍珠囊	及启源	一家珍	用药时
更灵活	对后世	有指导	

注 释

张洁古，名元素，对"五运六气"极有研究，但与刘完素的论

刘东汉新编中医三字经（第一卷）

点尚有不同之处。他并不以"亢害承制"为中心研究六气;他认为六气过淫不一定均为火化,而是以脏腑寒热虚实的论点来分析疾病的发生和变化。是遵《灵枢》、《中藏经》之旨,继承钱乙"五脏辨识之义"而来,故言他宗古而不泥古。如《内经》之说病因有感于天地之邪气、水谷之寒热两个方面。但其中对水谷内伤的发挥颇多,故临证,善于应用补中,升阳,益气,益胃诸法,而且成为补土派。

经文

张子和

| 名从正 | 攻邪法 | 有创新 | 汗吐下 |
| 谓三法 | 能兼众 | 过偏激 | |

注 释

张子和,名从正,善用"汗、吐、下"三法,并谓三法能兼众法。他认为人体之所以发病,乃是邪气侵犯的结果。指出"病之一物,非人身素有之,或自外而入,或由内而生,皆邪气也"。这是张氏论病首重邪气的著名观点。他认为邪气之来是由于天地各有六气,人有六味,该六气六味都能成为邪气,使人体上、中、下三部发生病变,根据上、中、下发病部位和具体症状不同,而用吐、汗、下三法治之。主三邪理论,是张氏对邪气致病的独特见解,但在临证时,一定要详细辨虚实、寒热、气滞、血瘀等证候的不同而治之。但也有他的过于偏激之处。

经文

李东垣

字明之	重脾胃	升阳气	发热病
有外感	正气衰	多内伤	对正邪
要详辨	调脾胃	培六气	扶正后

邪已去	脾胃论	与兰室	内外伤
辨惑论	对后世	流传广	

　　李东垣,字明之,重视脾胃为后天之本,提出"内伤脾胃,百病由生",形成了李氏的独特理论。著有《脾胃论》、《内外伤辨惑论》、《兰室秘藏》。指出"元气、谷气、荣气、清气、卫气、生发清阳上升之气,此六者,皆饮食入胃,谷气上行,胃气之异名,其实一也"。是论明脾胃是元气之本,元气是健康之本,脾胃伤则元气衰,元气衰则疾病生。所谓"盖胃为水谷之海,饮食入胃,而精气先输脾归肺,上行春夏之令,以滋养周身,乃清气为天者也,升已而下输膀胱,行秋冬之令,为转化糟粕,转时而出乃浊阴为地者也"。李氏极重视脾胃的升降机制,他认为只有谷气上升,脾气升发,元气功能充沛,生机才能洋溢活跃,阴火才戢敛潜藏。"夫饮食不节则胃病,胃病则气短精神少,而生大热,有时而胃火上行独燎其面。"故李氏之理论、辨证论治很重视脾胃,被称为温补派,对后世医学影响很大。

经 文

王好古

元代医	王好古	承洁古	继东垣
编汤液	解本草	著此事	亦难知
对脾胃	有阐发		

注 释

　　王好古,学医于张洁古、李东垣,尽得其传,其学术思想源于《内经》、《伤寒论》,而且重视历代医家,著有《汤液本草》、《阴证略例》、《医学垒元戎》、《此事难知》等,而对脾胃学说有所阐发。王氏认为"伤寒,人之大疾也,其侯最急,而阴毒证为尤

甚。而阳则易辨而易治，阴则难辨而难治"。他特别提出"阴证"，其中心思想是，仲景《伤寒论》法既可治外感，又可治内伤，既可治伤寒，又可治杂病，对研发《伤寒论》有所贡献。

经文

朱丹溪

名震亨	字彦修	好医学	兼理学
著作多	称丹溪	阳有余	阴不足
滋真阴	降虚火	治湿痰	是独创

注释

朱丹溪，字彦修，自幼好学，十三岁时攻读《内经》，受业于罗知悌，旁通张从正、李杲之学，因而丹溪治病能发挥经旨，聚众家之长，参合析理，灵活应用，并结合临床实践而立新说。他不仅仅医学著名，而其高尚的医德医术为世人所尊敬。著有《格致余论》、《局方发挥》、《金匮钩元》、《伤寒辨疑》、《本草衍义补遗》、《外科精要发挥》。其《丹溪心法》、《丹溪心法附余》是后人将朱氏临床经验整理而成。丹溪学说渊源于《内经》，并继承了刘、张、李诸家学术思想。他对上述各家著作叹为"医之为书至是始备，医之为道至是始明"。进一步发展了"湿热相火为病甚多"的观点。"相火论"曰："阳常有余，阴常不足论"，反映了他的主要学术思想。并在医理之中贯穿了"太极动而生阳，静而生阴"是阴生阳的基本规律。这是与他受到理学思想影响有一定的关系。其实丹溪的"相火论"认为一切事物离不开阴阳动静的自然规律。所谓"天主生物，故恒于动。人有此生，亦恒于动。其所以恒于动者，皆相火之为也"。丹溪十分重视相火对维持生命的重要意义，说"天非此火不能生物，人非此火不能有生"。而相火有动有静，动静相宜才能生生不息，无火不能生，而火性上炎易亢，过则成害。因此朱氏提出"阳常有余，阴常不足"之理论。

治以滋阴降火兼治瘟疫为主,为后世所尊崇。但他毕竟是学术之论,在治疗时还是拟用温补之剂不单纯是以寒凉为主。"阳常有余,阴常不足",朱氏是以"天人相应"的理论,通过观察分析天地日月阴阳发生发展对人体影响的过程得出的结论。由于朱氏能取诸家之长,独抒己见,对后世医学的发展有深远的意义;特别是在养阴、治火、治痰、解瘀及治疗湿热疾病等方面,后世医家所取得的成就,是与朱氏的启发分不开的。朱氏之学说于明朝就远传海外,为日本医学界所尊崇。朱氏之医疗实践时至今日对研究祖国医学并指导临床治疗是有现实的指导意义。

经文

危亦林

字达斋	元朝医	任南丰	医教授
世业医	有专著	得效方	二十卷
十三科	有分类	文献多	多选载
前代医	经验方	承其家	尤专攻
正骨术	述较多	后世之	骨伤科
有发展	其贡献	惠桑梓	

注释

危亦林,元代医家,著《世医得效方》共二十卷。他继承家传经验,整理家传五世积累经验方,并收集历代各科效方,按医学十三科编著成书。其第十八卷专门论述正骨兼金镞科(即伤科);采用麻醉法,进行整复骨折、脱臼等手术;创用悬吊复位,以治疗脊柱骨折。其书载述了14世纪我国伤科学的重要成就。

经文

滑 寿

名滑寿	字伯仁	研素难	并针灸

| 任督脉 | 同正经 | 调阴阳 | 理气血 |
| 对针灸 | 有贡献 | 对脉学 | 有发挥 |

注　释

滑寿，字伯仁，跟从王居中学习《素问》、《难经》，跟随高洞阳学习针灸，编著《十四经发挥》。此书是根据《内经》理论，在《金兰循经》的基础上，将奇经、冲脉、任督二脉与十二经脉并论，着重叙述十四经的循行经路、穴位，兼论气血流注与八经循行经路等加以发挥，认为任督二脉应与十二经脉并重，为论述经络学说的专著。

经　文

薛　己

薛立斋	名薛己	世业医	选御医
对医学	有见解	重脾胃	擅补益
释医书	十六种	附验案	薛氏医
七十八	涉各科	口齿类	喉科专

注　释

薛立斋，名己，出身于医学世家，曾任太医院院使，其医学思想注重脾胃，在治疗上擅长补益，自著及注释十六种医书，多附治疗验案。后人汇集称《薛代医案》共七十八卷，其中《口齿类要》是现存最早的口腔、喉科专著。内设有骨鲠、蛀虫、体气(狐臭)等疾病的辨病治疗，共载方六十余首，每方均评论适应证，举例辨证精确，用药灵活，为治疗口腔疾病做出贡献。

经　文

李时珍

| 李时珍 | 承家学 | 字东壁 | 号濒湖 |

研药物	重实践	入民间	问铃医
考历代	书八百	纠古代	本草书
中药名	品种多	产地误	归道地
二十七	年有余	心苦劳	为巨著
成本草	名纲目	析药理	新分类
著脉学	有濒湖	讲奇经	说八脉
五脏图	传至今	对人类	贡献大
为药圣	名医生	均公认	

注 释

　　李时珍，号濒湖，出身于医业世家，他继承家学，更着重研究药物，重视临床实践，主张革新。在群众的大力协助下，长期上山深入老林悬崖采药，深入民间向农民、渔民、药农、樵夫、铃医请教，同时参考历代医药及有关书籍八百余种，对药物加以鉴别考证，纠正了古代本草书籍中药名、品种、产地等错误之处。收录原有诸家本草，并收集整理宋元以来民间发现的很多药物，充实了内容，经过二十七年闭门不出的艰苦劳动，著成医界著名的《本草纲目》。所载药物共一千五百八十种，新增药物三百七十四种，总结了十六世纪以前我国劳动人民丰富的药物经验，对后世药物的发展做出了重大的贡献，是中医学的一份重要的遗产。他还著有《濒湖脉学》、《奇经八脉考》，另有《五藏图论》、《三焦客难》、《命门考》。其中《濒湖脉学》是根据各家论脉的著作，及其父李言闻所著的《四诊发展》，择其精要修订而成。书中描述了二十七种脉的形、态、同类异脉的鉴别，和各种脉象所主的病症，编成诗歌。并提出脉诊是中医四诊之一，必须四诊合参，方能正确辨证。李氏认为中医的"四诊"即望、闻、问、切必须相结合互参，但当今之医有故弄玄虚者，只凭脉象而处以方剂，是有违古训也。以《本草纲目》后世称为药圣，为世界所公认。

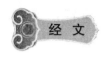

杨继洲

名济时	著针灸	为大成	有家传
针灸玄	辑内难	汇众家	将穴位
编成歌	明症状	穴位确	既顺口
文易记	对针灸	有发展	

注 释

杨继洲，是明代的针灸学家，曾任太医院医官，在家传《卫生针灸玄机秘要》一书的基础上，辑录《内经》、《难经》中关于论述经络、针灸的医文，并选择明以前的针灸文献的重要资料，结合自己的经验和医案，编写成《针灸大成》一书。其内容丰富，阐述经络、腧穴、针法等理论及临症经验，并附有《小儿按摩经》等，总结了明以前针灸学的成就。并编著有针灸歌诀，使学习者读时既顺口，又易记，为我国针灸学的发展做出了贡献。

经 文

王肯堂

字宇泰	精医学	著准绳	四十四
为六科	分杂病	类方全	有伤寒
疮疡医	妇幼科	论证治	医正脉
存文献	编古今	是全书	

注 释

王肯堂，字宇泰，精于医学、文学，搜集历代医学文献，编著《证治准绳》四十四卷，分杂病、方类、伤寒、疡医、幼科、妇科类等，后世汇称《方科准绳》。书中对各类疾病的症候治法叙述颇详，内容丰富，其论病着重于脉证合参，辨证论治用药精确。后

第一章 中医基础理论

世对本书有博而不杂,详而有要的评论,为医家所重视。又编《古今医统正脉全书》,共收载历代医学文献四十四种,搜集、整理保存了不少历代医学文献。

 经　文

陈实功

字毓仁	从少年	习医学	专外科
四十年	重实践	经验多	著外科
名正宗	内服药	外手术	其术法
创新意			

 注　释

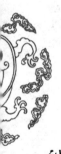

　　陈实功,字毓仁,从少年时学习医学,从医四十余年,积累了丰富的临床实践经验,又继承了明以前外科方面的成就,而撰写成《外科正宗》。本书首论病源、诊断与治疗等,对外科常见病一百余种,分订别类,叙述其证候、病理、治法、方药、针灸、急救、验案及药物炼制诸法,共一百五十余论。并附症状绘图,方药歌诀。陈氏认为外症必根于内,主张既重视外治,又需重视内治,既强调早期手术,又反对滥施刀针。并且发展了截肢,死骨剔除,鼻息肉摘除,引流手术治疗,总结了明以前外科学的成就。经后人增删,改作十二卷。为中医外科学的重要著作。

 经　文

张景岳

张介宾	字惠卿	号景岳	通一子
研内经	深领会	著类经	绘图翼
有全书	明阴阳	辨六变	为纲要
说生理	探病机	阳非余	阴不足
补充阳	存真阴	对医者	有启发

注释

张景岳，名介宾，学医于金英(梦若)。钻研《内经》，深有领会，历时三十年进行整理、注释，著成《类经》、《类经图翼》、《类经附翼》，又著有《景岳全书》、《质疑录》等。在医学理论上颇有阐发。以明阴阳、辨六变来分析人体生理活动与病机变化的纲要，倡"阳非有余，真阴不足"论，治疗着重于补益"元阳"、"真阴"，还自订不少新方。尤其是对伤寒、杂病、外、妇、儿科各种疾病的诊断和治疗引证古籍，综合各家，结合自己经验体会加以叙述。认为物先于阳而成于阴，阴阳二气不能有所偏，阴不可无阳，阳不可无阴，是张氏观点。故据此创制了大补元煎、左归饮、右归饮等方，以补益"真阴"、"元阳"；并另创方剂分类，以"补"、"和"、"寒"、"热"、"固"、"因"、"攻"、"散"为"八阵"，选集古方汇成《古方八阵》九卷。自定新方，辑成《新方八阵》二卷，其内容大体以温补为主，但临症时应以具体疾病的变化而辨证施治。张氏的特点是能采集各家之长。

经文

吴又可

名有性	经临证	精心研	瘟疫病
有病因	是传染	口鼻入	不守古
合于今	创疠气	病因学	其革新
实可嘉	所著有	瘟疫论	传染病
贡献大			

注释

吴又可，名有性。由于崇祯十四年南北各省有瘟疫流行，他经过临床细心观察，认为瘟疫的病因，并非古代所说的六气致病，而是一种不能见闻触到的"疠(戾)气"由口鼻而入，疠气与伤寒之邪由肌表传里有所不同,且不止一种,故称"杂气"。某种杂气可使人患有某种传染病。各种疬气均有其"特适"性(特异性)。吴氏敢于破除传染病病因旧说,倡言"守古不合今病"并创立"疬气"病因学说,其革新精神,极为可贵。吴氏著有《瘟疫论》一书,对丰富瘟疫学说,促进瘟病学发展贡献很大。本书提出急性传染病的病原,是自然界的一种"疬(戾)气"。此疬气不易察见和触觉,大多数时由呼吸道,消化道而传入,因疬气有多种,故称为"杂气",各种"疬气"使人得不同的传染病。同时观察"疬气"致病的流行和散发两类。某种"疬气"侵犯某些脏器、经络的特异性,人与不同种属的动物,对不同"疬气"有不同的感受性,并指出"瘟疫"和"伤寒"之鉴别和治法。而且吴氏提出了类似于现在动物禽流感之见解,这是十分可贵的。

 经　文

李中梓

字士才	著内经	有知要	有医宗
名必读	既简明	又通俗	

 注　释

李中梓,字士才,重视研究医学理论,医学造诣很深。著有《内经知要》、《医宗必读》、《伤寒括要》、《删补颐生微论》、《诊家正眼》、《病机沙篆》、《本草通玄》等,对医学知识的普及做出了重大贡献。

 经　文

赵献可

字养葵	著医贯	为六卷	倡命门
真火存	诸脏腑	真主宰	命火衰
动力减	身有危	窒息死	重肾阳
有见解			

刘东汉新编中医三字经(第一卷)

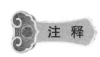
赵献可,字养葵,好学"易"而更精于医。著有《医贯》六卷及《邯郸遗稿》等。赵氏学说阐发薛己之旨,立论于先天水火而尤重于命门之火,故在临床治疗上要强调审证求因。反对滥用苦寒克伐。他认为先天之火乃人生命之本,养生治病等无不以此为理,"一以贯之"因撰书名曰《医贯》。赵氏认为命门在脏腑之中处于极其重要地位,所谓"命门无形之火,在两肾有形之中",因肾有二有形,属水,其左为阴水,右为阳火,命门无形,属火,其位在两肾中间,所谓"命门无形之火,在两肾有形之中",即"肾间动气"。又指出越人谓左为"肾"右为"命门",非也。命门即在两肾间各一寸五分之间,当一身之中,"易"所以"一阳陷于二阴之中"。《内经》曰"七节之旁有小心也"。《易经》"一阳陷于二阴之中"。构成"坎"卦。坎为水,水中有阳才能化气而产生生命。命门与心的关系是居于十二官之上。《素问·灵兰秘典》"心者君主之官,……主不明十二官危"。赵氏认为命门是主十二官的"真君真主"。赵氏对命门与先后天的作用,是"太极"是无形的一元之气,由太极动而生阳,静而生阴,然后分出先天无形的元阴、元阳,从而化生后天有形的阴阳。一身之"太极"而命门的成立必须依存于两肾,所谓"两肾在人身中合成——太极"。而所谓"主率先天",是说人身先天无形的水火之气即真水和相火,是由命门所主。相火和真水"日夜周流在五脏六腑之间,滞则病,息则死"。亦在论中提出治疗先天水之不足。对血证、痰证、郁证等论述甚为详细,治则处方用药加减相当灵活实用。对学习祖国医学,研究脏腑命门均有指导意义。

傅青主

字公它　　　知佛道　　　通医学　　　著女科

又男科　　　在临床　　　实用广　　　学医者
有参考

注　释

　　傅山,号青主,博学经史诸子和佛道之学,兼之诗文、书画、金石,又精通医学。著有《傅青主女科》《傅青主男科》。其女科上卷分"带下"、"血崩"、"儿胎"、"调经";女科下卷分"妊娠"、"小产"、"难产"、"正产"、"产后"等及辨证治疗处方用药等;"产后篇上卷"分产前后诸方宜忌、产后诸方证宜忌、产后诸证治法。其男科分卷上、卷下,论述治疗一般杂证,包括药方论述简而精,治疗处方选药得当,其效亦佳。傅氏之女科、男科单独立论成书,流传甚广;傅氏之治法,力争少花钱,效得大,是为医之道之德。故有人评说"青主之字,不如其画,画不如其医,医不如其人"。但傅氏之许多著作是否托他名而成,还难以定论。傅氏之手稿在他人基础上而完成,总是单独有"妇科"、"男科"之专著流行于世,是傅氏之贡献。

经　文

傅仁宇

明末时　　　傅仁宇　　　著审视　　　名瑶函
共六卷　　　是书名　　　从五脏　　　论眼疾
论病因　　　论病机　　　叙五轮　　　说八廓
辨症状　　　尽详细

注　释

　　傅仁宇,字允科,明代著名眼科学家,著《审视瑶函》,先以脏腑学说论述眼目疾病的病因病机理论,再次论述目疾的症状,诊断及治疗方剂,全书共举一百零八症的辨证及治疗方法,

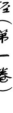

载方三百余首,叙述较为详细。傅氏将双目轮廓以五脏所画分论,有他的独特见解。因外疾与内脏有着密切的联系,五轮为肉轮、血轮、气轮、风轮和水轮,五轮与五脏生理病理有一定的联系。八廓是将双眼划分地(坤)廓、风(巽)廓、雷(震)廓、泽(兑)廓、山(艮)廓、火(离)廓、水(坎)廓。廓者是城郭护卫之意,八廓之说各说不一,但各人有各人之理解。总之,与脏腑气血、虚实、寒热有一定的联系。我认为人处于大环境的影响下,随时气而变者是适应也,越之则病。人身又是小宇宙,如头为天,足为地,上下相交者则生;上下脱离者则死。人身也可与易中之卦象相联系,如人竖者直,横者圆,头如太极,双目为人身之灵窍,如太极有双目,分别左交右,右交左。如胃虚则肠实,肠实则胃虚,诸脏亦如此,升降有长。故《内经·阴阳应象大论》"故天有精,地有形,天有八纪,地有五星。惟贤人上配天以养头,下接地以养足,中傍人事以养五脏,天气通于肺,地气通嗌,风气通于肝,雷气通于心,谷气通于脾,雨气通于肾"。如《灵枢》"五脏六腑之精气皆上注于目而为之精,精之窠为眼"。如《灵枢·邪气脏腑病形》:"十二经脉,三百六十五络,其血气皆上于面而走空窍,其精阳气上走于目而为睛。"所以人之目是人灵感视觉之门户。如《素问·金匮真言论》"肝,开窍于目"。《灵枢·脉度》"肝气通于目,肝和则目能辨五色矣。故人之身体精血旺盛,均能表现于目"。

 经 文

喻嘉言

清朝时	有喻昌	号嘉言	倡三纲
著医门	有法律	述杂病	立标准
说病机	有治法	先议病	后用药
辨证后	再治疗		

注 释

　　喻昌，号嘉言，对《伤寒论》及后世注解加以评论阐发。又著有《医门法律》，论述杂病的病机与治疗，后附《寓意草》记载临证医案，提倡先议病，后用药，重视辨证施治。喻氏认为《伤寒论》有千余年，欲取而尚论之，必先举其大纲，然后详明纲目，才能做到至当不易的地步。在他的《尚论篇·尚论张仲景伤寒论大意》云"冬春夏秋，四时之序也。冬伤于寒，春伤于温，夏秋伤于暑热者，四序中主病之纲也"。举这有九十七法分录于大纲之下。然后仲景之书始为全书，其名于伤寒一门；仲景之法，独详于春夏秋三时者，盖以春夏秋时令虽有同，其受外感则异，自可取治疗伤寒之法，错综用之耳。"可见喻氏对《伤寒论》见解有他的独到之处，如先议病，后用药之论，对临床贡献很大。他认为历代均有名医。名气固然各有不同，"然必不可能舍规矩准绳，以为方圆平直也。"其规矩准绳就是《灵枢》、《素问》、《甲乙经》、《难经》等所讲的精神，应认真考究，弄清病情，而后有的放矢，用以治疗，才能成为一代医工，在临床上真正解决问题。此外《医门法律》是思患预防，深得利人之术。而喻氏之学，是学有渊源，善于在前人经验的基础上加以发挥。对学医者来讲，树立了良好的榜样。

经 文

汪 昂

有汪昂	字讱庵	著医方	成集解
有本草	有备要	著汤头	歌诀畅
颇实用	流传广		

注 释

　　汪昂，字讱庵，好学医业，编著《素问·灵枢类纂约注》、《医方集解》、《本草备要》、《汤头歌诀》等。尤其《医方集解》分为二十一门，载正方三百二十，附方更多；摘录前人对方剂配伍的解释，并叙述每一方剂的适应证，用药配伍及加减法；最后附有急救良方等。书中所载方剂多是历代医家的经验方，颇有临床应用价值，流传甚广。《汤头歌诀》集常用方剂三百二十余首，分为二十类，用七言诗体编成歌诀二百首；歌诀中包括方名，组成药物，适应证及加减法等，并附注解，说明处方意义，简明扼要，便于诵颂记忆；对初学者很有实用价值。对普及中医学贡献很大。

经　文

张石顽

字路玉	对伤寒	有深研	著本经
是逢源	著诊宗	是三昧	著医通
览历代	医理论	谈治法	记验案
杂病多	对内科	有阐发	有始方
有加减	皆有源	再组合	对临床
施应用	较详细	流传广	

注　释

张石顽，字路玉，对《伤寒论》研究较深，著有《伤寒缵论》、《伤寒绪论》、《本经逢源》、《诊宗三昧》等，又著有《医通》，《伤寒兼证析议》、《张氏医通》、《千金方衍义》广集历代医家理论、治法并载验案，对内科杂病颇有阐发。末附《祖方》，认为历代流传之方剂，皆有渊源，即由某一祖方（基础方）加减组合而成，对各种方剂的临床应用，整理较详；尤其是以《伤寒论》、《医通》二书最有成就，博采众家之长，贯以己意，并不过于偏颇；"缵、绪"二论，前者是述仲景之文，后者是整理诸家之说，分明条理，以羽翼仲景之法。张氏深有体会"仲景之书不可不释，不释则世而失传，尤不可多释，多释则群繁而易乱"。张主张伤寒病，是秋交霜降节后感受寒邪而致病。其分为六经辨证,在太阳初病见证,应分风伤卫,寒伤营,风寒兼伤营卫三证,故治有桂枝汤类、麻黄汤类、青龙汤类鼎立三法。若邪在阳明,能食则为阳邪属风;不能食为阴邪属寒辨之。若邪属半表半里,宜和解,而有汗下利小便三禁。而其传变,虽有次节,本无矩,有循经者,有越经而传者,有传变六经者,有无二三而至者,有犯本者,有入腑者,有直中,规律不一,而医者应随证辨传变,而不可所其规。张氏对血证、利证之认识治疗有一定的长处。对伤寒又重视于几种温病的辨识和舌论的辨别,对伤寒及学说的发展有一定的贡献。

经 文

柯 琴

清柯琴	字韵伯	对伤寒	有注解
从方证	来分类	六经分	百病立
治病广	不专为	此看法	较特殊

注 释

柯琴,字韵伯,号似峰,江苏慈溪人,生平致力于《内经》、《伤寒论》研究,对《伤寒论》的研究颇有贡献。著有《伤寒论注》四卷,《伤寒论翼》二卷,《伤寒附翼》二卷,合称《伤寒来苏集》。此书体现了柯氏对《伤寒论》的精研。可见柯氏治学严谨,思考态度客观。他首谓"胸中存万卷书,笔底无半点尘者,始可著书"。不要将自己的意见强加于古人,以为古人必然如是。柯氏认为《伤寒论》"著书才者矣,其间几经兵显,几番插迁,几次增删、几许抄刻,亥关有之,杂为者有之,脱落者有之,错简者有之"。所以他对《伤寒论》逐条细勘,句句研读,后来许多临床事实证明,他对不少余文的删改是正确的。柯氏是仲景学说的继承与发扬的楷模。柯氏对《伤寒论》六经为百病立法说,阴阳总论,六经地面说,三阴合病说均有他的独到之处,富有创新精神，值得后世深刻研究。"

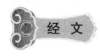

叶天士

字香岩	世业医	承家技	从众师
虚心学	览百家	自成家	人求治
即前往	温热论	他口授	倡温病
辨证新	卫气营	及血分	对温病
有发展	用古方	不泥古	处方简
配伍精	治病活	为宗师	又奇经
脾胃病	及儿科	尤擅长	临证辑
求指南	录医案	存记录	

叶天士，字香岩，世业医，继承家学，虚心善学，闻人善某证，即从而师之，先后从师十七人，集众人之所长，刻苦钻研，融会贯通，学业猛进，治疗疾病疗效很高，自成一家，在群众中享有很高的威信。如沈德潜为之作品曾说："以是名著朝野，即下至凡夫俗子，远至邻省外服，无不知有叶天士先生，由其实至名归吧"。叶氏一生忙于诊病，平生著作甚少。世所传《温病论治》二十则，由门人顾景文随诊随笔记录当时所语，一时未加修饰，是以词多结屈，语亦稍乱，使读者不揣冒昧，窃以语句少为条达，前后少为移掇，惟使晦者明之。至先立论这要目，未敢稍更一字也。叶氏医学思想，是倡温病卫、气、营、血的辨证与治疗方法，对温病学颇有发展；其治疗各种疾病，能灵活立古法，随证变，处方精简，用药配伍有独到。由门人的后人将叶氏之医术以叶氏之名义编纂成《温热论》、《临证指南医案》、《叶氏医案存真》、《未刻本叶氏医案》等。总之叶天士既是温病学家，又是治疗杂病的大家。

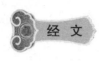

尤在泾

名尤怡	字在泾	习于医	马元仪
著伤寒	贯珠集	述六经	诸法全
杂病治	采前人	著金匮	略心典
补金匮	有发挥	所未备	为己用
详述证	析治法	著医学	读书记
静香楼	医案存		

　　尤怡,字在泾,学医于马元仪。著有《伤寒贯珠集》,分述六经证治权变斡旋杂病诸法。全书以"法"为主,提纲挈领,简明扼要。所著《金匮翼》专论杂病,集前人之说,详细分析证候治法,补充《金匮要略》所未备或备而不详者。另著有《医学读书记》、《静香楼医案》等附有医案,辨证处方选药至精,是清代研究伤寒及杂病之大家。

徐大椿

字灵胎	精医学	释难经	伤寒类
有增方	述神农	百草录	著医典
源流论	对古说	有己解	

　　徐大椿,字灵胎,善改文辞,精于医学。著有《难经经释》、《伤寒类方》、《神农本草经百种录》、《医学源流论》等。其《医学源流论》寻本溯源讨论医学问题,如批判司天在泉、太素脉以及指责当时医者滥用补药作风等。有些议论颇为精辟。但对立气

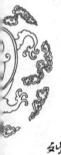

司天在泉及太素脉的看法有待研究。徐氏推崇汉唐文学,也对《神农本草经》的"轻身"、"不老"等说亦曲为解释殊属附会。其在治疗用药上是不泥于古法,徐氏是清朝一代名医,对各种疾病有着自己的见解,"师古而不泥古"的医学精神是难能可贵的。

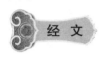

经 文

赵学敏

字依吉	对医药	有钻研	著本草
增拾遗	增药物	七百方	丰富了
中药学	钻医处	秘方多	己经验
汇成书	串雅内	串雅外	保存了
民间方	既简单	疗效好	

注 释

赵学敏,字依吉,清代药学家。平生钻研医药,对药进行了广泛的采集,深入药农亲自调查,并对药物的种植时间、采集季节等观察的极为详细。著《本草纲目拾遗》,书中收录了《本草纲目》中未收录的药物达七百十六种之多,丰富充实了中药的品种,对《本草纲目》所叙述的形态主治不详之处加以补充,纠正同名异名讹误等,并收录很多方剂。又著《钻医处收集》很多秘方,并自己临证经验处方汇成《串雅内篇》、《串雅外篇》,保存了不少民间医药的单方验方。其《串雅内篇》分"截药"、"顶药"、"串药"、"举药"四类。截药是指截除疾病;顶药多属吐剂;串药多属温剂,多为内服的单验方。《串雅外篇》是用外治法,针灸、熏洗、熨贴以及治疗家禽家畜和农作物患病的方法等。赵氏处方及治法药价低廉为其特点,为广大患者所欢迎。但有些做法与内容有待研究探讨。

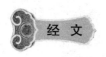

经　文

陈修园

名念祖	著书多	颇有用	三字经
句简明	为初学	打基础	对中医
作普及			

注　释

　　陈修园,字良有,清代名医,著书很多,有《灵素集注节要》、《伤寒论浅注》、《金匮要略浅注》、《时方妙用》、《医学三字经》、《伤寒医诀串解》等。其中《医学三字经》是陈氏晚年将其毕生的临床经验高度精练的总结,内容简明易懂,全书用三字韵语文体写成。所列病证、病例、病机、辨证、治则及有效方药完备实用,言简意赅,朗朗上口,易读易记,是初学中医的最好读物。如陈氏在《医学三字经》前小引所言,"童子入学,熟师先授以《三字经》欲其便通也,识途也。医之始,未定先授何书,如大海茫茫,错认半个字罗经,便入牛鬼蛇身之域,余所以有《三字经》之刻也,然书中之奥首,悉本圣经,经明而傅家之伎废。惠书千余吉,属归本名,幸有同志,今付梓而从其说,而仍名经不以为者,集经文,还之先圣,因此字亦痛作之余,且可因此一字而病余之作"。可见陈氏的治学严谨。

经　文

吴鞠通

名吴瑭	继叶氏	创三焦	辨温病
著温病	名条辨	共六卷	分寒温
对温病	诊治疗	有发展	影响大

注　释

　　吴瑭,字鞠通,清代温病学家,他一生多次经历温疫流行,

刘东汉新编中医三字经(第一卷)

其亲人死于温疫者较多,因此致力于温病的研究。他认为吴又可的《温疫论》虽发前人所未发,但其治法较为杂乱,唯有叶天士持论和平,立法精细,但叶氏医案未集中于温病。因此吴氏精心钻研,并结合自己的临床经验,考《内经》、《伤寒论》诸书,结合历代医家对温病的认识,著成《温病条辨》一书专论温病,使温病学从理论到临床更为完善,自成体系,继承了叶桂、薛雪之说,并有进一步的发展。吴氏对温病论述有三:①寒温水火阴阳辨治;②温病的三焦辨治;③清热养阴大法的确立。而吴氏在临床上善于总结前人经验,其对温病的病理、病机、辨证、论治、方药诸方面对后世医学均影响很大。

 经 文

王清任

字勋臣	重解剖	明脏腑	亲验尸
剖内脏	改前人	错误处	著医林
名改错	主活血	兼化瘀	其制方
逐瘀汤	有三方	用处广	重实践
精神佳	此作法	是革新	

 注 释

王清任,字勋臣,是清代较为创新的医学家。他认为"医诊病,当先辨明脏腑",遂敢于冲破封建礼教的束缚,不怕当时环境的种种限制与非难,在坟冢间观察小儿尸体,亲赴刑场检视尸体内脏器官结构与位置,发现了古医家对人体的内脏结构及位置功能上的某些错误。著《医林改错》,纠正古医书记载的某些错误之处,但也有不少由于在当时的认识下也被误改。如王氏只观局部,没有将人之生理功能联系成整体看待,而是割裂看待,这是其不足之处。因中医的脏腑是广义的,而西医脏腑是明显狭义的。他在治疗上重视气血,擅长活血化瘀的方法。其重实践大胆革新的医疗精神是十分可贵的。

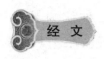
吴尚先

名安业	字师机	创内病	外治法
以膏丹	加熏洗	疗内外	妇儿全
著有书	骈俪文	外治宗	疗效捷

注释

吴尚先,字师机,由扬州移居泰州乡间后,因当地缺医少药,求医治病者多,而药物少,治病困难,而创用内病外治法,以膏丹、熏洗等法治疗内、外、妇、儿等各科各种疾病。著《理瀹骈文》,又名《外治医说》。吴氏认为"内外治殊途同归之理"遂专门研究并提倡内病外治法,载有二十一膏方及九种外贴疗法,对很多疾病起到了很好的疗效,至今外治法发展很多,受吴氏很大的影响。

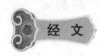
经文

王孟英

名士雄	分寒热	论霍乱	辨霍乱
辑医案	有三编	另著有	归砚录
四科简	效方书	妇科病	全辑要

注释

王士雄,字孟英,自曾祖父王学权以下世代习医业医,自幼立志继承家技,学习先人遗业,苦学十余年,博览百家之学,功成名遂。其一生中经历多次瘟疫、霍乱等病的流行,其在行医临床实践中,对温病的认识有着深刻的体会,故成为温病学派著名医家之一。其著有《霍乱论》,说明霍乱寒热证鉴别治疗。又辑著《温热经纬》,对古代温热病理论和各家论说整理注释颇有阐

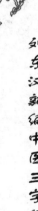

发。自辑《王氏医案三编》，记录其所治病案。王氏对温热病的认识，风寒暑温燥火为天之六气，是产生外感病的主要原因，因此十分重视对六淫之气的研究。如《素问·天元纪大论》"寒暑温燥风火，天之阴阳也"。暑为风火之首均属为阳，寒为燥湿之首均属为阴。《素问·至真要大论》"其气大来，火之胜也"，"阳之动，始于温，盛于暑"。《五运行大论》"在天为热，在地为火，其性为暑"。均说明暑即是热，二气是为同属。王氏对霍乱病早年即有深刻研究，积累的知识，并提出了霍乱有寒热之分；一种为寒霍，是由脾虚寒所伤而致；热霍是一种时疫霍乱，具有传染因素，多由于饮水恶浊所致，是为"臭毒"二字，切中此病因。王氏对霍乱的流行预防提出了很有远见的看法，在一百多年前，王氏已认识到吐泻霍乱有一种可成疫，其致病之因并非六淫饮食之所伤，而与毒气致病有关。这是补前人之所未悟。对温病学说的阐发，其《温热经纬》全书共五卷，收集了多种温病学著作，以《内经》仲景等学说为经，以叶天士、薛雪、陈平伯、余师愚等说为纬，汇集了19世纪50年代以前温病学著名医家的主要学术观点，集其大成，卷中附有常用方剂一百一十三首；其中既讲述前人之见，又阐发自己之见，以方便后人学习了解温病学说的渊源及发展的主要内容，具有总结温病学说的意义。

 经 文

唐宗海

字容川	擅医学	思想先	中合西
讲汇通	本草书	有问答	血证论
阐发精	对血论	颇有用	西学中
要继承	勇创新		

 注 释

唐宗海，字容川，近代医学家，中年嗜好医学，至老寝馈不辍。"好古而不迷信古人又博学而能取长舍短"，受到当时西方医学的影响。他认为"业医不明脏腑,则病源莫辨,用药无方,乌睹其能治病哉",试图以西医的知识来解释中医的基本理论,以求实现他所谓的"中西医汇通"的愿望。因当时的知识水平和技术条件难以达到,而中西医之间既有狭义之处,又有广义之别。如中医的心既指狭义的心,又指广义之心,主血脉又主神明,显而易见是指心与脑;且与肾、脾、肝、胆、肺有着密切的联系;而西医之心是参与血液循环,泵血的脏器,与思维意识无关。中医脏腑均是相互联系不能单一的看成某个脏器。在唐氏的血证论与诊治方面也突出了这一观点。如唐氏血证论,首先说明几个问题,气血水火关系的问题,血证与脏腑的关系问题,脉证生死的问题,用药宜禁忌问题等,作为分证论治的基础;而后来又将血证分为几个类型,如血上干证治,血外渗证治,血下泄证治,血中瘀血证治,失血兼见证治等。所以说理论体系之不同,论法治法各异。但唐氏能大胆设想,走中西医结合之路是正确的,为后世指出了一条科研之路,此种精神难能可贵。

第二节　中医四诊

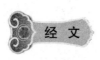 经 文

一、四诊总述

中医学	诊病时	有望诊	闻问切
首望诊	谓之神	藏于内	现于外
望形态	知发育	观面色	知精神
面红润	气血盛	色苍白	气血虚
巩膜黄	黄疸病	巩膜赤	心肺热
面生锈	气血郁	前额部	及两侧
痤疮生	属肺热	脾有湿	苍黄色

有肝病　　口唇红　　脾气旺　　如发白
是脾虚　　舌质淡　　有齿痕　　薄白苔
是阳虚　　舌质暗　　有血瘀　　如少津
是阴虚　　见黄苔　　胃有热　　口干渴
里有热　　但口干　　不欲饮　　内有湿
舌质光　　无苔垢　　胃阳虚　　口唇紫
肺心病

次闻诊　　闻声音　　知虚实　　声洪亮
肺气足　　声低微　　肾肺虚　　喜惊呼
关节疼　　语声细　　头中病　　声如瓮
湿浊重　　浑身痛　　是风湿　　或血瘀
或血痹　　呼吸短　　胸中满　　心隔间
有疾病　　息摇肩　　心中坚　　息张口
肺气肿　　声嘶哑　　咽喉病　　闻口臭
胃中热　　觉口酸　　有食积　　口有腥
口腔病　　身有腥　　肝病重　　下身臊
有湿热

三问诊　　很重要　　问寒热　　有无汗
分表实　　与表虚　　问头部　　疼与胀
湿浊重　　眩与晕　　肝阳亢　　眼前黑
是气虚　　寒浊重　　湿浊重　　双耳鸣
肾精虚　　头汗出　　虚阳越　　头恶寒
是阳虚　　头恶热　　肝火盛　　盛汗者
阳虚极　　自汗出　　又怕风　　表阳虚
不能固　　出汗黄　　湿热盛　　出汗红
血分热　　出汗黑　　脾虚寒　　出汗臭
湿浊重　　大便秘　　有虚实　　如实者

干脾虚腹胀血出阻染石两肾浑命纳呕打胃朝要心咳辨通通心出连面应有要

便不是加痔肠有是连肾气身火食作频热食要心咳黄六血太汗后目急分别注

者滞鲜不中尿腹无量色饱虚有多膈臭中息浊脏血眠悸痛忍当性敏

虚便气带便血少如尿尿胃是胃善噎腐胸气分连心重左实命年有

不运痛血疡淋痛等炎虚病虚涎郁饿吐化怕气痰肺汗作梦气疼梗便问

燥无则胃肠有如尿有肺如肾泛是常即不很肺咳标调分多胸有是饮要

结顺者黑血痛瘤浊腺遗肾数虚作结后吐候吸痛血毛症作滞凉官恶

则不有大有小或如前如应尿是口气食暮其主胸或主失睡多四问性

刘东汉新编中医三字经（第一卷）

42

妇女病　　问经史　　量多少　　色深浅
质稠稀　　周期准　　疼与胀　　寒热分
气滞瘀　　要细辨　　望人中　　学问多
参灵枢　　五色篇　　对男女　　外生殖
内生殖　　均可观　　带下症　　有四色
青白黄　　　黑稠赤　　白带多　　　伤脾肾
腰痛困　　少腹痛　　浑身困　　寒湿热
郁毒盛　　黑带多　　问小儿　　夜不安
常起俯　　口气酸　　大便干　　是积食
面额部　　太阳穴　　静脉怒　　易感咳
手指纹　　有三关　　风气命　　要详辨
出汗多　　是阳虚

四脉诊　　至重要　　夫脉者　　血之府
有脉搏　　与脉象　　切其脉　　人迎处
气血经　　归于肺　　辨阴阳　　分虚实
有寒热　　分气血　　经脉者　　连五脏
及六腑　　凭脉者　　是根本　　脉理者
心易了　　指难明　　左右者　　气血分
气属阳　　血属阴　　阳则动　　阴则静
寸关尺　　上中下　　有升降　　互相交
右为气　　肺脾命　　左为血　　心肝肾
心与肺　　包括头　　在寸上　　肝胆脾
胃与肠　　均在关　　肾命门　　包括足
均在尺　　有三部　　有三候　　决死生
叔和脉　　二十四　　滑寿脉　　三十种
时珍脉　　二十七　　士材脉　　二十八

二、脉象对比

浮、沉脉

浮与沉　其切法　轻按得　即为浮
可属阳　主表证　右寸浮　肺经证
左寸浮　心经证　关中浮　胃气虚
右尺浮　命火旺　左尺浮　肾精虚
如妇女　经即潮　男女浮　腰腿痛
切沉脉　重按得　即为沉　右寸沉
肺气虚　左寸沉　心血虚　关中沉
脾胃虚　右尺沉　命火衰　小便频
勃不起　左尺沉　腰腿痛　有早泄
成阴痿　妇女病　经血少　腹凉痛
有血块　左寸沉　重按得　心阳虚
睡不实　多梦作　心发慌　惊悸证
不敛阳　关中沉　脾胃弱　常胃胀
纳食差　大便溏　不成形　妇女病
经量多　或经少　四肢困　身无力
带下多　左尺沉　肾精虚　妇女沉
经量少　下肢冷　小腹凉　腰腿困
青带多　或不育　经冷痛　男尺浮
精不足　或不育　腰酸困　龟头塞
有早泄　精不敛　鼻头寒　常流涕
阳不足　命火衰　尿清长　阳物痿
性不强

数、迟脉

数与迟　是至数　息六至　即为数
里有热　胸疼痛　口干渴　可属阳
右寸数　肺有热　咳黄痰　大汗出
关脉数　中焦热　胃火盛　大便结

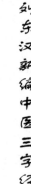
刘东汉新编中医三字经（第一卷）

口渴饮　　善饮食　　消渴症　　有可能
尺脉数　　下焦热　　腰腿痛　　梦遗精
女梦交　　经量多　　四以下　　为迟脉
两寸数　　为有热　　属阳证　　右寸数
肺有热　　必咳嗽　　痰必黄　　口干渴
舌少津　　左寸数　　心经热　　心必烦
多失眠　　恶梦作　　舌质红　　小便赤
茎中痛　　关中数　　肝胆火　　胃肠热
口必苦　　双耳鸣　　大便结　　渴欲饮
苔黄燥　　尺脉数　　下焦热　　有五淋
或便血　　命火旺　　必梦遗　　妇人病
必细问

滑、涩脉

按下滑　　圆流利　　如滚珠　　难抓住
右侧滑　　元阳衰　　左侧滑　　湿痰病
寸部滑　　膈痰生　　关中滑　　湿浊重
腹胀满　　呕酸涎　　妇女滑　　带下多
如尺滑　　胎与带　　胎脉滑　　必带尾
带尾者　　是胎心　　涩脉者　　细而迟
不流利　　来往难　　短且散　　或一止
而复来　　寸脉涩　　气不通　　血瘀滞
胸闷痛　　气短喘　　语言低　　不流利
是气滞　　左主心　　主血脉　　右主肺
主诸气　　气属肺　　右关涩　　左关涩
肝血瘀　　两胁痛　　有癥瘕　　上腹部
静脉怒　　脾气滞　　脘腹胀　　饱不畅
大便秘　　不通顺　　右尺涩　　腰胀痛
小便涩　　淋不尽　　妇女尺　　见涩脉
经瘀滞　　或不行　　有瘀块　　小腹痛
连及腰

虚、实脉

切虚脉	迟大软	按无力	重按空
无力回	切不足	举有余	右寸虚
肺气虚	身无力	气息短	出汗喘
头昏晕	听力差	左寸虚	心血虚
睡不实	多惊梦	记忆差	眼前花
右关虚	胆气竭	少谋略	情绪烦
梦惊恐	睡不实	右关虚	中膈满
升降差	纳食呆	四肢困	疲无力
大便软	无力排	右尺虚	男子病
腰腿困	性功差	有早泄	临征倒
尿无力	射不远	妇女病	月经少
质稀薄	或经多	时间长	淋不尽
腰疼困	切实脉	浮可取	沉可得
长而大	兼微弦	坚而实	按有力
分左右	左寸实	心气足	如过盛
气血病	胸闷痛	常憋气	心烦躁
性暴急	头眩晕	双目赤	口生疮
咽干燥	尿赤黄	干涩痛	茎中痛
多梦遗	右寸实	肺气实	气不降
咳喘作	有暴咳	声洪亮	咽干燥
大便结	关中实	肠胃热	三焦火
脘腹胀	嗳气多	呕吐酸	烧灼作
口干苦	尺脉实	尿赤黄	淋沥痛
小腹痛	连后腰	妇女病	经崩漏
色鲜红	赤带下	味难闻	

长、短脉

长与短	其脉体	其长脉	超寸尺
其短脉	不及寸	少于尺	有浮沉

刘东汉新编中医三字经（第一卷）

有滑涩　　　有迟数　　　有弦缓　　　无寸关
气血盛　　　可见长　　　属于阳　　　气血虚
可见短　　　属于阴　　　右长者　　　是气盛
左长者　　　是血盛　　　右短者　　　是气虚
左脉短　　　是血虚

洪、微脉

其脉体　　　洪而大　　　应满指　　　应盛夏
似波涛　　　如秋冬　　　遇此脉　　　非正常
相火炎　　　热病居　　　尺寸洪　　　肺有热
口大渴　　　汗大出　　　身大热　　　左寸洪
心经热　　　人狂躁　　　卧不安　　　有谵语
神忘迷　　　关中洪　　　阳明热　　　肝胆火
大便结　　　小便赤　　　口干苦　　　渴欲饮
舌苔黄　　　尺脉洪　　　命火盛　　　肾阴虚
尿赤数　　　小腹痛　　　或尿血　　　后腰痛
实难忍　　　见石淋　　　微脉体　　　沉细软
按无力　　　若有无　　　似欲绝　　　微主虚
气血亏　　　寒热病　　　汗淋沥　　　男劳极
诸虚症　　　寸脉微　　　气促喘　　　或心惊
关脉微　　　中焦满　　　尺见微　　　精血衰
身恶寒　　　关节痛

紧、缓脉

紧脉体　　　来有力　　　可弹指　　　脉管细
如转索　　　紧属寒　　　阴寒盛　　　体作痛
紧束表　　　阳不展　　　如寸紧　　　寒表实
浑身痛　　　咳嗽作　　　关中紧　　　小腹疼
是寒结　　　便不通　　　尺中紧　　　下阴冷
龟头寒　　　精血少　　　尿清长　　　下肢冷

连双足 女遇此 是宫寒 经来寒
疼难忍 血色黑 有血块 四肢凉
头疼作 胃胀痛 呕吐涎 大便溏
时腹泻 常带下 身疲乏 缓脉体
按松散 宽无边 轻有力 重无力
其缓者 体从容 无迟数 是常脉
如浮缓 在寸脉 必中风 在尺脉
下焦湿 带下多 正常缓 不数迟
不紧弦 不沉细 不滑涩 如春柳
风舞象 如微风 轻柳梢 缓脉象
卦为坤 为四季 主在脾 寸属阳
尺属阴

芤、弦脉

芤脉体 浮大软 按中空 如葱管
两边实 中间空 寸脉芤 有积血
在胸中 关脉芤 胃肠虚 有血损
尺脉芤 男失精 女梦交 或失血
赤淋漏 有血崩 弦脉体 端直长
如弓弦 按不移 如琴弦 弦在春
在卦震 为常脉 有弦脉 病从肝
肝木旺 土应伤 常生气 怒满胸
腹胀满 口苦干 胃常胀 暴呕酸
寸脉弦 巅顶痛 双耳鸣 左关弦
寒热作 癥瘕聚 是血瘀 右关弦
胃作酸 呃噎多 大便结 尺中弦
小腹痛 睾丸牵 龟头寒 向内缩

濡、弱脉

濡脉形 软弱细 按无力 举不还
如丝绵 在水中 浮不静 濡亡血

阴虚证　　精髓亏　　寸脉濡　　阳微虚
自汗多　　关中濡　　气虚极　　尺脉濡
精血亏　　阴寒甚　　弱脉体　　极软弱
沉细微　　沉按得　　举指无　　脉弱滑
有胃气　　脉弱涩　　患病久　　老年人
见为顺　　少年人　　见为病　　寸脉弱
阳虚病　　关脉弱　　脾胃衰　　尺脉弱
精血少　　男弱精　　妇女病　　月经少
或宫寒　　不怀孕　　弱脉者　　阴血亏
阳气衰　　精神差　　浑身乏　　动无力
气喘作

散、细脉

散脉体　　浮无力　　涣不收　　无集聚
无拘束　　至不齐　　如杨花　　飘飘然
散漫象　　心脉浮　　大而散　　肺脉短
涩而散　　是平脉　　心软散　　多失眠
肺软散　　自汗出　　必气短　　肝软散
是溢饮　　脾软散　　下肢肿　　肾软散
命根断　　孕妇散　　必堕胎　　细脉体
小而微　　而常有　　细直软　　若丝线
应指得　　春夏季　　少年得　　俱不利
秋冬得　　老年弱　　却相宜　　脉沉细
气血衰　　虚劳证　　损七情　　寸脉细
呕吐频　　关脉细　　腹胃胀　　脾虚形
尺脉细　　丹田冷　　溏稀便　　滑精频

伏、动脉

伏脉体　　重按得　　指筋寻　　指下动
隐然深　　沉细绵　　如弱脉　　弦长实

恶心吐食
胃中伏
尺中双伏极
阳已在内
先四肢冷
脉及皆无者
关上下
寻之有
虚摇兮
阴阳搏

见伏脉
胸郁闷
有肠鸣
双手伏
不发越
有伏阴
阳已衰
桂姜附
冲阳脉
动乃数
厥动摇
阴阳搏
痛与惊
必有孕

霍乱病
双寸伏
腹痛困
小腹冰
郁在内
故脉伏
阴极盛
六脉伏
若太涣
动脉体
如乏困
其原因
动脉主
见此脉

是牢形
暴下泻
关中伏
寒疝疼
有火邪
似阴症
复感寒
是厥逆
命可得
病必死
无头尾
举之无
胜者安
如妇女

结、代脉

脉可结
阳欲亡
气血滞
外痛肿
气血痰
现代名
动而止
后推前
胸憋闷
结代兼
常见脉
有胖瘦
与四季

止复束
独阴盛
如过伤
内生积
谓结者
脉异常
代脉后
后波气
脏病心
病在四
二十看
形体分
男女

往来缓
沉与积
或养阴
苦沉吟
证属阴
不流通
在心脏
前末止
代脉连
连后背
所提切
切诊年
年老少

结脉体
浮气滞
或发汗
老痰结
寒疝瘕
有积滞
曰早搏
复又替
为代脉
左胸痛
病重也
要熟记
身高低
地区别

祖国医学之四诊，是中医治疗疾病最基本的基础。即中医四诊之法。而中医之诊法起源最早在殷商时代就已有简单的诊疗法，随着时代的发展，至周代时，对疾病的认识有了进一步的提高，如《周礼·天官》记载"以五气，五声、五色视其死生、两之以九窍之变，参之以九藏之动"。古人能以从气、色、声音的异常变化，藏于内现于外，而具体的观察脏腑功能的异常变化等方面结合，对人的疾病做出诊断与预测。在春秋战国时期，以望、闻、问、切为体系的中医诊断基本确立，如秦越人，诊病不待切脉、望色、听声、写形，就能"言病之所在"，而中医，尤其是擅长于切脉、望色，是历来重视脉法为诊病之祖。如张家山汉墓简书《脉法》及长沙马王堆帛书《脉法》、《阴阳脉死候》是现存最早的诊法书。根据《史记·扁鹊仓公列传》所记，当时出现了以"诊法"命名的专著。而仓公之后，《内经》、《难经》、《伤寒杂病论》相继问世，中医诊法体系获得了很大的发展。如《内经》、《难经》，首先提出了要望、闻、问、切四诊合参的诊断原则。四诊并提，即"望而知之谓之神，闻知之谓之圣，问而知之谓之工，切而知之谓之巧"。以神、圣、工、巧来分医生掌握四诊之技术之高低。而后随着时代的发展，四诊相互联系，又有舌质舌苔、牙齿、耳、目、鼻、人中、汗、痰、血、尿、便、带等，发展丰富了祖国医学的诊疗内容，对人类做出了伟大的贡献。

自己对中医切脉体会：吾自幼跟随父亲学习中医。而四诊之中最难者莫过于切脉。正如王叔和所言"在心易了，指下难明"。可见切脉是四诊之中最难体会之处。先父曰"知其变脉者，要知其常脉，知常者，才能知变"。切脉之法，是医者右手，或是左手，首先应以病者平静坐，心平气和，而医者用手切脉之法是，食指按寸，中指按关，无名指按尺，先浮、中、沉取，来回相对比较，也不是有些人所谓的是弦则俱弦，或浮者俱浮，如此看法，又何必分寸关尺及左右，而中医之脉法，分左右，寸关尺是与阴阳、表里、气血、脏腑等均有密切的联系。寸关尺是分上中下三部之内藏脏腑阴阳表里气血等病理之变化,是脏腑气血阴阳之根本。

如寸脉以关以上为寸,从人体分上至巅顶,包括脑、面、五官、咽喉、气管,心肺等为阳,又可分左、右寸脉。

右寸主阳、主肺、主气、主浮。右寸常脉为浮而不厚,浮而不沉,数而不迟,浮而和缓为常脉。如浮缓为中风,浮紧为伤寒,浮数为有热,无力为气虚,浮弱无力为阳虚等证。

右尺主升降条达、主肝胆,可阴可阳,其右关弦,弦而和缓是常脉。如弦紧,主寒气凝滞两胁痛;弦涩主,肝郁气滞,或血瘀,弦数,主肝经实热;弦紧,主肝经有寒。而肝脉之变脉也与妇女经血情态及男性外生殖器疾病有关。

右尺脉主阳、主肾、命门、主膀胱,与男女内生殖器官疾病有关,尺脉之常脉应如石入水中,但沉而不浮,沉而不迟,沉而不滑,沉而不涩,沉而不数。反此者均为变脉。

左寸脉主阴、主心、主血、主脉,主脑,主神明,左寸之脉,尖锐平和为常脉。如浮数,沉细,细数,沉迟,浮大,结代等均为变脉。左关脉,主运化,主脾胃,大小肠,其脉应不弦,而和缓从容有生气为常脉。如浮而有力,缓而无力,缓慢,缓迟,缓数,均为变脉,其应主要表现在中焦消化系统之病变,可分寒、热、虚实、气滞等症。

左尺脉、主阴、主肾、主腰腿,泌尿生殖月经,性功能等,左尺脉应沉如石入水中,和缓,藏而不露为宜。如浮数,沉迟、沉细等均为变脉。主腰腿足疼痛,妇女月经不调或不孕,男子梦遗滑精早泄阳痿或无精少精等症。

可见其中医之切脉是四诊之中最难体会与难掌握的。从古至今谈脉理者多,而实际体会与掌握者实难矣,没有数十年之临床经验要掌握此门脉法谈何容易。

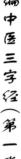

第三节 中医八纲辨证

经文

辨证者　有八纲　分阴阳　有表里
辨寒热　与虚实　为治病　先立纲
先审阴　后别阳　为医道　作纲领
表热阳　虚寒阴　里虚实　阴阳别
此八纲　为基础　各种病　应包括
其阴证　多虚寒　浑身冷　常喜温
面苍白　卧蜷缩　倦乏力　口不渴
默少言　声低微　腹胀痛　常喜按
大便溏　小便长　舌苔润　脉沉微
或无力　称阴证　其阳证　表有热
多实证　狂不安　如身热　多喜凉
语声壮　呼吸粗　腹疼痛　且拒按
大便燥　小便赤　舌苔黄　或干裂
脉洪大　或滑数　疮红肿　痛明显
口渴饮　口唇裂　心多烦　称阳证
外感病　袭体表　呼吸道　先受邪
其表证　有治则　分寒热　与虚实
表寒证　身恶寒　身无汗　头身痛
可发热　鼻腔塞　流清涕　打喷嚏
咽喉痒　咳嗽作　关节痛　舌苔白
脉浮紧　属表寒　表热证　身发热
不恶寒　咽喉痛　口干渴　自汗出
咳黄痰　最怕风　舌质红　苔薄黄
其里证　邪入里　或内伤　劳倦过

调节失　有虚实　常喜温　腹困痛　夜又频　身烦热　大便干　神疲乏　双耳鸣　舌质胖　上腹胀　夜谵语　属里实　易侵入　常不温　痰多白　小便长　或沉紧　浑身热　暑热盛　心烦躁　见谵语　可旁流　苔黄厚　精血虚　面无光　头眩晕　失眠作　脉虚细　受外邪

致脏腑　有寒热　四肢冷　常反胃　小便清　里热证　尿短赤　里虚证　有心悸　大便溏　里实证　夕可烧　脉沉实　其寒邪　四肢冷　后背凉　大便溏　脉沉迟　其热证　多温邪　身可热　有神昏　或热结　舌质红　其虚证　气不畅　声音低　心惊悸　舌质淡　其实证

七情郁　称为里　面苍白　吐清涎　不成形　脉沉迟　喜冷饮　脉洪数　头眩晕　纳食少　脉虚弱　大便结　苔黄厚　阳气虚　身畏寒　喜热饮　喜温按　苔滑润　脉沉微　面赤红　可化热　喜冷饮　结不通　小便赤　或滑数　气息短　或虚汗　饮食少　大便秘　属虚证

食不节　证候出　里寒证　口不渴　大便稀　苔白润　躁不安　苔黄厚　气息短　可失眠　苔淡薄　痛拒按　舌质红　其寒证　面苍白　口不渴　腹常痛　舌质淡　阳衰者　汗多出　或寒邪　口干渴　大便秘　粪腥臭　脉洪大　精神疲　自汗出　双眼花　无气运　弱无力

已入里	结成实	或痰火	或血瘀
或食积	或水湿	气阻滞	面赤红
喘气粗	痰壅盛	肠腹满	痞块聚
肿胀痛	痛拒按	大便结	小便赤
舌苔厚	或黄腻	脉实大	按有力

注 释

　　阴阳、表里、虚实、寒热八类证候，是中医辨证与论治之纲，故称之为八纲。如《素问·阴阳象大论》云："善诊者，察色按脉。先别阴阳，审清浊，而知部分，视喘息，听声音，而知所苦，观权衡规矩，而知病所主，按尺寸，观浮沉滑涩，而知病所生。以治无过，以诊则不失矣。"张介宾《景岳全书》凡诊病施治，必须先审阴阳，乃为医学之纲领。又"六变者，表、里、寒、热、虚、实也，是即中医之关键"。而病之有总纲不外此八者，辨证之法亦不出此。而在临证时难以分辨，因阴中有阳，阳中有阴，实中有虚，虚中有实，也有表里同病者，也有寒热兼见者，也有因病在上取之于下者，有病在下取之于上者，如咽炎，若用清里热消炎之法，时久可伤及胃，而应该局部清热活血化瘀消炎，在下可益火源，则使肾水能上济于咽喉中而咽干声嘶可消。如遗尿证，本就是肾气虚命火不足，但也应补肺气，因肺为水之上源。肺气才能约束膀胱，要从脏腑的整体讲。《素问·经脉别论》云："饮入于胃，游溢精气，上输于脾，脾气散精，上归于肺，通调水道，下输膀胱，水精四布，五经并行，合于四时五脏阴阳揆度，以与常也。"这也就是说中医病在下取之于上，而水液代谢过程也不止是与西医肾脏和膀胱有着密切的关系，在治小便失禁成遗尿时，还要考虑肺脏之虚实。这也是中医整体疗法的基本概念。而中医辨证之法甚多，如以上所说的八法之外，还有脏腑、六经、三焦、卫气营血等，但总不离以上八法，因为八纲者为辨证之总纲。

　　中医用八纲辨证之后才能言其治则，其治则后有八法。所谓八法，即汗、吐、下、和、温、清、消、补，这八种治疗方法用之较为广泛,其内容将在下一节系统论述。

第四节　中医八法

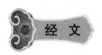 经　文

| 其八法 | 汗吐下 | 和温清 | 消补分 |

其汗法

外感初	体恶寒	或发热	头身痛
舌薄白	脉浮紧	为表实	当解表
用辛温	解表法	代表方	麻黄汤
如身热	口干渴	轻咳嗽	咽喉痛
苔薄黄	脉浮数	为表热	当汗解
桑菊饮	银翘散	太阳病	身发热
微恶寒	汗不出	热不退	或汗出
也恶风	口微渴	舌苔白	脉浮缓
表已虚	气不固	营不调	卫不和
桂枝汤	是首选	有表证	兼阳明
身发热	肌肉痛	口干渴	兼头疼
舌苔黄	脉浮数	太阳病	兼阳明
是并病	柴葛汤	解肌表	清里热

其下法

除邪热	逐水饮	破瘀血	散结聚
肠胃结	有热邪	三承气	均可用
水饮停	咳喘满	胸腹胀	大陷胸
热痰结	在胸膈	小陷胸	用瓜蒌
瘀血结	在小腹	大便黑	小便利

破瘀血　　桃仁汤　　加味用　　有硝黄
桂枝尖　　生甘草　　名桃仁　　为承气
可破血　　能清热　　急下法　　与存阴
热性病　　邪热盛　　燥实症　　便不通
有高烧　　大汗出　　腹胀痛　　坚拒按
苔黄糙　　脉沉实　　大承气　　下存阴

其吐法

用药物　　或工具　　刺激咽　　使呕吐
可用于　　痰涎阻　　有异物　　塞咽喉
或伤食　　或酒醉　　用此法　　即可除
催吐药　　有瓜蒂　　藜芦叶　　均可用
体虚者　　不宜用

其清法

有邪热　　用辛凉　　热毒盛　　用苦寒
热在营　　宜凉血　　阴虚症　　宜养阴
可滋肺　　滋肝肾　　养心阴　　各不同
宜辨证　　随证用　　阳虚热　　不宜用
气血热　　两清法　　清毒法　　寒热毒
有疫毒　　有蛊毒　　有湿毒　　有火毒
有内服　　有外用　　法不同　　不宜混
有泻火　　有降火　　有解暑　　均属清

其温法

其温法　　多温中　　有脾胃　　多虚寒
腹中冷　　胀痛作　　大便稀　　四肢凉
纳食少　　身疲乏　　舌苔白　　脉沉迟
理中汤　　为代表　　随症用　　可加减
散寒法　　表有寒　　浑身冷　　最怕寒

头可痛　身无汗　有里寒　腹疼痛
喜热按　大便稀　四肢凉　舌质淡
苔薄白　脉沉迟　有温阳　冰冷盛
阳极虚　阴寒盛　四肢酸　盖厚被
蜷曲卧　脉微细　常用药　桂附姜

回阳法

阳气衰　大汗淋　四末冷　温不热
脉微细　势欲绝　应急救　可回阳
参附汤

通阳法

胸阳阻　寒气凝　气不行　血瘀阻
疼难忍　呼吸迫　气已短　胸憋闷
转侧时　痛更甚　彻其背　其脉象
见沉涩　桂薤瓜　是盛方　可配用
紫丹参　降木香　开胸痹　如寒阻
白通汤　干姜片　制附子　葱白头
共煎用　辛行气　散阴寒

壮阳法

命火衰　精气虚　鼻头冷　龟头寒
有阳痿　早滑精　小便频　腰膝酸
下肢冷　脉沉微　鹿狗仙　锁韭煎
二仙丹　八味丸　补命火　壮肾阳

升阳法

中气陷　阳不升　头昏晕　身酸困
气息短　或久泻　致脱肛　阳气者
烦劳张　有便秘　无力运　自汗出

脉沉弱　　用补中　　可益气　　治下陷
可提升　　潜阳法　　肝阳亢　　头胀痛
眩晕作　　面目红　　两耳鸣　　心烦躁
睡不成　　脉象弦　　数而浮　　生龙牡
石决明　　生杜仲　　桑寄生　　生地黄
川牛夕　　可潜阳　　可滋阴　　其引火
可归源　　肾水亏　　阳失潜　　浮游火
可上升　　面颧红　　咽喉痛　　牙床肿
夜疼痛　　夜尿频　　下肢冷　　脉微细
或浮大　　沉取时　　按无力　　用肉桂
可归源　　坎中水　　得火蒸　　津液升
可润咽　　喉痛干　　即可止

益气法

内伤病　　劳倦久　　致气虚　　浑身疲
气无力　　气息短　　四肢软　　语言懒
面色白　　肌肉瘦　　脉沉弱　　可益气
用人参　　加黄芪　　健脾气　　补肺气
理气法　　有益气　　有行气　　有降气
有纳气　　辨证用　　治不同

降气法

气上逆　　下不顺　　致咳嗽　　胸胀闷
痰涎多　　胃腹胀　　呃气作　　纳食减
便不顺　　用苏子　　降肺气　　旋覆花
代赭石　　降胃气　　如有寒　　加叩仁
如有热　　加竹茹

纳气法

喘息作　　气不接　　动汗出　　咳嗽作

声音低　　形神疲　　气更怯　　虚无力
肾主纳　　肾气虚　　纳无力　　脉沉细
红人参　　双蛤蚧　　五味子　　黑锡丹

固脱法

气已虚　　血已脱　　其症状　　大出血
是危症　　脉浮芤　　急益气　　以固脱
大补气　　以摄血　　参附汤　　温补气
能止血　　救生命

滋阴法

阴虚证　　有潮热　　盗汗多　　伤津液
或热盛　　五心烦　　四末热　　口干渴
舌质红　　少津液　　脉细数　　地黄丸
加麦冬　　五味子

育阴法

温病证　　或久病　　阴精耗　　血枯竭
见低热　　虚烦躁　　失眠多　　身消瘦
大便干　　小便黄　　皮肤燥　　无润泽
舌质红　　干少苔　　脉细数　　育阴煎

养阴法

久病后　　精血亏　　头昏晕　　目干涩
心惊悸　　不寐症　　口咽干　　舌质燥
浑身乏　　肢无力　　梦遗精　　或阳强
舌质红　　见少津　　小便赤　　大便涩
脉细数　　地黄汤　　合交泰　　方可用

生津法

肺阴虚　　干咳嗽　　不见痰　　舌红瘦

刘东汉新编中医三字经（第一卷）

胃有热	耗精液	口干燥	渴欲饮
大便干	苔黄燥	小便黄	短又赤
脉细数	清肺汤	清胃饮	均可用

润燥法

热病久	邪伤阴	津液枯	见干咳
咽喉燥	夜间痛	鼻腔干	皮肤燥
大便燥	不通顺	身作痒	脱干痂
舌质红	脉细数	常用药	霜桑叶
细麦冬	大元参	火麻仁	枯黄芩

补血法

大失血	成崩漏	久便血	面苍白
头眩晕	双耳鸣	有心悸	可失眠
胸闷胀	气息短	妇女病	经血多
或经少	脉虚细	归脾汤	可首选
全当归	鲜生姜	加羊肉	共同煎
能温中	补气血		

凉血法

血热盛	血沸动	或咯吐	往外衄
妇女病	见崩漏	热躁烦	舌降红
热邪盛	入血分	见壮热	有谵语
多发狂	出斑疹	多见血	脉燥数
常用方	清营汤		

止血法

吐咯血	鼻衄血	大便血	尿出血
崩漏症	经血多	皮下紫	为紫癜
其病因	有多种	有血热	可妄行

有脾虚　　不统血　　有火旺　　可上冲
有血瘀　　有团块　　阻脉管　　血外溢
临证时　　要辨清　　热者清　　虚者补
热上冲　　方可降　　如瘀阻　　化瘀血
血可止　　方可通　　有数法　　常合用

活血法

有瘀血　　阻不通　　血不通　　则疼痛
如妇女　　有寒凝　　与气滞　　血不通
行经时　　少腹痛　　血阻胸　　可在心
夜憋气　　胸中痛　　血阻胁　　两肋痛
血阻脑　　语不灵　　记忆差　　行不动
舌质暗　　脉沉涩　　常用方　　活血汤
王清任　　加减用

破瘀法

血瘀久　　可成痞　　或癥瘕　　硬疼痛
有固定　　胸胁痛　　妇女病　　有经痛
少腹疼　　痛拒按　　舌质暗　　脉沉涩
活血汤　　加三棱　　与莪术　　五灵脂
生蒲黄　　水蛭虫　　症轻重　　加减用
如痞硬　　炮山甲　　木鳖子　　均可选
能化瘀　　可通络

祛风法

风邪中　　有表证　　分寒热　　解表治
其内中　　侵肌肉　　入关节　　浑身疼
加湿症　　为风湿　　病初期　　可易治
病时久　　不速效　　遇风寒　　疼加重
脉浮缓　　为中风　　脉浮滑　　为风湿
其治法　　要祛风　　兼利湿　　方可行

刘东汉新编中医三字经（第一卷）

如羌活　　荆防风　　加桂枝　　云茯苓
香白芷　　均可行

搜风法

风邪久　　入经络　　关节疼　　筋拘挛
肢强直　　肌肉疼　　关节肿　　疼难忍
关节凉　　或发热　　脉沉细　　为历节
其治法　　可搜风　　应活血　　通经络
用虫药　　蕲蛇肉　　大蜈蚣　　与全蝎
忍冬藤　　鸡血藤　　海风藤　　青风藤
落石藤　　可选用

熄风法

肝阳旺　　可生风　　头眩晕　　突晕倒
手足抽　　见痉挛　　头疼重　　头雷鸣
或有者　　血压高　　或有者　　神昏迷
心烦躁　　志不清　　舌质燥　　脉弦紧
应急救　　要熄风　　镇肝汤　　用天麻
羚羊角　　生赭石　　石决明　　双钩藤
息风法　　合育阴　　清肝热　　风可熄

渗湿法

脾阳虚　　命火衰　　不利湿　　水可停
浑身肿　　小便少　　四肢重　　行不动
腰部冷　　大便溏　　气无力　　脘腹闷
舌苔腻　　脉沉滑　　三仁汤　　加减用
如火衰　　加肉桂　　益火源　　通经脉

燥湿法

湿浊盛　　可阻脾　　胸脘胀　　闷呕恶
纳食呆　　多便溏　　身疲困　　四肢重

苔白腻　　脉滑濡　　二陈汤　　加砂仁
炒苍术　　车前子　　健脾阳　　燥湿浊
利小便　　实大便

化湿法

湿浊邪　　停脾胃　　脘腹满　　泛吐酸
食不振　　口中黏　　有口臭　　或口甜
大便黏　　滞不爽　　舌苔腻　　脉沉缓
二陈汤　　加苍术　　藿香叶　　佩兰叶
香甘松　　缩砂仁

逐水法

水邪聚　　停胸腹　　胸闷胀　　气息短
腹胀大　　胀如鼓　　小便少　　常不利
其病者　　在肝肾　　或心肺　　均可致
水停胸　　十枣汤　　加葶苈　　生黄芪
能逐水　　不伤气　　水聚腹　　常腹鼓
病在肝　　应疏肝　　逐水气　　舟车丸
去轻粉　　加车前　　猪茯苓　　与泽夕
浑身肿　　水泛滥　　命火衰　　不化气
皮肤痒　　光白亮　　病在肾　　亦脾肺
小便少　　有便溏　　去瘀法　　要陈莝
五皮饮　　加肉桂　　制附子　　车前子
水蛭虫　　草红花　　当归尾　　炒赤芍
益火源　　散阴寒　　运气化　　活血法
治肾炎　　经验方

利水法

治癃闭　　尿不通　　或淋沥　　尿等待
小腹痛　　常欲便　　连会阴　　及两股
尿感染　　膀胱炎　　前列腺　　均可致

常用方	五苓散	要加减	车前子
白茅根	草红花	当归尾	赤芍药
如有血	白茅根	滑石粉	随症用
如石淋	金钱草	如膏淋	加萆薢

化痰法

痰浊盛	病在肺	痰浊多	根在脾
脾有湿	是痰源	存在肺	咳不尽
舌苔腻	脉沉滑	可宣肺	可健脾
导痰汤	加白术	苦杏仁	紫苑炙
肺可宣	脾可健	湿可去	痰浊消

豁痰法

咳喘作	痰稠黏	咳不利	喉中痰
涎壅塞	痰黏喉	语言音	带痰声
有时咳	手掏痰	指迷方	茯苓丸
行肺气	燥脾湿	豁痰方	是首选

逐痰法

顽痰积	百痰生	有癫痫	有狂躁
不认亲	巅三倒	语无次	多抽风
口干渴	大便燥	舌质红	苔黄燥
多烦躁	脉滑数	常用方	滚痰丸
加茯苓	制半夏	化橘红	均可用

其消法

食积滞	在胃肠	或肉食	均可致
胸腹胀	闷不适	常嗳气	常腐臭
食减少	睡不安	大便泻	或便秘
舌苔厚	口酸臭	常用方	保和丸
导滞丸	三仙汤		

通便法

其便秘	有虚实	无力运	虚者症
便不干	不通顺	身瘦乏	脉沉虚
用补法	肺气足	大肠动	便可通
实症者	大便干	结不通	口干渴
舌苔黄	脉弦数	麻仁丸	润肠丸
小承气	均可用	老年人	肾精虚
津液枯	不润便	干秘结	不能泻
苁蓉丸	补肾精	能润便	便可通

导便法

如结滞	便不通	服药治	不见便
急则痛	实难忍	开塞露	不中用
是临时	急救用	用导法	治根本
或灌肠	大便通	据病情	应治疗
老年人	要注意	心血管	更应防
如用劲	怕伤命		

其和法

邪在表	或在里	要调和	方能解
解表法	不达里	通里法	不中用
有寒热	咽喉干	口作苦	胸胁满
头晕眩	心烦闷	有作呕	无食欲
舌苔黄	脉象弦	少阳病	小柴胡
常用方	是经方	临症用	要加减

疏肝法

肝气郁	常生气	两胁症	时有痛
嗳气作	胃酸多	妇女病	经不调
经血少	有血块	少腹痛	性情躁
舌质暗	脉涩滞	或眩数	疏肝方
疏肝散	逍遥丸	随症用	加减好

平肝法

肝经病	风火动	肝阳亢	头眩晕
痉挛症	见抽搐	脉弦数	肝风动
可平肝	加息风	钩藤饮	加减用
肝火盛	龙胆汤	泻肝火	石决明
生牡蛎	代赭石	珍珠母	平肝阳

健脾法

脾气虚	运化失	脘腹胀	浑身困
肢无力	精神靡	大便溏	纳食少
舌质淡	苔薄白	脉沉细	要健脾
常用方	四君子	要加味	身健壮

清肺法

肺有热	咽喉痛	咳黄痰	黏又稠
口干渴	鼻腔痒	苔薄黄	脉浮数
小陷胸	生石膏	条黄芩	桑白皮
鱼腥草	鲜芦根		

宣肺法

邪袭肺	肺失宣	见鼻塞	胸满闷
微恶寒	见发热	咳嗽作	或少痰
舌苔薄	脉象浮	葱豉汤	加荆防
炙麻黄	苦杏仁	苦桔梗	生甘草
症轻重	辨证用		

润肺法

肺阴虚	咽喉干	咳痰少	口鼻燥
或咯血	常低热	舌少津	欲饮水
小便赤	大便干	脉细数	琼玉膏
洋参加	用百合	固金丸	或养阴

清肺汤	均可用	应辨证	要加减

其补法

有脏腑	有阴阳	有表里	有气血
用补法	各不同	随辨证	各应用
其治法	各所虚	用所宜	不赘述

其他法

清心法	宁心法	安神法	开窍法
收涩法	固摄法	软坚法	化痰法
正治法	反治法	有寒者	可热之
有热者	可寒之	有虚者	可补之
有实者	可泻之	有通者	用通法
有塞者	用塞法	表里症	可双解
虚中实	兼攻补	有痈疽	不收口
脓常流	气血虚	可内托	用黄芪
外治法	种类多	熏洗法	热敷法
刮痧法	搐鼻法	针灸法	耳针法
推拿法	割治法	捏脊法	禁吹法
正骨法	还气法	运气法	导引法

 注 释

辨证论治是祖国医学的理论基础，应用四诊八纲等方法。辨别各种不同证候，使用各种方法，方法之多不可胜数。其法既简便，就地可取才，施治方便，疗效显著，这就是我们中华民族数千年来的实践与伟大创举，其内容丰富多彩。在后世形成各派，故中医常言，可见览百家之书，有百家之说，各有特点，各有发挥，因此在现代科学时代应研究与整理。科学已证实的要肯定，未证实的不要否定，存疑待研，这是赋于我们中华民族数代人的任务。古人之四诊所主，为今之所宗。

第二章　五官头颈部疾病

第一节　头脑疾病

一、总论

人之首	名为脑	视五色	闻五音
为髓海	藏精气	系神明	调阴阳
连五脏	通六腑	气血充	精神旺
心血足	睡眠实	肺气足	精神爽
脾气旺	肌肉壮	肝血足	视力强
肾气充	视听清	有五官	连五脏
气血通	七窍灵	气血郁	七窍闭
首府者	元神系	网经络	百骸通
司神明	主运动	是生命	总司令
颈椎管	是通道	升气血	脑得养
血不足	脑萎缩	气不足	脑梗塞
其表现	痴呆症	走摇摆	行不稳
老年病	从自生	更可怕	脑中风
出血少	植物人	出血多	命不归
保护脑	要常练	饮食节	肥脂少
酒色财	不可贪	性情平	勿急躁
忧郁证	狂躁证	癫痫病	症复杂

病在脑　　连五脏　　心放宽　　寿可保

注 释

　　脑为奇恒之腑，又名髓海。《说文》"脑本作脑，头髓也"。《灵枢·海论》"脑为髓之海，其输上在于其盖，下在风府"。脑与全身骨髓有着密切的关系。如《素问·五脏生成篇》"诸髓者，皆属于脑"。之所以髓充则聪，是人体神明高度汇集之处，人体之视觉、听觉、嗅觉、感觉、思维、记忆力，都是由于脑的作用。如《素问·脉要精微论》"头者，精明之府，头倾视深，精神将夺矣"。故头部之疾病与五脏六腑经络均有着密切的联系。有头风，头脑晕，头昏，脑鸣，视物不清，眼花，赤肿，胀痛等。头重，头冷，头热，头汗出，头项强直。鼻腔不通气，鼻痒发干，鼻血，鼻臭，流清浊、黄涕，耳鸣，耳聋，耳痒，耳疼疖肿、流脓、咽喉痛、声音嘶哑，脱发等，均与五脏六腑有关。头脑是人体之最高司令部，是网络中心。

二、各　　论

（一）头风证论治

经 文

头风证	遇冷风	则头痛	是阳虚
其病因	风寒客	得温解	遇寒重
易中风	内有痰	眉棱骨	或目痛
舌苔白	脉浮缓	桂枝汤	加细辛
或二陈	加川芎	荆防从	

注 释

　　头风者，主症为头痛，一遇风寒后头疼即作，得热即止，复

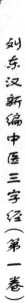

作无常。如《杂病源流犀烛·头痛源流》"头风之症，素有痰饮，或栉沐取凉，或久卧当风，以致贼风入脑入项，自颈以上，耳目口鼻眉棱之间，有麻木不仁之处。或头重或头晕，或头皮顽固不自知觉，或口舌不仁，不知食味。或耳聋，或目痛。或眉棱上下掣痛，或鼻闻极香，闻臭极或只呵欠而作眩晕之壮"。因头为诸阳之首，内连五脏六腑，阴阳气血津液。如阳虚表卫不固，就易中风邪，可寒化、可热化、可虚、可实，故所出现的症状不同。但只治头不内联五脏六腑，阴阳气血，虚实寒热者，只是隔靴搔痒，其标可治，其本难医，又易于发作，故头脑病者医也难治。头目昏晕视物模糊者，是中气虚，痰湿浊邪所致，而目为精明之府，湿浊者为雾，雾是由大量悬浮的小水滴而成，故能使人视物模糊不清，湿浊充实于脑故头目昏晕不清，有时头重如裹，舌质正常，薄白苔，脉象浮缓。

【治则】 疏散风邪，升清降浊。

【处方】 川芎茶调散为主方，可根据临床症状加减应用。

白芷6g	川芎10g	甘草10g	羌活10g
荆芥10g	细辛6g	防风10g	薄荷6g
绿茶10g	天麻10g		

【药性歌诀】

香白芷

香白芷	性辛温	入肺经	归脾胃
能祛风	亦燥湿	治头痛	能消肿
前额痛	鼻窦病	气不通	流黄涕
或清涕	目泪出	牙齿痛	亦能用
其气香	能化湿		

云川芎

性辛温	入肝胆	通三焦	走太阳
行浊气	开郁结	祛风寒	活血脉
能止痛	治头风	兼眩晕	治偏瘫

腹中寒	经闭止	血凝滞	能催产
破癥癖	补肝气		

川羌活

性苦温	入膀胱	归肝肾	散表寒
除风湿	利关节	感风寒	身无汗
头痛重	骨节酸	项强痛	筋挛急
治贼风	失语证	面麻痹	口歪斜

防风片

性辛平	入膀胱	归肺脾	走肝肾
善发表	祛风湿	感风寒	止疼痛
头疼痛	目眩晕	项强急	骨节痛
四末麻	浑身痒	皮出疹	治风团
面部瘫	青春痘		

荆芥穗

荆芥穗	性温苦	入肺肝	归胃胆
发表寒	祛风团	能止痒	头痛兼
咽喉肿	疼痛作	疥癞疬	焦芥穗
止崩漏	阴阳毒	亦能和	

绿茶叶

味甘苦	性微寒	入心肺	归肝肾
清头目	除烦渴	化浊痰	能消食
亦利尿	治头风	眼目赤	耳痛痒
提精神	解疲劳		

北细辛、甘草、薄荷、性味、归经作用前方已述。

【方解】 方为疏散风邪所致之头疼、头晕,兼以升清阳,泄郁热之剂,适用于风热邪气上犯清窍、寒热头痛以及头风疼痛等,用茶叶为引者,取茶性寒味苦,有清上焦风热之功,又能防止风药的升散太过,所谓升中有降,即在于此。大凡风邪头热而致之头疼者多用此方治疗,可取得一定的疗效。但头疼症很复杂,内连及五脏六腑,在辨证治疗时一定要凭证加减用药。头痛之证很多,难以一一举例。故选以下病案为例。

(二)头痛、眩晕症辨证论治

1. 经期厥阴头痛

【病案举例】 牛某某,女,30岁,天水市人。

【主症】 每次月经来潮期,头痛、头晕,恶心、呕吐白涎沫,少腹恶寒疼痛。非打止疼针不可,已十余年,经多方医治只能止痛,不能根除。每遇经期其症加重,三四日才能渐渐缓解,平时胃胀冷、吐酸水、纳呆、消瘦,大便稀,白带多腰困,浑身疲乏无力,四肢及少腹发凉恶寒,故从天水来兰州求治,舌质淡,苔薄白,脉象细。

【辨证】 厥阴头痛(经期头疼)。

【治则】 温阳散寒,降逆止呕。

【处方】 吴茱萸汤加味。

吴茱萸 10 g　　红参 20 g　　制半夏 10 g　　柴胡 10 g
茯苓 20 g　　　细辛 6 g　　　桂枝 10 g　　　炙甘草 10 g
当归 10 g　　　炒白芍 20 g　　川芎 10 g

4剂,水煎服,每日2次。

患者服头煎后,头疼即止,胃胀疼痛、恶心呕吐涎沫减轻,舌质淡,薄白苔,脉象沉,4剂服后其症痊愈,后每经前一周连服4剂,而头疼胃痛再未复发。

【方解】 此方能温中散寒,降逆止痛,兼温厥阴。大凡妇女经前及以经期头疼、头部恶寒、胃痛、恶心呕吐者其效明显。

【药性歌诀】

吴茱萸

有小毒	入肝胃	走脾肾	善温中
能止痛	理寒气	燥湿浊	降胃气
治吞酸	头痛重	厥阴寒	经来潮
小腹疼	宫中寒	暖子宫	降冲逆

温血痹	逐痛逆	疗效好	阴毒重
舌口燥	津不乘	喉不润	用茱萸
疗效好			

方中人参、制半夏、柴胡、茯苓、细辛、桂枝、当归、炒白芍、川芎性味、归经、作用前已述。

【病案分析】 妇女经来少腹疼痛较多见,名曰"痛经"。但经来头疼、恶心呕吐、胃痛者较为少见。如《伤寒论·厥阴篇》"干呕,吐涎沫,头痛者,吴茱萸汤主之"。因肝藏血,有贮藏和调节血液的功能,肝为血海,有调节冲任,故任脉亦有血海之称。如《素问·五脏生成篇》云:"故人卧则血归于肝",肝又主疏泄,能舒展气机,如肝气郁结,则气郁易怒,不思饮食。又主谋略与精神活动有关,肝气又通于目。厥阴肝经又上升于巅顶,故与脑相通。如《千金要方》"腹满不欲食,腹胀悒悒不乐,妇人月经不利,腰腹痛,名曰肝虚寒也"。治以温肝暖肝散寒法。而肝与肾又为母子关系,即所谓乙癸同源,肝主藏血,肾主藏精,精血相生,全赖水火,而火之源是命门之真阳,如宇宙有太阳,亦为人生之大宝,如阳衰万物皆衰。而本案属厥阴头痛者,是厥阴寒邪过盛而致,故表现于头疼、恶寒、胃痛、呕吐清涎沫,而少腹作凉而痛,每每在经期而至者,是由于肝阳虚而不化气血,气血凝泣而见四肢冰冷,恶寒不温,浊阴犯胃而致呕吐涎沫。头为诸阳之首,阴浊闭寒清窍而头疼痛难忍,非温肝肾之寒邪而不能治矣。男性厥阴头痛亦可治。

2.头风眩晕,颈椎病,轻度脑梗

【病案举例】 杨某某,女,60岁,永登人。

【主症】 头眩晕及后脑疼痛,连及两肩右手臂发麻,已近三年,日益加重,早晨起活动后有所减轻。失眠多梦,腰膝酸困,行动不稳,故来救治。舌质暗,白腻苔,脉象沉涩。颈椎拍片提示:颈椎病、轻度脑梗。

【辨证】 头风眩晕(颈椎病、轻度脑梗)。

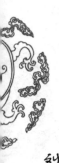

刘东汉新编中医三字经(第一卷)

【治则】 祛风活血化瘀,舒筋补肾。

【处方】 颈椎活血汤(自拟方)。

葛根 30 g	桂枝 10 g	当归 20 g	赤芍 30 g
川芎 10 g	红花 10 g	天麻 20 g	羌活 10 g
木瓜 10 g	透骨草 30 g	生芪 30 g	升麻 10 g

7剂,水煎服,每日2次。

患者7剂连服后,头疼头晕、颈椎疼痛、手臂发麻大有减轻,头脑已清灵,腰膝困疼也有减轻,舌质正常,脉象沉涩。原方加川断20g,7剂,水煎服,2次/日。

【药性歌诀】

粉葛根

性甘平	入脾胃	归肺经	入膀胱
能升阳	又解肌	透斑疹	能止泻
除烦热	能生津	治项强	头痛作
高血压	心绞痛	用葛花	能醒酒

赤芍药

味酸苦	有小毒	入肝脾	亦入心
走小肠	行瘀血	止疼痛	凉血热
消肿块	治经闭	疝瘕聚	腹胁痛
衄血痢	目赤肿	通血脉	清疥疮
均可用			

草红花

性辛温	味甘苦	入心肝	可走肾
活瘀血	通经脉	治经闭	能止痛
内死胎	难产下	产后病	恶露多
跌扑伤	红肿青	散斑疹	喉痹噎
能利水	能安胎		

明天麻

| 味甘平 | 性辛温 | 入心肾 | 归肝脾 |

能息风　　定惊恐　　治眩晕　　头疼痛
肢体麻　　身不逐　　瘫痪症　　语言蹇
小儿病　　惊痫风　　痰涎多　　身抽动
急惊风　　昏多睡　　肢烦痛　　风湿痹

川羌活

性辛温　　味辛苦　　入膀胱　　走肝肾
散表寒　　祛风湿　　利关节　　治头疼
除风水　　骨节痛　　颈项强　　风湿痹
失语证　　肢不遂　　口面歪　　搜肝风

宣木瓜

性酸温　　味甘酸　　入三经　　肝肺脾
润肝急　　亦和胃　　祛湿痹　　舒筋骨
治暴泄　　转筋作　　肢麻木　　腰膝痛
活血脉　　通经络　　调营卫　　助谷气
生津液　　养肝虚　　能明目　　治脚气

透骨草

味甘温　　性辛平　　除风湿　　活瘀血
能止痛　　舒筋脉　　能透骨　　引风出
利关节　　筋挛缩　　阴囊湿　　毒肿痒
寒湿痛　　亦能医

绿升麻

味甘苦　　性苦平　　入肺脾　　归肝胃
能升阳　　亦透疹　　善解表　　补中气
提下陷　　治久利　　脱肛症　　宫下垂
妇女病　　带下漏　　血崩症　　亦可医
能托里　　解瘀毒　　祛瘀腐　　生肌肉
载气血　　能入头　　气血陷　　是要药

川续断

味甘苦　　性辛温　　归肝肾　　入脾胃

刘东汉新编中医三字经（第一卷）

补肝肾	利血脉	续筋骨	能接骨
风湿痹	腰腿痛	筋拘急	亦能缓
月经多	崩带下	川续断	能安胎
扭伤痛	跌打伤		

方中：桂枝、当归、川芎、黄芪、羌活、前方中其性味归经已讲述。

【病案分析】 患者头脑眩晕而疼痛,连及肩、左手臂麻木胀痛已三年余,日益加重,早晨起床活动后其症逐渐减轻,失眠多梦腰酸腿困,行动不稳,故来救治,经颈椎拍片提示颈椎病；轻度脑梗。舌质暗薄白苔,脉象沉涩。头为诸阳之首,五脏六腑之精气均注于脑,而脑又为髓海,故脑健者则思聪、视明、听清、动灵则精神充沛,如脑室得不到精、气、血之供养,则头脑眩晕,记忆力减退,而头脑不灵,手臂发麻而木,行走摇摆不稳,睡眠不实多梦；舌质暗,薄白苔,脉象沉涩,证属心肾精血不足,中气虚不能上升,反而下陷所致。又因肾主骨而藏精生髓,脑为髓之海,髓者是精血所生而成。而西医称为颈椎退行性病变。但治则,不活血化瘀,兼以补肾治疗其疗效不佳。

3. 头痛,肝阳上亢(高血压)

【病案举例】 张某某,女 57 岁,兰州市人。

【主症】 头疼头晕已数年,平日血压较高,近日因心情不爽,而症状加重,性情易怒,心情烦躁,失眠多梦,口干耳鸣,双目发干而涩,大便干燥,血压 170/90mmHg,舌质正常,苔微黄,脉象弦而有力。

【辨证】 头痛,肝阳上亢型(高血压病)。

【治则】 镇肝熄风潜阳。

【处方】 天麻钩藤饮加味。

葛　根 30g	天　麻 20g	钩　藤 30g	生白芍 30g
生　地 20g	黄　芩 10g	川牛膝 6g	生杜仲 30g
桑寄生 30g	龙胆草 10g	焦栀子 10g	生牡蛎 30g

生龙骨 30 g

7 剂,水煎服,每日 2 次。

患者服前方后头疼大减,血压已降至 140/80mmHg,心烦失眠已改善,耳鸣双目发干涩已轻,大便通畅,情绪较前已安稳,舌质正常脉象弦,本方加丹参 30g 继服 7 剂。

【方解】 本方以平肝熄风,清热活血,降压为主要作用,葛根、天麻、白芍等前方已述。

【药性歌诀】

双钩藤

味微寒	入心肝	能息风	可解痉
清肝热	定惊悸	肝阳亢	头疼作
双目眩	中风瘫	口呙歪	眼以斜
怀孕妇	患子痫	小儿惊	痛抽搐
除心热	发斑疹	诸多症	自能除

生地黄

味甘寒	性甘苦	归心肝	入脾肾
能滋阴	能养血	治阴虚	身发热
治消渴	可止血	调经血	治崩漏
能安胎	填骨髓	长肌肉	熟补血

川牛膝

味甘苦	性温平	归肝肾	除癥瘕
祛风湿	通经脉	能活血	利关节
止腰痛	脚挛急	尿血淋	女经闭

山栀子

味苦寒	性寒凉	入心肝	归肺胃
大小肠	胆三焦	能清热	泻胆热
黄疸病	热淋痛	消渴作	眼目赤
吐衄血	不寐证	祛肝火	除心烦
清三焦	泻胃火	解郁热	利小便

刘东汉新编中医三字经(第一卷)

龙胆草

味苦涩	性苦寒	入肝胆	肾膀胱
走阳明	泻肝火	胆湿热	自能除
惊狂躁	头胀痛	眼目赤	咽肿痛
利黄疸	睾丸肿	外阴痒	阴囊湿
小便赤	尿道痛	耳内肿	内流脓

桑寄生

味甘平	性苦平	入肝肾	入心经
补肝肾	强筋骨	除内湿	通经络
腰膝软	筋骨痿	能益血	充肌肤
胎漏血	能安胎	能长发	能固齿
治偏枯	兼除湿		

生杜仲

味甘温	性辛平	入肝肾	安胎漏
补肝肾	壮筋骨	腰膝酸	足跟疼
阴部湿	汗出痒	尿不畅	淋不通
高血压	亦能降	养关节	治风湿
入药用	可盐炒		

生牡蛎

味咸平	性涩凉	入肝肾	走胆经
能敛阴	潜浮阳	止盗汗	涩固精
化痰结	能软坚	治惊痫	梦遗精
带下证	血崩漏	尿浊淋	兼补钙
淋巴结	溃流脓	睡不实	恶梦作
生降压	头疼轻	亦止呕	煅则用

生龙骨

味甘平	性甘涩	入心肾	走肝胆
阳明经	亦可入	能镇惊	能安神
敛盗汗	能固精	心怔忡	健忘证

煅止血	生肌肉	敛疮面	亦能愈
吐血衄	崩漏带	泻脱肛	癥瘕结
养精神	定魂魄	安五脏	能降压

葛根、天麻、白芍前方已述,不再论述。

【病案分析】 患者头疼眩晕已数年余,日益加重,平时血压高约 170/90mmHg,近月因心情不快,性情易怒烦躁,失眠多梦,双耳作鸣,口干双目干涩,大便干燥,小便赤黄,舌质正常苔薄黄,脉象弦而有力。是厥阴肝经之脉上交巅顶,而肝主疏泄喜条达,而藏血,开窍于目,与肾为母子关系,如肾虚水不涵木,而木直上越而充清窍,其表现为上述症状。如《素问·平人气象论》云:"肝藏筋膜之气也"。肝气有升发透泄作用,肝阳肝阴是相互制约为用,保持阴阳的协调与平衡,如肝气太过,则肝阳偏亢,而致头目眩晕而疼痛;如《素问·至真要大论》"诸风掉眩皆属于肝,诸逆冲上皆属于火,诸暴强直皆属于风"。因肝为东方甲乙木,易于生风化火,风助火热,而火热乘风上炎,直冲巅顶如头疼如辟,肝风内动而头目眩晕,气火热甚而双目干涩,性情烦躁易怒,口苦发干,失眠多梦,肝阳上亢者治以平肝熄风,滋阴凉血潜阳,其作用起到降压治头疼眩晕。肝主筋润其脉,故阴虚不能润养其筋是肾水不足,其阴不能敛阳所致,故脉象弦而有力。用其方者总不离平肝熄风,潜阳镇静,凉血滋阴。但其法应根据临床变化加减应用,不能固守成规。如张锡纯治内中风证时用生赭石 30g,女患亦有用玳瑁 20g。

【药性歌诀】

生赭石

味苦寒	性苦平	入肝胃	入心肾
平肝亢	镇气逆	能凉血	可止血
惊痫风	呕逆作	除五脏	血脉热
通血痹	能降火	可降压	头痛作

玳瑁

味苦咸	性咸平	归肝肾	是良药

能清热	可解毒	镇惊痫	治痉厥
破癥结	通血脉	能降压	小儿癫
宁心神	治头疼	不语症	是中风

4. 头痛、气血两虚（低血压）

【病案举例】 赵某某，女，27岁，兰州市人。

【主症】 头疼头晕以昏晕为主，浑身疲乏无力，气短胸闷，活动后其症加重，坐卧起身后眼前发黑，不能站稳，每次月经来潮时其症加重，浑身疲乏嗜睡多梦，平日血压低至 80/60~90/60mmHg 之间，已数年，治疗其效不佳，故来求治，舌质正常，脉象沉细弱。

【辨证】 头痛、气血两虚型（低血压）。

【治则】 升阳益气补血。

【处方】 补中益气汤加味。

炙黄芪30g	炙甘草10g	红参20g	当归20g
陈皮10g	升 麻10g	柴胡3g	炒白术20g
川芎10g	五味子10g	远志6g	炒白芍10g

7剂，水煎服，2次/日。

【汤头歌诀】

白术参	补气增	归芍草	健脾好
升柴芎	阳气升	五味志	升心窍
气下陷	补肺脾	益心气	能生血
灵活用	虚劳症	劳发热	虚便秘
亦能医	自汗出	低血压	喜热饮
血崩漏	白带多	小便频	加内热
大便溏	加炮姜	恶风寒	加桂枝
经血少	焦地黄	清虚证	不可少

【病案分析】 患者头痛头晕，浑身疲乏无力，胸闷气短，活动后其症加重，坐卧起床后眼前发黑，不能站稳，每在月经来潮时期症状加重，血压平时在 90/60~80/70mmHg 之间。如《素问·

五藏生成篇》"诸髓者,皆属于脑"。脑是精髓和神明高度汇聚之处,而人的视觉、听觉、嗅觉、感觉、思维记忆力等,都是由于脑的作用。如《素问·脉要精微论》"头者,精明之府,头倾视深,精神将夺矣"。所以清代医学家王清任说:"脑是人体极其重要的器官,是生命要害的所在。"脑髓是何物:是脑与脊髓的合称。故《灵枢·经脉》"人始生,生成精,精成而脑髓生"。而头脑清醒健壮,精神充沛,五官灵敏,技巧而作。如脑髓空虚不足,精神就疲惫头目眩晕,浑身无力,行动不稳而眼前发黑也容易扑倒。由于体质差或久病则可致成此证。如《素问·调经论》"是故气之所并为血虚,血之虚并为气虚"。可见气与血是相互滋生而转化的。如气短、声微、懒言、神疲、纳呆、自汗、眩晕、心悸等证,均由气血不足而致。如《素问·灵兰秘典论》"心者君主之官,神明出焉"。《灵枢·邪客》"心者,五脏六腑之大主也,精神之所舍也"。故心为人身之大主,脏腑百髓皆所命于心,主藏神司神明,主全身之血脉,而血有赖于肺气的推动。故气血不并而致脑部所藏精髓空虚,而致上属诸证生焉。而用补中益气汤加味治者,是补其气而生其血,气血足,而上升于脑,则精髓充,精髓充者,脑则清,神则明,体则健,眩晕头痛可止矣。

5. 痰湿头痛

【病案举例】 梁某某,女,50岁,榆中人。

【主症】 头沉重而痛,四肢疲乏无力,胃脘胀满纳差,大便溏稀,浑身发胀,白带多,已数年余,而逐年体重发胖肌肉增加,腰困下肢无力,行走步履沉重,白带量多而清稀,胸闷气短,故来求治,舌质淡苔白腻,脉象沉滑。

【辨证】 痰湿头痛。

【治则】 温阳化湿,健脾清窍。

【处方】 二陈汤加味。

| 制半夏10g | 陈皮10g | 茯苓30g | 炙甘草10g |
| 砂仁10g | 炒白术30g | 天麻10g | 川芎10g |

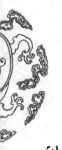

细辛 6g　　　生姜 10g　　　乌梅 6g

7 剂,水煎服,每日 2 次。

患者,前方服后头痛、四肢疲乏无力大有减轻,胃胀纳差、大便溏稀稍有好转,浑身沉重已轻,舌质淡白厚苔,脉象沉。原方加炒苍术 10g,7 剂,水煎服,2 次/日。

【汤头歌诀】

二陈汤	加减用	广陈皮	制半夏
白茯苓	炙甘草	生姜片	乌梅果
加川芎	缩砂仁	苍白术	明天麻
北细辛	风湿浊	在脾胃	化湿浊
风痰浊	头沉重	脑不清	如物裹
声不扬	四肢困	体沉重	痰浊盛
降痰浊	升清阳	头脑清	眩晕停
头沉轻	浑身轻	痛苦止	疗效显

【病案分析】　患者,头沉重而痛,四肢疲乏无力,胃脘胀满纳差,大便溏稀,浑身发胀,白带多,而体重发胖增加,腰困下肢无力,步履沉重,胸闷气短,已数年,故来求治,舌质淡白腻苔,脉象沉滑。是湿浊困脾之证,湿之所生,由脾胃而起,湿为六淫之邪,《素问·生气通天论》云:"因于湿,首如裹。"《素问·天元纪大论》云:"太阴之上,湿气主之。"湿为阴邪,性质重浊而黏腻,能阻滞气机的升降,而影响脾的运化,因脾主肌肉,亦主四肢,故湿浊困脾而四肢浑身沉重。清阳不能上升,塞闭清窍,而头脑沉重不清作痛,头重加裹,声如入瓮不扬。如《兰室秘藏·头痛门》"如气上不下头痛巅疾者,下虚上实也,……甚则入肾,寒湿头痛也"。《医钞类编》"寒湿头痛,首如裹,面如蒙,恶风恶寒,拘不仁……"。总之湿痰头痛,曾以眩晕者是痰湿上居于头脑窍所致,治此者,是以健脾除湿化痰为主,故首要选二陈汤加味,以燥湿化痰为主兼以健脾者,是脾生痰之源,因脾喜燥恶湿,如脾湿过盛,浊阴凝聚,清阳不升则致头目眩晕而疼痛作,

浑身疲乏无力是由湿浊过重而致。

6. 瘀血头痛(头震荡)

【病案举例】 蒋某某,男,40岁,兰州市人。

【主症】 因脑外伤后头疼头晕已三年有余,每因劳累后或情绪不畅时头疼加重,以右侧头疼为主,故来求治,舌质暗、苔白腻,脉象沉涩,睡眠不实多梦,胃胀不适,纳呆,大便秘而不畅,记忆力大减,性功能减退,阳物不起,小便频数,腰困,四肢疲乏无力。

【辨证】 瘀血头痛(头震荡)。

【治则】 活血化瘀,通络益气。

【处方】 血府逐瘀汤加减。

当归尾20g	细生地10g	桃　仁10g
红　花10g	赤　芍30g	川　芎10g
川牛膝6g	柴　胡10g	茯　苓30g
制半夏10g	天　麻10g	生　芪30g
丝瓜络10g		

7剂,水煎服,每日2次。

【汤头歌诀】

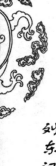

血府汤	要加减	当归尾	细生地
草红花	光桃仁	川芎芍	逐瘀血
北柴胡	川牛夕	引药行	报使药
加茯苓	制半夏	生黄芪	益气血
又健脾	能除湿	化湿浊	醒头脑
加天麻	丝瓜络	通经络	止头痛
瘀血聚	脑作痛	湿浊重	脑不清
症皆晕	四肢困	气行者	则血行
活血者	应益气	气之源	在脾肾
伤肾者	作强失	阳不举	即倒戈

患者,服前方后自觉疼痛有所减轻,睡眠较前有所改善,胃

刘东汉新编中医三字经(第一卷)

胀减轻,纳食有增,大便较前通畅。舌质暗,白腻苔较前已薄,脉象沉涩。原方加水蛭 10g,以加强活血化瘀。水蛭味咸平,有小毒,能入肝经及膀胱经,能破血逐瘀,治蓄血,跌打损伤,笔者在临床治瘀血者广用此药,一般用量在 10~20g 之内未发现有毒性反应。

【病案分析】 患者因脑外伤而致头疼头晕三年有余,遂经各种治疗但其效不佳,而胃胀纳呆,大便秘而不畅,小便频而性功能减退而阳物不起,睡眠不实而多梦。舌质暗,白腻苔,脉象:沉涩。病机是由脑部受重物撞击而当时晕倒后经救治而清醒,后日渐头晕头疼加重,由于精神压力大,而睡眠不实多梦,逐渐性功能减退,胃胀纳呆,大便不畅小便频等。脑者,为元神之府气血所藏之处,为髓海之大会,而脑部受伤后血瘀所聚者,不单纯是脑部之疾,亦可影响五脏六腑,故可出现并发症,故首先是活血化瘀通窍,但活血化瘀法不加益气补气之品者其效不佳。因气之所行,其血必行,气郁血所郁,血必聚。所以活血化瘀之药加补气行气之药其效更好。但王氏之三逐瘀汤未加补气行气之品者是其不足之处。

7. 头脑眩晕证

【病案举例】 张某某,男,24 岁,兰州市人。

【主症】 早晨起床时,突然感觉到头脑眩晕,天旋地转,恶心呕吐,不能起床,出汗浑身无力,听力大减,不能自主,动则其症加重,自服眩晕停后其症有所减轻。故一早即门诊求诊,视其面色较为苍白,双目紧闭,呕吐频作,舌质正常,薄白苔,脉象弦滑。问其有眩晕病史。

【辨证】 头脑眩晕证(美尼氏病)。

【治则】 降逆止呕,利湿逐饮。

【处方】 小半夏加茯苓汤加减。

| 制半夏 10g | 茯苓 30g | 生姜 10g | 牡蛎 30g |
| 天麻 20g | 葛根 30g | 泽泻 20g | 生黄芪 30g |

车前子 20g

7 剂,水煎服,每日 2 次。

【汤头歌诀】

制半夏	白茯苓	盐泽夕	鲜生姜
降气逆	止呕吐	健脾胃	亦利水
粉葛根	明天麻	调血管	降颅压
解痉挛	去前庭	利尿者	眩晕除
生黄芪	善补气	亦利水	车前子
生牡蛎	能敛阴	能潜阳	亦止汗
治眩晕	止呃逆	眩晕证	有四类
痰湿型	除痰湿	用二陈	加味行
气虚型	补中气	益气汤	加味用
郁热型	阿胶汤	鸡子黄	加味用
阴虚型	六味丸	亦能行	能中病

患者,服前方 7 剂后,其眩晕症状基本已愈,但此病有因劳累成因、情绪成因、急起急卧都有可能引起此症。故在本方中加红参 20g,继服 7 剂后巩固疗效。

【病案分析】 患者身体较虚,而脾胃虚弱消化差,平时也有头晕耳鸣之症,也易发作眩晕呕吐上述诸症,现代医认为可能与植物神经功能失调有关,而引起迷路动脉痉挛,淋巴产生过多,或吸收障碍,导致迷路水肿及内淋巴系统压力增高,从而产生内淋巴腔扩大, 及耳内末梢器官缺氧变性等病理变化,形成耳内疾病;影响前庭神经时皆可产生类似内耳眩晕病临床表现。而中医则认为,肾开窍于耳,胃内有大络通于脑,肝之厥阴经,则上交于巅顶,而肾主水藏,胃纳谷化精,肝藏血主筋,为风木之脏,风性善行而数变。如《素问·至真要大论》"诸风掉眩,皆属于肝"。厥阴之胜,耳鸣头眩晕,愦愦欲吐。而此症发作时,有的则可出现短暂水平性眼球震颤。耳内发胀耳鸣听力障碍,恶心呕吐,中医认为肾开窍于耳,胃有大络通于脑,如胃内有停

饮时，人如坐舟车，眩晕呕吐，看其病外标在头颅，其本在脏腑，但治此证时不离降逆止呕，利湿逐饮。湿浊除，水湿利，则颅内压可减，这样看是否有道理，应引起医者用现代科学之理论研究，加以解释。因晕与眩是两种症状，晕轻眩重，眩晕并者症状更重。

第二节　眼目疾病

经　文

人之目	属五官	名眼球	连于脑
通脉络	能视物	视觉广	人脑灵
辨方向	内连肝	下通肾	及心肺
人之神	气与精	聚眼球	视物明
连五脏	及六腑	有五轮	目得血
而能视	气不足	眼目花	瞳子内
有出血	可失明	心肝胆	火气盛
眼目红	脾热盛	双目肿	肺气热
双目痒	迎风泪	肾水虚	不润目
生内障	肝阳亢	双目胀	青光眼
头疼痛	伴呕吐	眼疾病	分内外
外眼病	易可治	内眼病	疾难医

注　释

　　目者为人之心灵也，目不视物，物是何物一片茫然也，目为人脑之门户，夫物之屏幕也。如眼目有疾，势必影响人之视力，而视物模糊不清，或失明，或目眩晕花，或眼前发昏冒金星，或双目赤红肿痛流泪，或因白内障等等，虽说大多不至于生命之危,但如失明或长期视物模糊不清造成一生之最大痛苦之难言也。目者与内脏有着密切的关系,如肝、脾、肺、肾、心等,双目为人身精、血、气、神所聚之处,又如"太极"之图所成,黑白交替,水火相济,阴阳相交,才能视物六色。头者,诸阳之首,目者精华之气所注,故其形象"太极",故《汉书艺文志》说:"易曰:'伏羲氏仰观象于天,俯观象于地,观鸟兽之文,与地三宜,近取诸身,远取诸物,于是始作八卦,以通神明之德,以类万物之情'。"其实人之身体何尝不是小宇宙、小太极,故《素问·阴阳应象大论》说:"阴阳者,天地之道也,万物之纲纪,变化之父母,生杀之本始,神明之府也,治病必求于本"。"天地者,万物之上下也,阴阳者,气血之男女也,左右者,阴阳之道路也,水火者,阴阳之征兆也,阴阳者,万物之能始也。"而人体与宇宙之间是紧密联系的,是天人相应的。故《素问·五脏生成篇》说:"诸脉者,皆属于目,诸髓者,皆属于脑,……肝受血而能视。"《素问·阴阳应象大论》说:"年四十而阴气自半也,起居衰矣,年五十,体重,耳目不聪明矣,年六十,阴痿,气大衰,九窍不利,下虚上实矣,涕泣俱出矣。"《素问·生气通天论》说:"阳气者,烦劳则张,精绝,辟积于夏,使人煎厥。目盲不可以视,耳闭不可以听,溃溃乎若坏都,汩汩乎不可止。"从古记载看来古人对眼目是极为重视的,故目疾也是常见病又是多发病,也是易治病,又是难医病。《秘传眼科龙目论》将眼目,分为肉轮、血轮、气轮、风轮、水轮,合称为五轮,而五轮与五脏生理病理有着一定的关联。如《河间六书》说:"眼通五脏。气贯五轮。"肉轮指上下眼皮,眼睑部位属脾,脾主肌肉,与胃相表里,故其疾患多与脾胃有关,血轮指两眦血络,属心,心主血,与小肠相表里,其疾患多与心,小肠有关,气轮指白睛,属肺,肺主气,与大肠相表里,故其疾患多与肺、大肠有关,风轮指黑睛,属肝,肝为风木之脏,与胆相表里,故其疾患多与肝,胆有关,水轮,指瞳孔,属肾,肾主水,与膀胱相表里,故其疾患多与肾,膀胱有关。故历代用"五轮学说"说明眼的组织结构和生理、病理现象等,成为眼科的一门

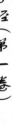

刘东汉新编中医三字经(第一卷)

独特的理论。其所谓五轮者,也就是今之上下眼睑、巩膜、球结膜、虹膜、视神经、视网膜、中央黄斑、瞳孔等重要器官组成均与中医的五脏有着密切的联系。因此,眼目疾病要分为外眼疾与内眼疾及外伤所致者。现举以下几例眼目疾病以供医者参考。

1. 麦粒肿

【病案举例】 梁某某,男,14岁,兰州市人。

【主症】 右眼睑红肿出疖,如米粒大,局部烧灼疼痛作痒有时化脓溃破,用消炎药治疗可愈,但反复发作,两年余,口干大便干燥数日一行,舌质正常,苔薄黄,脉象:浮。

【辨证】 风热湿毒。

【治则】 祛风清热解毒利湿。

【处方】 麦粒消汤(自拟方)。

银 花 20g	当 归 10g	赤 芍 10g	生 地 10g
薄 荷 6g	白芥子 6g	茯 苓 10g	皂 刺 10g
生 草 10g			

4剂,水煎服,2次/日。

患者,服前方后眼睑肿物已消散,疼痛作痒已可,大便已软,小便已清淡,舌质正常,脉象浮。原方加制半夏10g、蔻仁6g,继服4剂。

【汤头歌诀】

麦粒肿	红肿痛	风作痒	化脓停
金银花	连翘壳	荆防风	生地存
消心火	泻肝胆	风火息	是治本
归芍草	理血毒	白芥子	云茯苓
健脾气	除湿毒	皂刺尖	通脉管
排脓出	草薄荷	是引药	加蔻仁
制半夏	和胃气	可燥湿	

【病案分析】 患者年幼,体质偏胖,而平时嗜实油腻,日久湿热内蕴,积久成热毒壅结于脾。而脾之湿,心肝之火相交,上炎于眼睑,而致眼腺壅结不通,结聚成毒,故红肿热痛作痒。《素

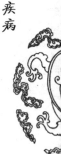

问·至真要大论》云:"诸痛痒疮,皆属于心。""诸湿肿满,皆属于脾"。因少阴心属火主血脉,太阴脾属土主湿,而湿热相搏,结为湿热毒邪故见肿胀,盛则溃破化脓,脓毒排出而自愈。而日久则又复发者是湿热未清之故。故治以祛风清热,解毒利湿者是以,清心肝肺之热,利脾经之湿,解湿热浊气之盛。目者为窍,故用以通利腺管排毒等法。其效在临床用之多见有效。

2. 慢性泪囊炎

【病案举例】 王某某,男,50岁,临洮人。

【主症】 患者双目内眦发红作痒迎风流泪已数年,每春天其症更为严重,而鼻腔通气不通,有时流清涕,经西医诊断为泪管炎,经冲洗,而其效不佳。故求治中医,望诊:双目内眦都发红,泪水汪汪不时而流,用手绢而擦。舌质正常,脉象:浮缓。

【辨证】 迎风流泪(慢性泪囊炎)。

【治则】 清热散风,活血通管。

【处方】 清热通管汤(自拟方)。

荆　芥 10g	防　风 10g	茯　苓 30g	当　归 10g
赤　芍 30g	银　花 30g	川椒目 10g	蜂　房 10g
皂　刺 10g	黄　芩 10g	川牛膝 6g	生　草 10g

7剂,水煎服,2次/日。

患者服前方后自觉双目流泪及作痒已轻,鼻腔通气较前好转,舌质正常,薄白苔,脉象浮缓。前方加生芪 30g,以巩固疗效。

【汤头歌诀】

荆防风	善祛风	能止痒	归芍药
能活血	可除腐	金银花	枯黄芩
能清热	可去毒	露蜂房	皂刺尖
能通管	川牛夕	云茯苓	可除湿
能引水	可下行		

【药性歌诀】

川椒目

| 性辛寒 | 味苦平 | 入脾肾 | 走膀胱 |

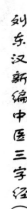

能平喘	治耳鸣	补肾虚	利水气
消水肿	泪管炎	迎风泪	目作痒
更能除			

皂刺尖

性辛温	味甘平	能搜风	可拔毒
能消肿	治痛肿	能排脓	能引药
可上行	去风热	通窍好	泪囊炎
用可巧			

此方对泪囊炎迎风流泪，目内眦红肿作痒者用之特别有效。本方既能祛风清热，消炎止痒，又能通畅泪道，使上逆之津水下行于鼻咽部而不上逆而出。

【病案分析】 患者每于春季有时双目流泪作痒，一遇冷风时流泪作痒更甚，已数年余，有时鼻腔发干或流清涕，通气不畅，双目发胀不适，经西医消炎冲洗泪管后其症可轻，但不能痊愈故求治于中医。五脏六腑皆有津液，通于目者为泪，若脏气不足，则不能收制其液，故自然流出。目者肝之窍，肝属木易动风，有风则成热，其气外冲于目，故见迎风流泪。目眦肿赤作痒，是肝之风热而致，但一遇冷风而泪不止者是，泪腺管受到冷风刺激而收缩，故泪液上涌而出。此症是本热表寒所致，而治则宜清热通管加川椒目是平寒并用，既温又可清，而本人用于治此症者取得较好的疗效。

3.急性结膜炎（红眼病）

【病案举例】 孙某某，女，17岁，兰州市人。

【主症】 患者一周前晨起自觉双目发痒、干涩、双目红肿，双眼睛分泌物较多，质黏色黄且粘连眼皮不易分开。故来求治，望诊其双目结膜充血红赤，眼眵色黄质黏稠量多，已持续一周，自述头疼头晕视物模糊不清，晨起作痒耳内发胀不适，咽干，小便赤黄，大便较干，舌质红，薄白苔，脉象浮数。

【辨证】 天行赤眼（急性结膜炎）。

【治则】 清热解毒,泻火通腑。

【处方】 龙胆泻肝汤加味。

柴　胡10g　黄　芩10g　黄　莲6g　龙胆草6g

生　地10g　荆　芥10g　赤　芍30g　车前子10g

木　通6g　银　花30g　蝉　衣10g　薄　荷6g

4剂,水煎服,2次/日。

外洗方:

桑　叶30g　菊　花30g　薄　荷10g　银　花30g

竹　叶30g　绿　茶20g

4剂,水煎洗,3次/日。

【汤头歌诀】

柴芩莲	龙胆草	清肝热	泻胆火
当归芍	能活血	生地黄	粉丹皮
清血热	使血逆	向下行	银蝉荷
解热毒	荆芥草	祛风热	能止痒
车前子	木通片	可利湿	通水道
能利尿	内煎服	效果好	

【外洗方药性歌诀】

霜桑叶

性苦寒	味苦甘	入肝肺	走大肠
表里通	能凉血	清风热	头痛作
眼目赤	红肿痛	眼眵多	黄而粘
糊眼边	口烦渴	风热嗽	是良药

淡竹叶

性辛平	味甘寒	入心肺	肝胆胃
清烦热	可生津	治热病	口烦渴
眼目赤	口舌疮	热疾多	气上逆
头痛作	能明目	治耳蒙	

绿茶叶

| 性苦寒 | 味苦甘 | 入心肺 | 肝脾胃 |

归五经	清头目	除烦渴	能生津
可利尿	解百毒	能抗菌	调机体
能养神	除口臭	治淋浊	可醒脑
疲劳时	用可好	用此方	洗目好
洗眼疾	不可少		

患者内服 4 剂、外洗 4 剂后;双目红肿充血大有好转,眼睛分泌物已少,亦清稀,畏光可,大便已软化,小便赤黄已淡,诸症均减轻,舌质正常,脉象浮,原方加当归 10g、丹皮 10g,4 剂,水煎服,2 次 / 日,外洗方同前方,4 剂,3 次 / 日。

【病案分析】 此患者是属于急性传染病,一般称之为"红眼病",西医称之为急性传染性结膜炎,中医称之为"天行赤眼病"。中医认为肝开窍于目,属木为东方甲乙木,而胆为火附肝,二者易于动风生火,而风助火势,如肝气有热,热冲于目,故目赤红而肿痛,又加之春季肝木旺盛之时,淫气太过,易于生火动血。为天行之气者是与某种病毒传染有关。但中医治疗此症。应宜清热解毒,泻火通腑为主,肝胆之火热毒清,阳明燥热通,则双目热毒下行,则可愈。

4. 中心性视网膜炎

【病案举例】 王某某,男,39 岁,榆中人。

【主症】 患者午睡起后,眼前突然发现有约 $1m^2$ 之黄褐色的圆片状物,视物模糊不清,双目发胀,眼球后方根部胀痛,随去医院眼科检查,诊断为急性中心性视网膜炎,眼底检查黄斑区有渗出物,双目视力下降至 1.0,经西医治疗两周视力有所恢复眼前黄褐色片状物缩小,眼前胀痛已经,但已一月有余,患者求治于中医,患者就诊前数月睡眠不实多梦,心烦、头晕,精神不爽,有时因写材料过多时双目发胀干涩不适,有时头晕耳鸣等,舌质正常,脉象细数。

【辨证】 视瞻昏眇证(中心性视网膜炎)。

【治则】 疏肝活血,通窍利水。

【处方】 丹栀逍遥散加味。

醋柴胡 10g　当　归 10g　炒白芍 20g　炒白术 10g
茯　苓 30g　车前子 20g　焦栀子 10g　丹　皮 10g
红　花 10g　桃　仁 10g　川　芎 10g　川牛膝 6g
生　草 10g

7剂,水煎服,2次/日。

患者,服前方后自觉眼根部胀痛已轻,眼发暗一片之症有所变淡及缩小,视力较前有所恢复,双目干涩已轻,睡眠多梦等较前好转,眼底检查黄斑区渗出物较前有所吸收,舌质正常脉细数,原方加黄芪 30g、天麻 10g,7剂继服,水煎服,2次/日。

【汤头歌诀】

醋柴胡	配归芍	解肝郁	活血脉
桃红芎	通络脉	能除瘀	丹栀子
清肝胆	川牛膝	血下行	云茯苓
车前子	渗利水	眼底病	兼治肾
肾水利	使目明	加黄芪	补益气
助血行	明耳目	镇肝风	益脑髓
肾精虚	眼目昏	用此方	凭加减
用处方	治症多		

【病案分析】　患者,午睡起床后突然眼前有黄褐色的圆片状物,不去而视物模糊不清,双目发胀,眼球的后方根部胀痛,急去医院眼科检查,经双眼底检查为急性中心性视网膜炎,黄斑区现有大量的渗出物,双目视力下降至 1.0。经西医治疗后视力有所恢复,眼前黄褐色片状物有所缩小,眼球胀痛已轻。病程已一月有余,恢复极慢,故来求治于中医,诊其脉细数,舌质正常,问其症,头疼头晕,睡眠不实多梦,心烦情绪烦躁。近日来因为看材料过多时,上述症状加重。中医认为目为人体之视觉器官,如视力过度疲劳则易伤神,神伤则精血所亏。如《灵枢·大惑》"五脏六腑之精气皆上注于目而为之精,精之窠为眼"。《灵枢·邪气脏腑病形》"十二经脉,三百六十五络,其血皆上于面而

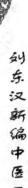

走空窍,其精阳气上走于目为睛"。而其中最以肝为密切,故中医在临床治眼目疾多从肝治,故内经云肝开窍于目,实际其眼目与五脏六腑均有着密切关系。而此患者因"文革"中精神打击情绪失调肝失所养,脉络紊乱所致,证属中医,视瞻昏眇证,治则以疏肝治血通窍利水为主。

患者,经用药方加减治两月余检查双目眼花黄斑渗出物基本吸收,视力已恢复至1.4,余症基本消除。

5. 眼底出血

【病案举例】 杨某某,男,36岁,兰州市人。

【主症】 因盛夏天气炎热而出汗多,用冷水淋洗头两次,自觉眼前发黑,头晕双目胀痛,视力急剧下降。急去医院治疗诊断为双目眼底出血,经治疗,医用止血等药其效不显,故求中医治疗。诊其脉,数而涩,舌质红少津,问其症,双目一片黑暗,头晕双目发胀,心烦失眠情绪烦躁不安,其症可想而知人之双目失明对一切事物不辨不明,能不烦躁为。

【辨证】 血灌睛证(眼底出血)。

【治则】 通窍活血。

【处方】 通窍活血汤加味。

赤 芍 20g	川 芎 10g	桃 仁 10g	红 花 10g
当 归 20g	柴 胡 10g	灵 脂 20g	丹 皮 10g
葛 根 30g	天 麻 10g	薄 荷 6g	细 辛 6g

7剂,水煎服,每日3次。

第二诊:患者服药方7剂,自觉双目胀头晕有所减轻,但眼前仍是一片黑暗不明,本方加生黄芪30g,继服。

本方大约服用两月余,视力有所恢复,眼前指数在一尺余,看清,并嘱继服前方,约半年后,其本能自行辨物走路。

【汤头歌诀】

通窍汤	活血方	归芍药	是为君
柴桃红	引肝经	入血分	治活血

要首选	加灵脂	与细辛	温经络
活血窍	天葛芪	入脑室	调气血
有丹皮	可引血	归脉络	薄荷草
和事老	调肝经	少不了	

本方是在通窍活血汤的基础上加味而成,在治疗眼底出血症中取得了一定的疗效,如气之麝香太贵,一般患者无力负担,故去之不用,灵脂可代替。因为灵脂性味苦,甘温,入肝经,雷公炮制云,可入心肝二经。因心生血主血脉,肝主藏血,开窍于目,就活血化瘀不亚于麝香,而麝香主要是性香辛窜,开窍通关,而活血化瘀不如五灵脂。此方可加减应用在治疗头痛病其效也很好。而选方用药者,全凭辨证加减灵活应用才能取得较好的疗效。

【病案分析】 患者发病前因天气暴热,而求其极凉所致,就一般物理现象来讲,热胀冷缩为之常理,患者用冷水洗头面后而发,由于血络受至冰冷后急剧收缩而至血络破裂外溢而灌睛内,故中医称之为血灌睛证,由于血灌睛而眼前一片黑暗不明,血灌睛即眼底出血,预期治愈者谈何容易,所以非重量级活血化瘀之品难以治愈使之复明,故《审视瑶函方》"此症与目病最毒,举世无知,若人偏执已见,不用开砭者,其目必坏,其病乃血贯睛中,滞塞不通"。故其有方为,分珠散、宣明水均为治血努睛中,但其效不佳,从两方药物组成看,活血化瘀之均达不到治疗之目的。故首选通窍活血汤加味明显加强活血化瘀之力。其病机在心肝,病因在热后用冰冷之水洗头面所致。

6. 青光眼

【病案举例】 张某某,男,38岁,永登人。

【主症】 因常年修表,时间久则自觉双目胀痛,而渐视力下降,但休息后,双目胀痛及视力又恢复,并未引起注意。近期其症状加重不能工作,经医院眼科检查为原发性青光眼,西医治疗视力有所恢复,但不能疲劳与用眼过度。故来求治于中医,

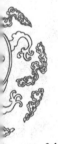

视其双目无特殊变化,见其症,劳累过度及用视力过多时双目还是发胀痛有时连及后脑,睡眠不实,多梦耳鸣,腰困,诊其脉弦数。

【辨证】 青光眼(青盲眼肝肾两虚)。

【治则】 滋肝补肾复明。

【处方】 自制五子汤。

枸杞子 30g　五味子 10g　决明子 30g　蔓荆子 10g
车前子 20g　生　地 20g　当　归 20g　赤　芍 30g
茯　苓 30g　泽　夕 10g　葛　根 30g　柴　胡 10g
川牛膝 6g　丹　皮 10g　生　草 10g

7剂,水煎服,每日2次。

【药性歌诀】

枸杞子

性甘平	归肺胃	入肝肾	补肾精
滋肝阴	能益精	目可明	头目眩
视物花	均缓解		

五味子

性甘温	味酸苦	归心脾	入肝肾
能生津	宁心神	心烦躁	可安眠
滋肾水	益气血	能补虚	可明目

决明子

性甘苦	归肝经	入大肠	头目眩
心烦躁	目不明	视不清	高血压
亦能降	通便秘		

蔓荆子

性苦平	归肝肾	入胃经	清头风
能明目	头痛胀	眼目赤	睛胀痛
视昏暗	泪多流	偏头痛	也可医

车前子

性甘寒	归肺胃	入肝肾	能利水
可通淋	清肝热	能明目	目赤肿
视昏花	目不明	加茯苓	与泽夕
可利水	降脑压	能健脑	可复明
青盲眼	精气生	脾气旺	大生地
粉丹皮	当归芍	可理血	通经脉
益肝肾	补精血	目可明	视不昏
北柴胡	川牛夕	平肝阳	引经药
既可升	又可降	是本方	用之妙

【方解】 本方是以滋肝补肾为主，如《素问·五藏生成篇》"肝受血而能视"，而瞳子又为肾所主，如肝肾精血虚亏，瞳子不能得到精血所养，故视物昏花不清，头晕眩昏双目胀困作痛。本方是以五子汤以滋补肝肾为主，兼以健脾。因脾为生化之源，为后天之本，补其气血者，必以健脾，脾气健则气血足，而肝肾才能得到气血津液之所养，因肝肾同源，母子关系，母强则子壮。本方补中有活，升中有降，而治肝肾亏虚之青光眼是较为有效，因青光眼之病情，病理病机较为复杂，在临症时一定要结合西医之检查，因一般治眼疾者多用青葙子、茺蔚子之类，但青光眼瞳孔散大因为此两种药均有散瞳之作用，故不用，也不等于其他眼病均不可用。

【病案分析】 患者常年修表，而致视力疲劳，加之身体气血为损之由是也。肝肾亏虚精气血不足而致，因肝受血而能视，肾气虚精亏不能养肝，故出现视力昏花不清，双目胀痛，头晕头疼连及脑后，伴失眠多梦耳鸣，腰膝酸软困痛，浑身疲乏无力。因肝为东方甲乙木，肾为北方壬癸水，肝之所旺是由肾水之所滋养，而肝肾之精血又来之于脾，因脾为后天之本化生之源，脾气旺则气血足，而五脏均得其养，而神气足则目能明，视灵则脑聪。而青光眼之病发病机制较为复杂，且类型较多，在临症治疗

刘东汉新编中医三字经（第一卷）

时也要参考西医之检查,按中医辨证分类治疗才能取得一定的疗效,而本虚者主要属于肝肾亏损精血不足而致加之近距离视力过度所致,故本方是以滋补肝肾之法治之,而取得了一定的疗效。经西医复查时眼压已正常瞳孔已恢复正常。视力恢复,但是还要注意不要过度疲劳,宜滋养气血培养固本以免再次复发。

第三节　耳 部 疾 病

 经 文

人之首	生两耳	系宗脉	为肾窍
听声音	辨方位	耳通肾	与肝连
甲乙木	壬癸水	肾精明	耳当灵
肾气虚	耳当鸣	肝火旺	耳轰鸣
内生丁	疼痛作	连头项	可流脓
西医名	中耳炎	有急发	治不及
成慢性	常流脓	内穿孔	可耳聋
治耳鸣	分虚实	虚鸣者	可补肾
轰鸣者	泻肝火	清实热	重肝脾
外耳病	多外伤	有小儿	湿疹多
环耳后	渗黄水	结成痂	痒不止
两耳大	质地厚	色润泽	身健康
两耳薄	色枯萎	身多病	久及肾
邪入脑	则成痉		

 注 释

　　耳为人身五官之一,为听觉器官,而耳的功能靠精、髓、气、血的充养,必赖于肾气的和调。而耳的疾病多与肾有关,也和心肝脾等脏有着密切的关系。如手太阳小肠经、足太阳膀胱经、手少阳三焦经、足少阳胆经、足阳明胃经经脉均循行于耳,耳与脏腑经络均有密切的联系,故耳郭有全身脏器及肢体的反应点称耳穴,也有通过耳穴诊治各种疾病。

《灵枢·脉度》"肾气通于耳,肾和则耳能闻五音矣"。《素问·阴阳应象大论》"……在脏为肾,在窍为耳"。《素问·藏气法时论》"肝病者……气逆则头痛,耳聋不聪"。《灵枢·口问》"耳者,宗脉之所系也"。《灵枢·海论》"髓海不足,则脑眩耳鸣"。所以耳之功能是人体听觉的器官,与大脑及五脏六腑均有着密切的联系。而耳之疾病也不离脏腑,如耳鸣,耳聋,耳内肿疖,流脓等均与脏腑有关。

耳鸣证:耳鸣病是指耳中自觉有各种声响作鸣,如《素问·脉解篇》云:"所谓耳鸣者,阳气万物盛上而跃,故耳鸣"。《诸病源候论·耳病》云:"肾气通于耳,足少阴肾之经,宗脉之所系,劳动经血,而血气不足,宗脉则虚,风邪乘虚,随脉入耳,与气相击,故耳鸣"。《景岳全书》卷二十七:"凡暴鸣而声大者多实,渐鸣而声细者多虚,少壮热盛者多实,中衰无火者多虚。饮酒味厚,素多痰火者多实,质清脉细,素多劳倦者多虚"。虚证由肾精不足,阴虚火动,气血虚损等所致,宜补肾滋阴,益气养血为主;实证多由痰热,肝火上阻耳窍所致,宜化痰清火治肝为主。

1. 耳鸣

【病案举例】 李某某,男,46岁,兰州市人。

【主症】 间歇性耳鸣日益加重,晚间睡眠时更甚,已数月余,而近日自觉听力大减,头晕睡眠差,多双目发干而涩,口发干舌燥,腰困尿频,精神疲乏。故来门诊求治,舌质正常薄白苔,脉象沉细数而尺浮。

【辨证】 肝肾双虚。

【治则】 滋补肝肾。

【处方】 左归饮加味。

熟　地10g　山萸肉10g　炒山药20g　枸　杞30g

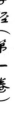

       杜　仲 20g　麦　冬 10g　炙龟板 10g　茯　苓 20g

       天　麻 10g　五味子 10g　当　归 20g　赤　芍 30g

       红　花 10g　石菖蒲 10g　炙甘草 10g

7剂,水煎服,2次/日。

患者服前方 7 剂后,自觉耳鸣有所减轻,睡眠恶梦已少,头晕腰困双目干涩较前均有减轻,舌质正常苔薄白,脉象沉细,看来此法已中证,前方加葛根 30g、狗脊 30g、川断 20g,7 剂,水煎服,2次/日。

【汤头歌诀】

滋肝阴	补肾精	耳鸣作	头昏晕
听力差	睡不实	多梦作	腰酸软
精神疲	双目涩	口发干	肾精亏
熟地黄	山萸肉	枸杞子	炙龟板
滋肾阴	健脾气	淮山药	白茯苓
全当归	赤芍药	草红花	石菖蒲
养肝血	可通络	杜仲皮	毛狗脊
川续断	粉葛根	滋肝肾	活经络
脑络通	耳鸣停	人聪明	全身轻
肝肾健	技巧作		

【病案分析】 患者耳鸣间歇发作日益加重,头晕,影响睡眠,多梦频作,入寝更甚,听力大减,双目干涩,腰酸腿困乏无力,小便频数,口干舌燥,舌质正常苔薄白,脉象沉细尺浮。其证是肾精虚损所致,因肾主藏精,肾精足则脑能充,脑髓充者则耳能聪,听力增,因肾精不足,肝失所养,肝血不足不能注于目则双目干涩不润,腰膝酸软者是肾精虚而致,故宜左归饮加味治之。而左归饮是一切肝肾虚损之第一要方。

2. 中耳炎

【病案举例】 范某某,男,15 岁,兰州市人。

【主症】 头痛头晕已有两日,以右侧头痛连及耳咽喉疼痛,耳内轰鸣难忍,急来门诊耳鼻喉科诊治,诊为急性中耳炎,经抗菌消炎治疗后头痛耳内肿胀已有减轻,但此症有时因感冒后反复发作已数年,听力大减,口苦咽干,大便干结,小便赤黄,舌质正常苔黄腻,脉象弦数。

【辨证】 肝胆实热(中耳炎)。

【治则】 清肝利胆泻火。

【处方】 龙胆泻肝汤加味。

龙胆草 10g　黄　芩 10g　栀　子 10g　泽　夕 10g
木　通 6g　　车前子 10g　当　归 10g　生　地 10g
生　草 10g　生大黄 6g　柴　胡 10g　石菖蒲 10g

4剂,水煎服,2次/日。

患者服前方4剂后自觉头耳胀痛已轻,耳鸣口苦已减,大便已软,小便赤黄已淡,舌苔黄腻已薄,脉象弦数,症状已减,但肝胆实热未除,再加霜桑 30g,7剂,水煎服,2次/日。

【汤头歌诀】

龙胆草	柴栀芩	生地泽	车前草
生大黄	木通茎	生甘草	全当归
石菖蒲	霜桑叶	肝火亢	胆有热
火上炎	头痛作	耳内肿	疼难忍
清肝热	泻胆火	湿热下	大便通
小便清	耳痛减	口苦消	中耳炎
临证辨	多加减	如流脓	加黄芪
能托里	可排脓	能生肌	可固表
煅龙骨	愈疮面	加此者	用此方
肝胆火	肝火旺	消退后	方可用

【病案分析】 患者头晕头疼,右耳内疼痛连及咽喉疼痛难忍,耳内轰鸣作痒,诊为急性中耳炎,经抗炎治疗后其症有所减轻。但此症有时因感冒后反复发作,已有数年之久,听力大减,口苦咽干,大便干结,小便赤黄,舌质正常苔黄腻,脉象弦数。此证是肝胆实热所致,因肝属木,胆属火,胆依附于肝,互为表里,肝气郁久则易化火,胆火相交而上升,而少阳胆经上行循于耳

后贯耳中,湿热闭塞耳窍故肿疼痛;肝为东方甲乙木,易于生风化火,故耳内作痒疼痛;肝胆之热横犯阳明而胃火炽盛,故口苦舌燥,大便干结,小便赤黄,舌苔黄腻;肝胆阳明燥热过胜,故脉象弦数。治以清肝利胆泻胃火,用龙胆泻肝汤加味,生大黄 6g 以清泻胃火兼通大便;石菖蒲 10g,通耳窍,利湿浊;以此方治疗中耳炎头疼肝胆之火上扰者其效更佳。但有因慢性中耳炎长期耳内流脓耳聋者,应以补气补血、清热利湿、托里固表、排脓为主,应加生黄芪 30g、香白芷 6g、升麻 10g 为宜。我在"文化大革命"期带学生下乡教学中遇到一小男孩,七八岁,晚间找去诊病,查看患儿高烧,神昏发惊抽搐,耳内流脓,诊以化脓性中耳炎,已形成颅内感染化脓。急送我们救治无效而死亡。但我院有一女患者因慢性中耳炎,耳聋经常耳内流脓,此症已 50 余年还健在,但此患者经常服用中药治疗,时好时犯,体质是十分虚弱,现年龄 70 有余,不能行动,耳内往外经常流清稀分泌物,也影响思维。

第四节 鼻部疾病

 经文

鼻之部	面中央	五官一	称明堂
上端连	于额部	为前额	名山根
下至极	为五官	下端尖	部高处
名鼻准	称面王	鼻两侧	圆隆起
名鼻翼	鼻下部	有两孔	为鼻腔
鼻通肺	为肺窍	呼吸出	为门户
鼻之病	与肺连	主呼吸	知香臭
如外感	必伤风	中风寒	鼻先塞
流清涕	如有热	流黄涕	鼻发痒

打喷嚏	胆有热	移于脑	成鼻渊
前额痛	鼻不通	流黄涕	久成脓
出气臭	嗅不灵	胃有热	鼻头红
热过盛	肿则痛	外有损	内有伤
肺火盛	肝火旺	有妇女	经倒作
血液病	鼻流血	血小板	如若少
脾功亢	均可衄	鼻出血	名鼻衄

注释

　　鼻为五官之一，与肺相通，《素问·金匮真言论》云"……肺，开窍于鼻"，而鼻之疾病多与肺脏有关，也与胃脾胆脏腑有关。如《灵枢·脉度》云："肺气通于鼻，肺和则鼻能知香臭矣。"《素问·刺热论》云："脾热病者鼻先赤。"《素问·气厥论》云："胆移热于脑，则辛頞鼻渊，鼻渊者，浊涕下不止也。"而鼻孔是呼吸空气出入的通道，故古人观鼻孔的出气，可以测候膀胱水道是否通利。

　　《灵枢·师传》云："鼻孔在外，膀胱漏泄。"鼻之形态色泽，可望诊肝胆三焦气化之疾病。如鼻尖部为面王，下面人中沟为膀胱子处，两侧可测妇人附件卵巢及男性外生殖器等疾病，均与经络有联系，故古人认为藏于内现于外。

　　鼻之疾病大约有鼻流涕可分清浊、喷嚏、鼻渊、鼻塞、鼻衄、鼻渣等，可包括现代医学过敏性鼻炎，急、慢性鼻窦炎，额窦炎，鼻腔出血，酒糟鼻，鼻息肉等在内。如肺气通于鼻，其脏冷风所伤，故鼻气不得宣利，壅塞成瓮，冷气结聚，搏于血气，则生息肉，冷气盛者，息肉生长，气息窒塞不通也。但肺气通于鼻，其脏受到风寒侵袭后，则鼻流清涕而不能自止，得热则鼻腔干燥津液热化后则成浊黄之涕，风热交替则喷嚏频作鼻腔发痒，此种症状多见于伤风感冒或在春秋之季，因肺气较虚而易患过敏性鼻炎，或者因失治成鼻窦炎者多见。鼻衄者则今之称燥火上升而致，或女子倒经而成者均有。因肝主藏血，肺主气，开窍于鼻,血与气相搏而随行,内荣脏腑,外循经络,如脏腑有热,热乘血气,血得热则流溢妄行,发于鼻而血出者称之为鼻衄,如脏虚血盛,故鼻衄不止,如气虚不能摄血,流血亦可见鼻衄不止。

1. 肺气虚,表卫不固

【病案举例】　赵某某,女,57岁,新疆人。

【主症】　每逢春秋两季时鼻腔作痒喷嚏、流涕,鼻塞不通气、流泪,头疼头晕加重时伴有咽候作痒咳嗽已数十年,经过多次治疗但其效不佳,随着季节变化也可自行减轻,但鼻腔通气不畅作痒症随时可发,出汗多,浑身疲乏无力睡眠差。故来求治,舌质正常苔薄白,脉象浮缓。

【辨证】　肺气虚,表卫不固。

【治则】　补肺气,固表卫,通鼻窍。

【处方】　玉屏风散加味。

生　芪 30g	炒白术 30g	防　风 10g	桂　枝 10g
蜂　房 10g	辛　夷 6g	细　辛 6g	五味子 10g
升　麻 6g	白　芷 6g	炙甘草 10g	

7剂,水煎服,2次/日。

患者适逢秋季此症大发,服前方7剂后来诊,其症基本消失,自觉从来未有服药后如此见效者,患者心情喜至极,舌质正常苔薄白,脉象浮缓,原方加红参10g,7剂,以此法治疗时至数年再未发作。此方可治鼻窦炎等。

【汤头歌诀】

玉屏风	加味用	治表虚	效最灵
芪术防	固表强	治肺虚	自汗多
易感冒	喷嚏多	流清涕	鼻腔痒
细桂升	补阳通	香白芷	炙甘草
加五味	扶正气	敛肺气	效果好
鼻过敏	是奇方	鼻窦炎	加苍耳
通鼻窍	加当归	与白芍	作用强
露蜂房	性甘平	味苦平	有小毒

入阳明	归肝肺	能祛风	消肿毒
治瘾疹	皮瘙痒	治鼻渊	能通窍
苍耳子	性甘温	味苦甘	有小毒
入肝肺	归脾肾	散风寒	祛湿痛
治鼻渊	前额痛	鼻不通	通脑顶
可止痒	消肿痛	疗效好	是经验

【病案分析】 患者女性，患过敏性鼻炎已数十年之久，每逢春秋两季此症发作时头疼头晕流清涕，鼻腔作痒，喷嚏频作，出汗难以入睡，双目作痒流泪连及咽喉咳嗽，遂经各种治疗其效不显，西医诊断为过敏性鼻炎与气候及花粉灰尘有关。但此症中医称为鼻鼽（音求）。如《素问·金匮真言论》"故春善病鼽衄"。《素问·气府论》"面鼽骨空各一"。《中藏经·论脏腑虚实寒热生死顺逆脉证之法》"肺气通于鼻，和则能香臭矣，有寒则善咳，实则鼻流清涕"。《杂病源流犀烛·鼻病源流》"有鼻鼽者，鼻流清涕不止，由肺经受寒而成也"。其症多见突然发作，鼻腔作痒，喷嚏不已，鼻寒时流清涕等。此症总之是由肺气虚而寒邪闭清窍所致。治宜补肺气散寒通窍，在临床时应随辨证而加减应用治鼻鼽者之法多只要辨证准，立法正确无有不效者。

2. 鼻渊（鼻窦炎）

【病案举例】 固某某，女，24岁，兰州市人。

【主症】 鼻塞不通气，经常流黄浊涕已数年，头疼，晚间睡眠不实，常因鼻腔不通气而张口呼吸，口干咽燥，嗅觉不灵，工作学习者受其影响，大便干燥，月经量多色鲜红，腰疼多梦，平时黄带下，经西医已经多次鼻窦冲洗而后不久继而发作，故来求治，舌质正常、苔薄黄，脉象浮数。

【辨证】 鼻渊（鼻窦炎）。

【治则】 清热通窍。

【处方】 苍耳子散加味。

| 苍耳子 10g | 辛 夷 10g | 白 芷 6g | 薄 荷 6g |
| 黄 芩 10g | 细 辛 6g | 蜂 房 10g | 通 草 3g |

刘东汉新编中医三字经（第一卷）

猪苦胆汁 10ml 为引（猪胆汁约为 10ml）

生草 10g   升麻 6g

7 剂,水煎服,2 次/日。

患者前方服后自觉鼻腔通气,流浊黄涕较前好转,头疼减轻,大便已软,小便赤黄已淡,舌质正常苔薄白,脉象寸浮,前方有效,加丹皮 10g,7 剂,水煎服,2 次/日,以巩固疗效。

【汤头歌诀】

苍耳散	用薄荷	香白芷	清肺热
通鼻窍	降浊气	疗鼻渊	加细辛
并蜂房	枯黄芩	通草升	通窦窍
清胆热	利肺气	清阳明	能通便
鼻窦清	鼻腔通	前额痛	浊涕止
头脑清	呼吸通	辛夷花	性辛温
味微苦	入肺胃	归肝胆	亦入脾
能祛风	可通窍	治头痛	清火热
鼻孔塞	不通气	鼻渊作	利九窍
祛浊涕	猪胆汁	性苦寒	味苦咸
入肝胆	归心肺	入大肠	能解毒
百日咳	哮喘作	面目赤	阳明热
清心火	凉肝脾	为方引	其效佳
大通草	性淡凉	味甘平	入肺胃
大小肠	三焦经	膀胱经	亦可入
清肺热	利小便	能通淋	治鼻渊
头目昏	鼻不通	鼻渊作	听力差
声音重	能通窍	下乳汁	亦可用

此方在临床治疗慢性鼻窦炎、额窦炎效果很好,如久流清涕者可加生黄芪 30g。

3. 鼻衄,鼻腔出血

【病案举例】 陈某某,男,30 岁,秦安人。

【主症】 平日每晨起床后鼻腔有少量出血,均用纸团球塞压后可自行停止。经常鼻腔发干作痒不适已数年余。但于今晨起床后鼻腔出血不止，而量多故来门诊求治，西医在鼻腔黏膜出血处，用止血电凝后其出血还是未止，来求中医治疗，望诊鼻双孔均用纱布条填塞，患者张口呼吸，但口腔内还是出血，说话声不扬，表情痛苦，问诊时头胀头疼头晕，口干咽燥，大便干结，小便赤黄，舌质偏红，苔血染，脉象洪大而数。

【辨证】 鼻衄，鼻腔出血。

【治则】 清热泻火凉血止血。

【处方】 大黄黄连泻心汤加味。

大黄炭 10g	焦黄连 10g	焦黄芩 10g	丹 皮 10g
生石膏 30g	川牛膝 10g	白茅根 30g	生地炭 10g
焦栀子 10g			

3 剂，水煎急服，3 次/日。

患者经服 3 剂，鼻腔纱布条已取，鼻腔出血已止，头胀疼头晕，口干舌燥已可，大便已稀，小便赤黄已淡，舌质偏红苔薄白，脉象浮大，前方去大黄炭、白茅根，加菊花 30g，继服 4 剂以观疗效。

【汤头歌诀】

大黄炭	焦黄连	能泻火	凉止血
肺胃热	血上冲	焦黄芩	生石膏
清肺热	泻胃火	血可止	火清降
焦栀子	生地炭	加入内	方可行
三焦火	血分热	加茅根	川牛夕
气已清	血下行	鼻衄止	加菊花
清余热	脑可清		

【药性歌诀】

牡丹皮

性苦凉	味辛寒	入心肺	归肝肾
能清热	凉血热	兼止血	清瘀血
血分热	发斑红	吐衄血	便血多

| 虚劳病 | 骨蒸热 | 经闭症 | 可通经 |
| 血妄行 | 引归经 | | |

山栀子

性苦寒	味苦酸	入心肺	归肝胃
膀胱腑	三焦经	亦可入	均可用
清邪热	泻实火	治虚烦	不能眠
黄疸症	眼目赤	吐衄血	热毒盛

白茅根

性甘平	味甘寒	入肺胃	小肠经
入膀胱	小便淋	不通顺	尿带血
能清利	吐衄血	是肺热	胃火盛
下五淋			

杭菊花

性苦凉	味苦平	入肝肺	归脾胃
清风热	能明目	治头痛	头眩晕
利血气	治目赤	除烦热	入血分
通肺气	清三焦	疗肌热	搜肝风
清头热	醒脑神		

【病案分析】 患者经常早晨起床后鼻腔有少量出血,自用纸团成棉球塞压后血可自止,平时鼻腔发干作痒不适已数年,未引起注意及治疗,于今晨起床后鼻腔出血不止,而血液量较多,急来门诊经西医在鼻腔黏膜出血处用电凝止血还是未止,来门诊求治于中医,望诊鼻孔双侧均用纱布条填塞,患者张口呼吸,口腔内还是出血,说话声音重浊不扬,表情痛苦,问诊有头疼头胀头晕,口干舌燥,大便干结有便秘史,小便赤黄,舌质偏红,苔血染,脉象洪大而数。衄血之因,伤于风寒暑湿,流传经络,涌泄于清道中而致,皆外所因,如怒伤肝,积忧伤肺,烦思伤脾,失志伤肾,暴喜伤心,皆能动血,随气上溢所致,属内所因。而此患者是属于肺胃之火热过盛而致,故经常鼻腔发干作痒是肺火气过盛加之胃火相结合,耗损津液不上润于鼻腔故干燥作

痒,小便赤黄,其脉洪大而数,治以清泻肺胃之热,凉血止血引血下行为宜。此症与血液病之鼻衄,肝硬化鼻衄,倒经之鼻衄有别,治法不同。肝硬化之鼻衄应以疏肝活血化瘀,止血健脾为宜;血液病之鼻衄,应以补气健脾养血止血;倒经应以降逆,引血归经为宜。各种鼻衄治法不同,应详辨用药。

第五节　口腔疾病

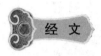

经文

人之口　生命有　出生后　进饮食
供生长　有舌体　有牙齿　有咽喉
齿之用　为嚼食　舌之用　为知味
来搅拌　喉之用　为吞咽　入食管
下入胃　如牙痛　不能嚼　下入胃
消化差　胃有病　不护牙　成禹齿
肿疼痛　牙床肿　久不治　易松动
胃气衰　食无味　一身病　损肾气
牙脱落　保护牙　更重要　每食后
要刷牙　洁口腔　要经常　牙肿痛
病在胃　牙松动　必在肾　牙龈萎
脾肾虚　口腔病　发病多　有舌体
生溃疡　有口腔　黏膜处　出溃疡
红肿痛　可化脓　反复发　久不愈
可影响　进食饮　此种病　名狐惑
西医称　为白氏　亦可称　口眼阴
三联病　口舌干　无津液　舌下腺
是萎缩　也有症　口内甜　或口苦
可发黏　或有症　流口水　不自收

刘东汉新编中医三字经(第一卷)

也可有	舌麻木	语言蹇	语不实
还有症	口气臭	实难闻	食入口
要细嚼	有唾液	未参与	可用舌
来搅拌	慢慢咽	胃气好	齿健固
消化好	健康保	至咽喉	入食管
入于胃	至消化	再来谈	

注 释

人之口腔是人出生后，一切饮食进入胃内之通道第一关，故人之健康从此入，人之疾病亦可从此入。饮食入口后首先要咀嚼，唾液的参与和舌的搅拌才能进入食管入胃。故人之口腔牙齿健康与否，事关人身健康至为重要。故每年9月20日定为国际爱牙日。可见人类对如何保护牙齿不病是何等之重要。如食后漱口，早晚刷牙应是每个人的生活习惯，如牙齿肿痛或口腔溃疡均能影响咀嚼食物，如牙齿肿痛或龋齿、口腔溃疡，其病其标在牙齿与口腔，其本在脾胃及肾。如胃火热过盛则牙床肿痛，肾气虚寒时则牙龈萎缩松动，脾胃湿热过盛易患龋齿，胃气虚弱免疫功能差则易患口腔溃疡，而口腔溃疡是我国早在东汉时期"张仲景"提出此病为狐惑病，大约在公元3世纪初，就写入《伤寒杂病·百合狐惑阴阳毒病脉证治》。而西医，土耳其皮肤科医生1937年提出。而东汉时期张仲景提出此要早1700余年。白塞（Behcet）首先报告了一种以上，眼、外阴病变为特点的疾病，是以他的名字命名为此病，为白塞病。这种血管炎并非由细菌等微生物感染引起的，而是一种无菌性炎症，而是一种以血管炎为基本病变的慢性进行性，复发性多系统损伤的疾病。而我国医者应对此病认识早于白塞氏已有千年余。不是国医无能，而是后辈无知。而治重在调理脾，寒热兼用。

如古人对牙齿生长的认识也很有哲理如《素问·上古天真论》"女子七岁，肾气盛，齿更发长，三七，肾气平均，故真牙生而长极"。"男子，五八，肾气衰，发堕齿槁，八八，则齿发去"。因牙为骨之余,肾主骨而牙齿的健壮坚固与肾是至关重要的。故《素问·上古天真论》"男不过八八,女不过七七,而天地之精气皆竭矣"。所以说人之口腔及牙齿保持清洁健康是人之一生健康之关键。

牙髓炎由于口腔不洁或细菌感染而致,其症状是有急慢性发作,多见于3~40岁年龄段。由于牙髓组织周围色绕一层坚硬的牙本质,仅根端有一狭小的根尖孔与外界组织通连。故牙髓发炎时,牙髓细胞间的水肿,因受髓腔硬壁的限制,不能充分肿胀,遂使髓内压增高,产生剧烈疼痛。牙髓毛细血管在经过狭小的根尖孔时,亦无扩张余地,极易形成栓塞,加之牙髓血管的终末枝,没有侧支循环,所以当根尖孔处形成栓塞,而使整个牙髓就断绝营养供给而发生坏死,这就决定了牙髓炎的预后不良。而中医称之为牙痛,牙床肿,牙齿松动甚至脱落。

1. 火热炽盛(牙疼)

【病案举例】 王某某,男,42岁,兰州市人。

【主症】 因外感后头疼发烧,口干欲饮,大便干燥,数日未解。遂之自觉上牙疼痛连及右太阳穴部日夜疼痛难忍,去牙科诊治,经消炎止痛治疗后,其症有所减轻,但已两周未愈,影响咀嚼,故来求治中医,问其症,满口牙疼连及头前额及太阳穴处,心烦疼痛难忍,不能咀嚼,难以入眠,大便干燥数日未解,小便赤黄,视其牙床肿胀发红。舌质红黄燥苔,切其脉洪大兼数。

【辨证】 火热炽盛(牙疼)。

【治则】 清热泻火,通便止痛。

【处方】 清胃饮(自拟方)。

生 地20g	栀 子10g	黄 芩10g	生石膏30g
芒 硝10g	大 黄6g	升 麻6g	当 归20g
赤 芍30g	生 草10g		

3剂,水煎服,每日3次。

当即配合耳针穴(大脑皮层区),疼痛即止。三剂服第一剂后大便已通为干结便,第二剂后为稀便,三剂尽服后牙床肿胀

刘东汉新编中医三字经(第一卷)

已消,咀嚼自如已可。但有龋齿者应填充也可,龋齿能够保持日久。而此症主要是外感引发胃火炽盛而致,非清热泻火是非其治也。

【汤头歌诀】

大生地	山栀子	枯黄芩	生石膏
清胃火	能凉血	咸芒硝	生大黄
入阳明	走大肠	泄实火	通大便
牙龈肿	痛即止	当归芍	能活血
消肿胀	减疼痛	用升麻	为引经
入肺胃	生甘草	和诸药	风火牙
疼剧烈	久不减	得热甚	得凉减
本处方	是苦寒	能泻火	治牙痛
其效显			

【病案分析】 此患者,因外感而发烧数日,头疼头晕,口干欲饮大便干燥数日未解。遂之自觉上牙疼痛游走及右耳和太阳穴处疼痛难忍,即来牙科诊治,经消炎止疼治疗后其疼痛有所减轻。但近两周疼痛未解,牙床肿胀,影响咀嚼,即来求于中医。自述满口牙疼连及前额及太阳穴处,心烦疼痛难忍,夜不能安睡,大便干燥数日未解,小便赤黄,牙床肿胀发红,舌质红,黄燥苔,脉象洪大兼数,此症是由于外感风热,内结阳明,燥热过盛,而致火热上攻所致。因阳明胃是多血多气之腑,如一遇风热外邪入侵犯肺后邪热易入于胃,火热熏蒸使热邪上犯,而牙床属阴明,故先有肿胀邪热凝聚不散故胀痛难忍,古人云:"牙痛自觉长,腿痛自觉补。"故影响咀嚼,胃肠实热壅结过盛故舌质红苔黄躁,脉洪大兼数,而大便燥结不通。故治此症者应先清泄阳明之实火,而牙痛自止肿胀自消。

2. 肾阳虚(慢性牙萎缩)

【病案举例】 马某某,女,50岁,兰州市人。

【主症】 自觉满口牙齿疼痛已数年,时好时作,疼痛时自服止痛药后可止,但随之而感觉前门牙松动不固,已自脱一颗。

故来求治,视其口腔牙床已萎缩,根部自露松动不固,饮食不佳,消瘦浑身疲乏无力,腰困,睡眠不实多梦,大便稀、小便频。舌质正常,脉象沉细。

【辨证】 肾阳虚(慢性牙萎病)。

【治则】 温补肾阳固齿。

【处方】 自制补肾固齿汤。

熟　地 10g	山芋肉 20g	五味子 10g	炙仙灵脾 30g
仙　茅 20g	沙苑子 20g	补骨脂 30g	炒白芍 20g
当　归 20g	苁蓉肉 30g	红　参 20g	炙黄芪 30g
肉　桂 6g	制附子 6g	川　芎 6g	

7剂,开水煎服,每日2次。

【汤头歌诀】

补肾阳	还精血	达固齿	牙松动
是肾虚	精血亏	不养齿	故松动
大熟地	山芋肉	五味子	补肾精
仙灵脾	黑仙茅	沙苑子	补骨脂
补肾阳	当川芎	肉苁蓉	能补血
可还精	红人参	炙黄芪	能补虚
补肾气	要健脾	脾气足	气血生
制附片	紫肉桂	补命门	益火源
肾精足	气血旺	牙得养	齿可坚
根可固	不松动		

3. 狐惑病(口腔溃疡)

【病案举例】 江某某,男,17岁,兰州市人。

【主症】 自幼患口腔溃疡,经治疗后日久不愈,反复发作,日益加重。于近年来,口唇溃烂肿胀外翻,舌及口腔黏膜多处溃烂化脓,疮面大小不一,口臭难闻。口腔及咽喉疼痛,声音嘶哑,恶闻食臭,由于口腔溃疡作痛,心烦夜不成寐,加重时浑身关节疼痛红肿,有时皮肤出现痈肿,化脓溃破,疮面时久不能愈合,结痂致皮肤凹陷不平,肛门红肿作痛而痒,潮湿有分泌物。故来求治。舌质红,苔薄黄,口腔内颊黏膜及舌体尖及两边均有大小不等的溃疡,表面有灰白色脓液覆盖,咽喉部充血,后壁及扁桃体处均有大小不等之溃疡,声音嘶哑,小便黄,大便正常,脉象,数。

【辨证】 狐惑病(口腔溃疡)。

【治则】 益气利湿,安中解毒,寒热兼用。

【处方】 甘草泻心汤加味。

炙甘草20g　黄　连6g　黄　芩10g　干　姜10g
制半夏10g　红参10g　大　枣10枚　桔　梗6g
苦　参10g

6剂,水煎服,每日2次。

患者服2剂后,最大的见效是放学后先向他妈妈说我想吃饭,有明显的饥饿感。此患者在口腔溃疡以来,根本不想吃饭,闻食即呕。服药后口腔溃作痛大减,夜间已能安然入睡。舌体,口腔黏膜表面溃疡缩小变浅,周围红晕变淡。脉象数,原方加当归10g、生黄芪30g,6剂,水煎服,每日2次。患者在本方的基础上共服用10余剂痊愈,而未再发。

【汤头歌诀】

炙甘草	条黄芩	干姜片	制半夏
红人参	爪黄连	红大枣	名泻心
胃气虚	心下痞	口腔烂	心烦乱
目不闭	卧不安	狐惑病	咽喉痛
声音嘶	其面目	有时赤	有时黑
有时白	感不安	有医者	辨不准
用凉药	可伤胃	用热药	可上火
加黄芪	能固表	可托里	扶正气
增免疫	加当归	可理血	愈疮面
白氏病	首选方	寒热症	要并用

【病案分析】 患者口腔溃疡已 10 年久，反复发作未曾治愈。而患者按一般口腔溃疡治疗根本无效，找到某医生就诊时，该医生对此症认识不清，说连服三剂病可痊愈，如不愈我可将某医学教授不当。但是头剂进服后患者拉稀腹痛，再进第二剂时腹泻不止胃腹疼痛难忍，急找此医诊治后说这好办，改为止泻温阳之剂，当进二剂时大便遂止，但口腔溃疡疼痛不止，咽喉及口唇更为肿胀又加鼻衄不止，此医也束手无策。故来求治于此，此症是属于狐惑病（白氏综合），是由于脾胃功能虚弱所致，也就属于西医所谓的免疫功能低下之所致。而首选甘草泻心汤加味是寒热并用，调理平衡阴阳，此症既不能用苦寒之所伤胃而致腹泻，也不能因其泻而用温阳健脾之品而致鼻衄不止。是医者误也，看来未熟读《伤寒论》、《金匮要略》。古人云："不读《伤寒论》，终是门外人。"而此病之病因病机论治在口眼外阴三联症再详述。

4. 化脓性扁桃体炎

【病案举例】 康某某，女，20 岁，武山人。

【主症】 自幼咽喉肿痛，发烧，有时化脓，反复发作已数十年余，适逢上学在实习中此症又发作，咽喉肿痛，发烧，而影响饮食，故求治于此，问其症，每发作时用抗生素，及清热解毒之药，虽能解决一时之痛苦，但随症减而出现胃及腹胀痛腹泻，视其咽喉扁桃腺红肿有大片之化脓点，发烧不能饮食，日夜疼痛难忍，大便可，小便赤黄，舌质红，诊其脉象浮数。

【辨证】 阴火上乘，血郁凝滞。

【治则】 引火归源，行血散结。

【处方】 引火归源散结汤（自拟方）。

生 地 10g	元 参 20g	牛 籽 30g	丹 皮 10g
当 归 20g	赤 芍 30g	桔 梗 6g	炒白术 20g
制半夏 10g	肉 桂 6g	生 草 10g	升 麻 3g
炮姜6g			

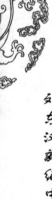

3剂,水煎服,每日2次。

患者头煎服后自觉咽喉肿痛已止,发烧已退,自觉特别神奇,自述此病服中药太多,每服后胃胀痛大便稀,但扁桃体肿痛未有多大减轻,自己也失去了信心,也没有想此方这样的神奇。舌质正常,脉象已平,原方去生地、元参,加黄芪30g、茯苓20g。再服7剂,而数年再见时,病者自述再未发作过。

【汤头歌诀】

用此方	能引火	归其源	治阴火
上结喉	红肿痛	可高烧	可化脓
痛难忍	食不进	阴毒盛	夜不静
心烦躁	不能眠	津液亏	大便干
小便赤	阴阳结	脉浮数	大生地
黑元参	粉丹皮	能清热	可凉血
全当归	赤芍药	能理血	可化瘀
消肿痛	能止痛	牛蒡籽	玉桔梗
制半夏	能清咽	可利喉	紫油桂
能引火	归下源	蒸肾水	加升麻
可上升	滋润咽	咽干痛	自可消
生甘草	能清火	调诸药	效更好
加炮姜	温脾胃	腹泻止	

【病案分析】 患者扁桃腺炎反复发作30余年,久治不愈,每发作时,消炎清热解毒通便,这是治其标,而未治其本之故,如服寒凉物久则败胃伤脾,如脾虚,大便溏,而致阴火上乘,故久治不愈,易于反复发作,此治则是标本兼固,以治本为主,中医见扁桃体肿大发烧化脓者均不用桂附之类。以温补肾阳蒸腾肾水上升而润养咽喉,如中医认为肾系于舌,如肾水能上升滋润喉咽,红肿热痛,可自消。这是物理之常说,也是阴阳互根互用互生之理所在,气血通顺阴阳平衡,为治病之本,辨证者准,立法者简,处方者易。

5. 慢性咽炎

【病案举例】 马某某,男,56岁,庆阳环县人。

【主症】 患慢性咽炎已20余年,此症经久治未愈,后之脾胃所伤,故其症表现咽部干疼,声音嘶哑。经喉科检查喉镜提示为慢性咽炎,胃胀疼痛,纳呆,大便溏,小便频数,浑身疲乏无力,头晕夜间咽干作痒而痛,干咳无痰胸闷,后有胃发胀,故来求治,视其舌质淡白苔,诊其脉沉细。

【辨证】 慢性咽炎(虚阳上浮)。

【治则】 温补脾胃,引火归源。

【处方】 四君加味汤(自拟)。

灸黄芪 30g	红 参 20g	茯 苓 20g	炒白术 30g
制半夏 10g	炮干姜 10g	升 麻 6g	肉 桂 6g
当 归 20g	炒白芍 30g	桔 梗 6g	砂 仁 10g
灸甘草 10g			

7剂,水煎服,每日2次。

患者前方尽服后前来复诊,自述胃胀痛已轻,纳食有增,大便较为成形,夜间咽喉干痛作痒干咳已轻,小便次数已少,舌质淡,薄白苔,脉象沉。原方加陈皮10g、香附10g,7剂,水煎服,每日2次。

【汤头歌诀】

四君子	要加味	治脾胃	益火源
能生津	治咽炎	其法妙	制半夏
缩砂仁	干姜片	助脾阳	能温胃
紫油桂	补命火	加升麻	升津液
滋润喉	当归芍	能理血	又活血
可止痛	玉桔梗	引药行	灸甘草
调诸药	保胃脾	加陈皮	香附子
理胃气	化湿浊	可护脾	

【方解】 此方是用四君子汤为基础,所加温胃散寒化湿

刘东汉新编中医三字经(第一卷)

浊,益火源补命火,能使脾气健则胃气和,首先解决愈,而补命火以温肾阳化坎中之水使之上腾而调养咽喉,因肾系于舌,当归,白芍能理血活血,改善局部血液循环,使之红肿滤泡之消散,东垣云"谷气下走,阴火上乘是之谓也"。之所以治此方者重在脾胃,益其火源,此方配伍奇特,其效明显。

【病案分析】 患者患慢性咽炎已数十年之久,又是教师也可能是此职业病吧,但其治法大误,而有医者只治局部,不固其本,而局部未好,反而伤及脾胃,脾胃所伤人之正气不足,则反易受风邪外袭,阴邪聚咽喉,故此症未愈,反而胃胀痛纳食差,大便溏稀,小便清长,浑身疲乏无力,因阴火夜间更旺,故夜间咽喉干痛作痒干咳少大凡为医者治病,应先辨别阴阳气血之虚实,应治标,应治本,要有先后,或者标本兼治,不可偏费,偏费者医之误,病者痛。

6. 慢性扁桃腺炎急性发作

【病案举例】 魏某某,男,7岁,兰州市人,小学生。

【主症】 患儿扁桃腺炎红肿疼痛发烧,反复发作,已三年,每发作时,输液消炎,其症可愈,但不能持久,故来求治,视其喉部扁桃体肿大,上有脓点,发烧疼痛,吞咽时更加疼痛,大便干燥数日未解,舌质红,薄黄苔,脉象数。

【辨证】 内火上攻(慢性扁桃腺炎,急性发作)。

【治则】 清热祛风散结,引火下行。

【处方】 清热散结汤(自拟)。

元 参 10g	生 地 10g	牛 籽 30g	桔 梗 6g
当 归 6g	赤 芍 6g	制半夏 6g	银 花 20g
肉 桂 2g	生 草 10g	黄 芩 6g	

3剂,水煎服,每日2次。

患者服前方后,自觉咽喉部肿痛大减,已能吞咽,大便已通,发烧已退,舌质正常,脉象平。原方加焦楂20g、焦麦芽30g、蔻仁6g,再服4剂,此患儿数年后所见未再发作。

【汤头歌诀】

自拟方	能清热	可散结	引命火
归下源	治扁桃	红肿痛	其效灵
加焦楂	焦麦芽	白蔻仁	可消食
益胃气	化湿浊	醒脾气	因此儿
久服药	可伤脾	为医者	要治病
保护胃	有医者	禁用辛	苦寒药
败胃气	治已病	防未病	

7. 急性咽喉炎

【病案举例】 张某某,男,20岁,兰州市人。

【主症】 晨起后,自觉恶寒发热,头疼浑身发紧不适,咽喉干痛干咳难忍,声音嘶哑,经喉科诊断为急性喉炎。故来求治中医,视其咽喉部充血有分泌物黏附,声音嘶哑,鼻腔干塞作痒,通气不畅,两耳内发胀不通,舌质红,脉象浮数。

【辨证】 急性咽喉炎(风热痹喉)。

【治则】 清热祛风,宣肺。

【处方】 清热利喉通痹汤(自拟方)。

柴　胡 10g	黄　芩 10g	生　地 10g	元　参 30g
牛　籽 30g	当　归 20g	赤　芍 30g	桔　梗 10g
生石膏 30g	升　麻 6g	黄　柏 10g	生　草 10g

3剂,水煎服,每日3次。

患者服头剂后,自觉咽喉干痛发烧,浑身恶寒发烧已有减轻,大便已通下为稀便,发音较前已清亮,3剂服完以上诸症均已愈,此症来势猛,只有辨证准,用药适中,其症消除已述。

【汤头歌诀】

用此方	治喉炎	清肺热	解少阳
利咽喉	热毒散	疼痛止	元参地
条黄芩	清肺热	北柴胡	黄柏皮
清肝热	能解毒	咽肿痛	命火旺
加此药	立见效	牛蒡籽	性苦寒

散内热　　利咽喉　　肺经热　　咽喉肿

患喉炎　　扁桃肿　　腮腺炎　　凡病毒

均可用

【方解】　本方是以清热解毒驱散风热,消肿止痛清热利喉咽为主,因咽喉为肺之系所在,如外感风热犯肺,先以咽喉作痒疼痛,有时鼻腔干痒为主症,用此方对急性咽喉炎或者是扁桃腺炎均有很好的疗效。因热之邪郁结肺系咽喉之处,非清热祛风散结者是非其治也。

【病案分析】　患者起病急,发作快,是遇风热不正之邪毒犯肺郁结咽喉部而所致,因肺系于喉,肾系于舌根,此处是咽喉及舌根相互之处,故风热邪毒郁结咽喉部时,既要治肺之邪热,又要兼肾命门浮游之火上升,两火热相聚其势更猛,故本方中加黄柏皮是清泻肾命门之火,易患此病者多属于命门浮游之火上升者多见。

8.口腔流涎症

【病案举例1】　杨某某,男,1岁,兰州市人。

【主症】　口流涎水,一日一换衣服,而且围上围嘴,日换数次,故来求治中医,视其前胸围嘴及衣服均已流湿,流口水为清稀,大便稀而湿透,指纹淡,舌苔薄白。

【辨证】　脾胃虚寒。

【治则】　健脾温胃。

【处方】　四君子汤加味。

党　参6g　炒白术6g　茯　苓10g　砂　仁3g

制半夏3g　陈　皮3g　炙甘草6g　肉　桂1g

3剂,水煎服,3次/日,每次30ml,患儿服后口流涎水已止,其效佳。

【汤头歌诀】

四君子　　参术苓　　炙甘草　　夏陈砂

能健脾　　可和胃　　降涎浊　　加肉桂

益火源　　散阴寒　　化湿浊　　流口水

自然好

【方解】　此方是以四君子汤来健脾益气,加制半夏、陈皮、肉桂、砂仁是以温胃散寒化浊降逆,除痰涎为主。但一般治脾胃虚寒者均以四君子汤为基础方,在本方的加减应用上治疗消化系统疾病较为广泛。

【病案分析】　患儿大流口水,日换围嘴及外衣数件,小儿流口水者较多见,而此患儿流口水之多较为少见,现其口水为清稀,舌质淡,苔薄白,指纹淡细,大便稀是为脾虚胃寒所致,而脾胃虚之源何在,是命门之火不足,不能温熙脾胃之阳所致。古有云"小儿为哑医科",所谓哑医科者,患儿不能自言所苦,只能凭医者细辨观察后给以正确治疗,才能取得较为好的疗效。

【病案举例2】　王某某,女,2岁,兰州市人。

【主症】　口流涎水,黏稠腥臭、纳差,大便干燥,小便赤黄,夜卧不安,已三周有余,故来中医求治,现其所流口水黏稠腥臭,舌质红,苔黄厚,指纹显露,大便干燥数日一解,因口腔有溃疡故疼痛难食。

【辨证】　胃有积热。

【治则】　和胃消食清热。

【处方】　保和汤加味。

　　　焦山楂10g　　神　曲6g　　茯　苓6g　　制半夏6g
　　　陈　皮3g　　连　翘6g　　黄　芩6g　　玉　片3g
　　　鸡内金6g　　生　草6g　　莱菔子6g

3剂,水煎服,3次/日,每次40ml。

患儿4剂尽服后口流涎水已止,大便更畅,纳食正常,口腔溃疡消失,舌质正常,苔薄白,指纹正常。

【汤头歌诀】

保和汤　　健神曲　　焦山楂　　苓夏陈

车前子　　条黄芩　　薄玉片　　鸡内金

生甘草　　可和胃　　能消食　　化积热

胃不和	浊不降	浊热雍	口流水
味腥臭	鸡内金	加玉片	与黄芩
消积食	莱菔子	并连翘	消积热
通大便	浊气下	口水除	用此方
治小儿	胃积热	其效佳	

【病案分析】 患儿因胃有积食,积久成热,胃气以降为顺,因积热日久浊气不降反而上于口腔,故口腔可溃烂,浊涎内出而外流,治此症者,应以消食和胃,清热降浊为主。故小儿之病较为易治。

【病案举例3】 张某某,男,60岁,兰州市人。

【主症】 因脑梗而致口角流涎水,不可自收已两月余,而此患者平时患有高血压,因工作繁忙治疗不及时,日久而记忆力大减,行动不稳,语言謇塞不畅,吞咽困难,四肢冰冷不温,大小便失禁,故求治于中医,舌质正常,脉象沉涩。

【辨证】 脑梗塞(脾肾两虚)。

【治则】 健脾补肾,兼以活血化瘀。

【处方】 脾肾双补活血汤(自拟)。

炙黄芪30g	红 参20g	茯 苓30g	制半夏10g
天 麻20g	当 归20g	赤 芍30g	川 芎10g
红 花10g	肉 桂6g	补骨脂10g	细 辛6g

7剂,水煎服,后下细辛,2次/日。

此患者所用上方20余剂,口角流涎水有所好转,但因年事以高加体弱一时不能完全康复,只有在此方的基础加以治疗。加丝瓜络20g、吴蚣5条,水煎服,2次/日。

【汤头歌诀】

用脾肾	双补汤	加活血	兼除湿
兼通窍	益命火	化湿浊	通络脉
调阴阳	气血通	治此症	恢复慢
参芪苓	半夏从	健脾气	补肺气
当归芍	芎红花	活瘀血	气运行

血可通	紫油桂	补骨脂	北细辛
补命火	温肾阳	化湿浊	可通窍
明天麻	可息风	能止痉	治麻痹
语不通	头眩晕	可通络	丝瓜络
通经络	除血痹	筋拘挛	除湿痰
与天麻	入脑络	其效佳	

【方解】 本方是在通窍活血的基础上加减而成,是通窍活血为主,但通窍活血汤无健脾补肾之功,此症与肾有关,因肾为水,藏精生髓,脑为髓之海。故《素问·上古天真论》云:"丈夫,八八,则齿发去,肾者主水。受五脏六腑之精而藏之,故五脏盛,乃能泻。今五脏皆衰,筋骨解堕,天癸尽矣。故发鬓白,身体重,行步不正,而无子耳。"固本是以健脾补肾活血化瘀通络为主。

【病案分析】 此患者平时血压较高,加之工作繁忙耗精气较多,而岁至八八是多病之际,稍有不慎而其病可作,肾者,先天之本,人之动力,阴阳所居之处,脾为后天之本,气血所生,人之气血不通而阻滞,是由于阴阳失去平衡而致,人脑为肾之府,是人体最高司令部,既能调节阴阳之平衡,又能调气血之活动,思维之敏捷,步行之技巧,如阴阳失调则气血不畅,而瘀滞则百病生矣,故中医之治病,既治标,更要治其本,要培气血之源,则健脾,调阴阳之平衡要补其肾,此患者是由于脑血管梗塞不通,脑之经络受阻而致,脑经络失去所养,湿浊闭塞空窍,使之功能,失职所致,故非健脾补肾活血化瘀者非其治矣,但要治症极难矣。

9. 干燥综合征

【病案举例】 李某某,女,69岁,兰州人。

【主症】 口腔干燥无津可润,夜其症加重,伴有双目干涩,头晕失眠,心烦不安,浑身皮肤发痒,有时吞咽困难要用水送下,已半年有余日益加重伴大便燥涩不畅,舌质,红少津,脉象,细数。

【辨证】 胃阴虚(干燥综合征)。

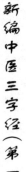
刘东汉新编中医三字经(第一卷)

【治则】 滋养胃阴。

【处方】 养阴益胃汤(自拟)。

　　　　生黄芪 30g　　生白术 30g　　生山药 30g　　麦冬 10g

　　　　天花粉 30g　　生白芍 30g　　五味子 10g　　升麻 6g

　　　　西洋参 20g　　生　草 10g　　生山楂 20g　　乌梅 10g

7剂,水煎服,2次/日。

【汤头歌诀】

胃阴虚	不生津	口舌干	无唾液
生黄芪	生白术	生山药	麦门冬
天花粉	滋脾阴	补肺气	五味子
生山楂	大乌梅	其味酸	可生津
能补肝	和脾胃	生甘草	加升麻
引诸药	可上行	津液生	口则润
咀食物	有唾液	舌搅拌	吞咽顺

【方解】 此方多用生药者,是取其燥性,用其润性,以滋补脾阴为主,因脾阴不足不能润于胃,如脾阴足,胃得润养则口腔有液,咀嚼食物则易而口腔津液生,而口腔干则愈,脾阴足则肺阴足,肺阴足则肝阴足,则胃气和。本方患者服 20 余剂,后其本症消失。

【病案分析】 此案是女性老年多见病。故《灵枢·热病》认为是上消症。而《证治准绳·杂病》"口燥咽干,此寻常渴,非三消症"。也是指出自觉口中干燥少津但不欲饮水之症。《景岳全书·传忠录》"凡病人问其渴否,则口渴。问其欲喝水否,则曰不欲。盖其内无邪火,所以不欲喝水,其阴内亏。所以口无津液,此口干也"。口干多属阳虚少津,或气虚阳弱,津液不上承所致。阴虚少津者,治养阴生津,宜健脾生津养胃为主,此患者是以健脾生津养胃而治愈。这属于西医之干燥综合征,是腺管萎缩所致。但也有患因气虚阳弱,而津液不能上承者所致,此种症在临床并不少见。宜益气升津为宜,如用建中汤,补中益气汤加减均可取得很好的效果。如李东垣指出,"脾胃与元气的关系,真气又名元气,乃先身生之精气也,非气不能滋生。如脾胃气虚,则下流于肾,阴火得以乘其土位,不能生津则口舌干燥,但不欲饮水。是阳虚,不化气生津所致,故不宜用滋阴之法治之。而李氏论脾胃之义至为深切,而治此症时要详问细辨才能立法,施治准确。

10. 口臭

【病案举例】 夏某某,男,40岁,兰州市人。

【主症】 口气臭难闻数年余,因口臭与人说话时总要用手遮其口,怕别人所闻而自羞,其妻子与儿子也均以远距离说话。遂经多处治疗但其效不佳。故来求治。问其症状患者用手护其口腔而说,而饮食嗜食肥甘厚味及饮酒。大便正常小便赤黄,有时自觉胃胀不适,但不影响吃东西及排便,视其舌质正常,苔厚腻,脉象沉缓。

【辨证】 口臭(胃内湿浊不降)。

【治则】 健脾化湿降浊和胃。

【处方】 清胃化湿降浊汤(自拟)。

茯　苓	30g	制半夏	10g	陈　皮	10g	竹　茹	10g
蔻　仁	10g	霍　香	6g	甘　松	10g	黄　芩	10g
香　附	10g	生　姜	10g	焦黄柏	10g	焦山楂	20g
生　草	10g						

7剂,水煎服,2次/日。

【汤头歌诀】

脾胃热	湿浊重	上熏蒸	浊不降
口气臭	用健脾	化湿浊	脾胃湿
有热浊	有寒浊	此处方	专清热
化湿浊	白茯苓	制半夏	广陈皮
白蔻仁	健脾气	加藿香	与甘松
鲜生姜	性芳香	化湿浊	条黄芩
可清热	焦麦芽	焦山楂	生甘草
消积热	除郁腐	调和胃	湿浊消
口臭除			

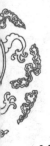

【方解】 本方法是以健脾化浊,兼以清胃降浊为主,是二陈汤加减而成,加以芳香化浊之品,兼以清热,降逆,对于因胃内湿热过盛而致之口臭难闻者行之有效。

【病案分析】 患者平素嗜食膏粱厚味,口气臭难闻,自感难与人言,与人说话时,用手遮其口,怕别人所闻而自羞,与其妻子与儿子也远距离说话。大便正常而不爽,小便赤黄,有时自觉胃胀不适。《诸病源候论·口臭》"口臭,由五脏六腑不调,气上胸膈"。《杂病源流犀烛·口齿唇舌病源流》"虚火郁热,蕴于胸胃之间,则口臭,或心劳味厚之人,亦口臭,或肺为火灼亦口臭,或吐脓血如肺痈状而口臭"。口臭之症较为复杂,在辨证论治时要分清其本,口臭者是其标,而其本不在口。故口臭有胃内湿热过盛,有肺炎火邪所灼而津少者,有因肺痈咳吐脓血者,而此症是,胃内湿热过盛所致,故以清胃化湿降浊和胃为主。

11. 口咸

【病案举例】 谢某某,男,56岁,兰州市人。

【主症】 自觉口内常感有咸味不适,已数月余,兼有腰酸困,小便频数,四肢恶寒不温,大便稀,浑身疲乏无力,舌质淡,薄白苔,脉象,沉细。

【辨证】 脾肾两虚。

【治则】 健脾治肾。

【处方】 四君汤加桂附八味丸加减。

> 红　参20g　炒白术30g　肉　桂6g　制附片6g
> 茯　苓30g　制半夏10g　砂　仁10g　泽　泻10g
> 吴茱萸10g

7剂,开水煎服,2次/日。

患者服后自觉口内味咸已大有减轻之势,原方加生姜10g,继服7剂而愈。

【汤头歌诀】

> 四君子　　健脾气　　和胃气　　白茯苓
> 制半夏　　咸泽夕　　化湿浊　　加砂仁

制附片	紫油桂	吴茱萸	温肾阳
口作咸	加生姜	散寒气	即可止

【方解】 本方是以四君子汤加味,以健脾温补肾阳,化浊利湿为主,因肾主水,命门所系,如命火不足,水湿不化,上泛于脾,而脾主津,肾又主咸,如脾土虚不能抵御咸水,而上泛于口故自觉口味作咸不适,砂仁、制半夏、生姜温胃散寒化浊,吴茱萸辛苦降,肉桂、制附片温补肾阳益火源,是益火之源以消阴翳,本症不是病而是症。

【病案分析】 患者自觉口腔作咸不适,时日已久,故来求治,问其症腰困,小便频数,四肢恶寒不温,大便稀,浑身疲乏无力,舌质淡,薄白苔,脉象沉细,是属于脾肾阳虚所致,因肾主水,是命门所系,如命火衰不足,使水浊上流,如脾气虚不能抵御咸水上流,故自觉口腔作咸不适,火不能温脾故大便稀,腰为肾府,肾气不足故腰酸乏力,小便频数,四肢不温而恶寒,本症不治口咸,而是以健脾补肾温阳降浊,是治其本,治本者标自愈。

12. 口甜

【病案举例】 白某某,男,60 岁,兰州市人。

【主症】 自觉口中有甜味感觉时日已久,经查空腹血糖16mmol/L,而患者体质较为肥胖嗜肥甘厚味,但也不欲饮,小便也不频数,但平时浊痰较多,胃脘胀不适睡眠不实,四肢沉重乏力,梦多,饮食一般,舌质正常,苔厚腻,脉象沉缓。

【辨证】 脾虚痰阻。

【治则】 健脾化浊,和胃去痰。

【处方】 温胆汤加味。

制半夏 10g	陈皮 10g	茯苓 30g	竹茹 10g
焦枳实 10g	砂仁 10g	乌梅 10g	焦楂 10g
霍香 10g	柴胡 10g	生姜 10g	生白芍 30g

7 剂,水煎服,3 次/日。

患者 7 剂服后来诊,自觉口中甜味较前已减,胃胀闷咳痰

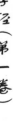

刘东汉新编中医三字经(第一卷)

已少,四肢有力。睡眠较前以可,梦已少,浑身沉重疲乏已轻,舌质正常,苔质薄白,脉象细数,原方加泽泻 20g、葛根 30g,继服药 20 余剂,自觉口甜,已消失,空腹血糖 6mmol/L,舌质正常,脉象缓。

【汤头歌诀】

温胆汤	调脾胃	兼肝胆	中焦热
湿痰盛	化不清	浊气雍	口中甜
加山楂	与砂仁	广藿香	北柴胡
生白芍	粉葛根	咸泽泻	调肝胆
使升降	能平衡	肝胆脾	正常行
浊气降	清气升	口中甜	自然消
用此方	治尿糖	或可行	

【病案分析】 患者自觉口中有甜味,体质较为肥胖。平时嗜食肥甘厚味,身体疲乏无力,胃脘胀闷不适,咳痰较多,睡眠不实多梦,查空腹血糖 16mmol/L,小便频数,舌质正常,苔白腻,脉象沉缓。但本人并无糖尿病症状,但查血糖高。如《素问·奇病论篇》"津液在脾,故令人口甘也,此肥美之所发也"。《张氏医通卷八》"口甘,经云有病口甘者,此五脏之溢也,名曰脾瘅。治之以兰,除陈气也,兰香饮子"。若脉弦滑兼嘈杂属痰火,滚痰丸,此指实火而言。平日人口甘欲喝或小便亦甜而浊者,俱属土中湿热。脾津上乘,久则必痈疽,须厚味,气恼。烦渴甚者,为肾虚,老人虚人,脾胃虚热。不能收饮津液而口甘者,当滋补脾气,补中益气汤去升柴,加兰香、煨葱根。可见口中发甜者并不是糖尿病之独有症状,如现代之糖尿病并无以上症状者多矣。但糖尿病并非单独胰脏之功能失调,而在中医看是整个脾胃消化系统功能失调,如肥甘过盛,势必造成脾胃功能之减退,余浊之物何去。如经云"流水不蛊,户枢不腐"如流水蛊,户枢必腐,为什么糖尿病晚期各个脏器已损坏。这是值得为今之医重视及研究的。如《经云》"不治已病,治未病",是治标乎是治本乎。

13. 口苦

【病案举例】 唐某某,女,49岁,兰州市人。

【主症】 患者经常夜间口苦及早晨口苦渐渐减轻,兼口咽发干,睡眠不实多梦,有时心烦,大便较干,小便赤黄,夜间双目干涩,如晚间多食时口苦发干加重,故来求治,舌质偏红,少津,脉象,弦数。

【辨证】 肝胆郁热。

【治则】 疏肝清胆,消食和胃。

【处方】 小柴胡加味。

柴　胡10g　黄　芩10g　制半夏10g　焦　楂20g

焦麦芽30g　陈　皮10g　香　附10g　竹　茹10g

炒白术20g　茯　苓30g　生　草10g

7剂,水煎服,2次/日。

患者7剂尽服后,自觉口苦发干已有大减,舌质正常,苔薄白,脉象微弦。原方继加炒白芍30g,以滋肝和营;当归20g,养血润便。

【汤头歌诀】

小柴胡	治少阳	疏肝胆	兼清热
如肝郁	胆气逆	现口苦	有口干
胃不和	有积食	夜不安	有梦多
胆火扰	心可烦	肝阴虚	大便干
久耗肾	肾水亏	咽喉干	目干涩
加白芍	滋肝阴	加当归	可养血
阴血足	大便通		

【方解】 小柴胡汤是主治肝胆脾胃不和之证,如脾胃不和,肝胆郁热则见口苦发干,甚至作呕,因胃气不和而胆气上逆则见口苦,此方重在和脾胃利肝胆,降胆气,滋肝阴,兼消食,此症可除。

【病案分析】 患者自觉夜间及早晨口苦发干,睡眠不实多梦,心烦,双目干涩,大便较干不畅,如饮食后夜间此症加重。此

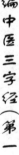

症多由热蒸胆汁上溢所致。如《灵枢·邪气脏腑病形》"胆病者，善太息，口苦"。《素问·痿论篇》"肺气热，则胆泄，口苦"。《景岳全书·口舌》"凡以因虑劳倦色欲过度者，多有口舌燥，饮食无味之证。此其咎不在心脾，则在肝肾，心脾虚则肝胆邪溢为苦"。如饮食或食积胃中亦可见口苦发干，总之此症应调理肝胆兼以消食和胃降逆为宜，如"经有玄"，胃有大络通于脑，如胃有积食则夜卧不安，胆火上扰心窍则多梦云，肝开窍于目如肝肾阴虚不能润养双目则双目干涩，肾精不足则大便干涩不畅。

总之，头脑疾病，标在头脑五官，本在脏腑，中医治病者必求其治本而标自觉，不是以局部之疾而治者，人身之大者与宇宙相关，人身之小者与脏腑相连，而病之杂者，状如宇宙之杂，至今人类还未解释清楚，了解不深，人病之杂者不是哪个医者都能了解清，但杂者至简，而简者至杂，如宇宙万事万物不离阴阳，人之简者不外乎阴阳气血，相连者脏腑网络，支络简者解为孙络。故古人云："天不变，道亦不变"，而不变者是变之规律不能改变，如事物之不变者则死不益。

第三章　心血管、呼吸系统疾病

第一节　心系病证

经文

人之心　一指心　主血脉　是心脏
二指脑　主神明　主循环　供脏腑
及周身　生命源　至重要　血运畅
血脉通　神明灵　身健壮　如不畅
成阻滞　疾病生　呼吸难　心功能
是不全　平卧时　可加重　坐立间
可减轻　肺瘀血　所引起　在夜心
易发作　莫忽视　要注意　与肺气
紧相连　血与气　成循环　血生气
为气母　子运气　血能行　治血者
应补气　胸前痛　痛在左　劳累时
或生气　或情绪　激动时　心绞痛
易发作　要细问　含硝酸　甘油片
数分钟　可消失　是心梗　应急救
莫迟缓　救生命　在时间　心悸证
心跳快　伴多梦　或惊悸　或失眠
胸憋闷　或心律　见失常　心烦闷
自汗出　或盗汗　记忆差　第二心

为大脑　补心气　养心血　调心神
通脑窍　气血足　此证消　心脏病
种类多　有虚实　有寒热　有痰水
有气滞　有血瘀　静脉压　增高时
钠潴留　有血浆　白蛋白　可降低
肝瘀血　肝功衰　抗利尿　激素增
心功能　衰竭时　水肿症　从下肢
开始起　面唇绀　是缺氧　成贫血
红蛋白　数量低　无紫绀　发紫绀
有两种　肺动脉　至静脉　静脉血
如缺氧　血流慢　心衰竭　常可见
高血压　冠心病　动脉炎　静脉炎
雷诺氏　均可致

 注 释

人之循环系统疾病，应包括心脏、血管、肺、脑、脾、肾、肝等，因人身是一个整体，不能单一的看某脏某腑。而从循环系统之疾病看其标主要为心脏和血管。故《素问·五脏生成篇》云："心之合脉也，其荣色也，其主肾也。"而是心与血管联为一体。《素问·六节藏象论》："心者，生之本，神之变也，其华在面，其充在血脉，为阳中之太阳。"故人无血则死，不通则病，神之变者与大脑相通，故主神明，故人心有二，一为心脏本身生血、主血脉，二为大脑主人身的思维神明，但中医辨证时，将二者视为一体。故《素问·灵兰秘典论》："心者，君主之官也，神明出焉。"如"主不明则十二官危，使道闭塞不通，形乃大伤"。人体血液循环运行如环无端，周而复始。心为离火，如太阳当空照而万象更生，如蒙昧不明，则万物衰。故心之所病者多矣。如《素问·藏气法时论》："心病者，胸前痛，胁支满，胁下痛，背肩胛间痛，两臂内痛。"《难经·十六难》："假令得心脉，其外证面赤，口干，喜笑，其内证脐上有动气，按之牢若痛，其病心烦，心痛，掌中热而宛，有是者心也。"《诸病源候论·心病使》"心气不足，则胸腹大，肋下与腰背相引痛，惊悸恍惚，少颜色，舌本强，喜忧悲，是为心气之虚也"。《左平圣惠方·心脏论》"夫心虚则生寒，寒则阴气盛，阴气盛则血脉虚少，而多悲畏，情绪不乐，心腹暴痛，时唾清涎，心膈胀满，多忘多惊，梦寐飞帆，精神离散，其脉浮而虚者，是其候也。"又云："夫心实则生热，热则阳气盛，阳气盛则气不行，荣气不通，遂令热毒稽留，心神烦乱，面赤身热，口舌生疮，咽燥头疼，喜哭，恐悸，手心热，满汗出，衄血，其脉洪实相搏者，是其候也"。故《本草纲目·脏腑虚实标本用药式》"心主藏神为君火，包络为相火，代君行令，主血，主言，主汗，主笑，本病。诸热瞀惊惑，谵语烦乱，啼笑，骂詈、怔忡、健忘、自汗，诸痛痒疮，标病，肌热、畏寒、战栗，舌不能言，面赤目黄手心烦热，胸胁满痛，引腰背肩胛肘臂"。《杂病诸源流犀烛·心病源流》："心主血，血即精也，心气原自有余，特精伤，而失血，心便不足，故血甚则神明湛湛，血衰则志气昏蒙。凡火之有余，皆由血之不足，而血之不足又能使火益就衰也，然则心病之有余不足，讵得与运气司天之火淫，火郁，徒属乎火者同视哉，亦性握精以固其气，养阴以凝其神，以调剂其有余不足，使归于和而已……以心为血脉之主，故其实其虚皆不见本脏而在血脉，其在血脉，必先于在经络者病之也。若胸腹腰胁间皆心与心包所在。故生病于本经也。其虚而腹胸大，则缘脾胃不上纳气于心而然，虚而胁下与腰相引痛，又缘肝肾不上贡精于心而然，此其病非止于本经络，可由本经络而推者也。"其标是心脏，其本心脏与五脏均有联系。但其本者，不离阴阳、气血、虚实、寒热、瘀滞而导致阴阳气血失去平衡而所致也。与心病有关联者如，心下支结，心下痞痛，心下坚筑，心下急，心下悸，心下痞硬，心下痛，心下满，心中寒，心中懊恼，心气虚，心水症，心血虚失眠，心汗，心实热症，心经咳嗽，心结，心烦，心虚热症，心虚寒症，心悬痛等证，除心脏本身之病变外，多与其他脏腑相关联。而心之证,也可指狭义,也可指广义之心系疾病。如现代医学之心胆综合征,心脑综合征,心胃综合,心肾综症等等。如《素问·灵兰秘典论》:"肺者,相傅之官,治节出焉。"肺为相傅之官,是气之化也,故气行则血行,气滞则血瘀,故有肺朝百脉之说,而肺又与心为相克关系,"火克金",大凡肺经之邪热均与心火有关。肝者,将军之官,谋虑出焉,肝与心又为相生关系,主情志之条达。谋略之思维,如肝有火或肝热者均与心有一定的联系,胆者,中正之官,决断出焉,而胆附于肝,为少火,往往君少二火有着密切的联系,如胆少阳之火旺盛可出现心经之症。膻中者,臣使之官,喜乐出焉。而膻中应属于心包膈之上,居于中位,相火代君行事,人之精神情志喜乐也与心有着密切联系,也可代心宣令,总之所谓十二官均与心脏有着密切的关系。因为人之一身是一个整体,辨证论治时,应从整体中找出疾病根本之处,在施治时是先治其标,还是先治其本,或者是标本同治,要根据病情的缓急,治疗需要来决定。也不能单一的先治其标而不治其本。故《素问·灵兰秘典论》"至道在微,变化无穷,孰知其原! 窘乎哉,消者瞿瞿,孰知其要! 闵闵之当,孰者为良! 恍惚之数,生于毫牦? 毫牦之数,起于度量,千之万之。可以益大,推之大之,其形乃制"。这是一切养生的道理,极其微妙,变化没有穷尽,要了解其本源,是很困难的,要从微小之处着眼,经积累认识分析,然后再扩大,最后至总结,这是对于宇宙及一切事物的观察与认识,是从小到大的认识过程,而心为五脏六腑之大主者,故许多疾病之症状与心有着密切的联系,而心脏有病也可涉及至其他脏腑,故涉及面广,症状杂难辨证更要细,而立法更要严,处方更要活。

1. 胸痹

【病案举例1】 陈某某,女,57岁,兰州市人。

【主症】 因与人打斗后,自觉胸背疼痛,不能转侧,呼吸时疼痛加重,右侧胸疼痛更重,经医院胸透提示,呼吸科检查均未发现异常变化,给服止疼片而疼痛不能缓解,已有数日。故来求治于中医。右侧胸肋疼痛不能触摸,不能转侧,气短不足以息,白天及夜间不能平卧。舌质,正常,脉象,沉涩。

【辨证】 胸痹。

【治则】 通阳散结开胸行气。

【处方】 瓜蒌薤白汤加味。

全瓜蒌30g 薤 白20g 桂 枝10g 当 归20g

赤 芍30g 木 香10g 橘 络20g 生 草10g

3剂,水煎服,白酒为引,2次/日。

患者煎服头剂后自觉胸胁部疼痛即止,呼吸通畅,弯腰活动时无疼痛感觉。患者也是医师,自谓没有想到中药有此神奇之妙。

【汤头歌诀】

全栝蒌	薤白头	桂枝尖	开胸痹
散胸结	胸阳位	似天空	阴气沦
痹不通	当归芍	能活血	可止痛
广木香	橘络丝	行结气	通络脉
胸痹疼	是首选	用此方	可加味
胸肋满	心下痞	冠心病	均可用

【方解】 本方是治胸痹疼痛之首选方,其功是通阳散结,行气止痛,所谓胸痹者,有因胸阳不振阳虚邪闭,有因打斗扭伤或挫气而致之气滞血郁之胸痹不通作痛者, 其方可用白酒为引,以加强温阳行气散结。而本方加味后对胸痛彻背跌打损伤、挫气扭伤所致之胸肋疼痛是相当有效,而现代医学用此方加味可治冠心病,疼痛难忍者,渗出性胸膜炎者应加茯苓30g、葶苈子20g,有很好的疗效,古人云:"用古方治今病,全凭加减。"

【病案分析】 患者因与人打斗后而致胸肋疼痛难忍,因各种检查均无异常发现,故服用止疼药其效不佳。此症是属于中医之胸痹症之类。而胸痹症最早见于《灵枢·本脏》"肺大则多

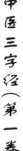

饮,善病胸痹,喉痹,逆气"。是指胸膺部闷窒疼痛的一种病症。如《金匮要略·胸痹心痛短气病脉证治》将胸痹心疼合为一篇,从部位来讲均在于胸肋部,如"平人无寒热,短气不足以息者,实也"。"胸痹之病,喘息咳唾,胸背疼,短气,寸口脉沉而迟,关上小紧数,栝蒌薤白白酒汤主之"。胸痹不得卧,心痛彻背者,栝蒌薤白半夏汤主之"。胸痛心中痞气,气结在胸,胸满,肋下逆抢心,枳实薤白桂枝汤主之"。"胸痹,胸中气塞,短气,茯苓杏仁甘草汤主之,橘枳生姜汤亦主之"。"心中痞诸逆心悬痛,桂枝生姜枳实汤主之"。橘枳生姜汤主治之后"心疼彻背,背疼彻心,赤石脂丸主之"。以上数条均可看出,胸痹症,包括心、肺、胸膈气虚阳气不足,血郁气滞是致病之本。《肘后备急方》"胸痹之病,令人心中坚痞忽疼,肌中苦痹,绞痛如刺,不得俯仰,其胸皮皆痛,不得手犯,胸满气短,咳嗽引疼,烦闷自汗出,或彻引背膂"也可看出其胸痹应包括胆囊炎、冠心病、心绞痛、胸膜炎等在内;此症主要是属于气滞之久,血亦郁滞结滞于胸胁所致。而用通阳散结行气兼以活血化瘀之法,方中栝蒌,味甘性寒润滑,能宽胸顺气涤痰;薤白概括说能通气行气宣痹,载药上行;加以桂枝、当归、赤芍、木香、橘络,白酒为引与诸药相合,能温阳保气散结通痹,活血通络止疼其法备至,其效神奇。

【病案举例2】 王某某,女,69岁,兰州市人。

【主症】 夜间自觉胸前区闷胀憋气,兼有心前区刺痛,日益加重频繁发作。心电图提示,心肌缺血,ST段改变,心律不齐,有早搏,西医诊断为冠心病心绞痛。患者每发作时需舌下含硝酸甘油后方可缓解。平时多含服速效救心丸及复方丹参滴丸。而近月来自觉胃胀疼打嗝,纳食大减,有时大便稀故来救治于中医。问其症状,每晚夜间易发作胸闷憋气,心前区疼痛发胀,睡眠不实多梦,情绪烦躁易怒,头晕浑身疲乏无力,纳差胃胀满,有时隐隐作痛,大便不成形一日数次,四肢发凉不温,面色发青,舌质紫暗,口唇发暗,脉象,沉涩兼有结脉。

【辨证】 胸痹血瘀（冠心病）。

【治则】 温阳开胸散结，行气活血化瘀。

【处方】 枳实栝蒌薤白桂枝汤加味。

焦枳实10g 栝　蒌20g 薤　白20g 桂　枝10g

当　归20g 赤　芍30g 川　芎10g 红　花10g

桃　仁10g 石菖蒲10g 木　香10g 红　参20g

甘　草10g 厚　朴10g

7剂，水煎服，3次/日。

患者服前方后，自觉胸闷憋气心前区刺痛较前有所减轻，胃胀不适已可，夜间睡眠较有好转，因症状有所减轻，情绪烦躁易怒已有改善。舌质紫暗，脉象沉涩。看来法方是正确已中病。再在原方中加水蛭10g、生黄芪30g，原方去焦枳实，再服7剂，以观后效。

患者在本方的基础上共服20余剂，其症基本得到改善。

【汤头歌诀】

胸痹证	逆攻心	胸胁痛	全栝蒌
焦枳实	薤白头	厚朴皮	桂枝尖
心下痞	塞不通	逆气上	直冲心
加当归	赤芍药	大川芎	草红花
光桃仁	石菖蒲	红人参	炙甘草
广木香	可温阳	能活血	加水蛭
生黄芪	能补气	通血脉	血脉通
痛可宁	冠心病	止痛灵	用此方
加减用	胸膈间	疾病杂	均可用

【方解】

本方是治胸痹疼痛阳虚阴盛，虚实夹杂之证，但在临床上应分为虚实寒热而施治，如方中加黄芪、红参、水蛭、桃仁、红花、木香，是加强益气活血散结行气通痹止痛之作用。尤其是本方加减对冠心病心梗，有较好的疗效。有众多患者，经常口服丹

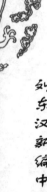

参滴丸,或者是速效救心丸,固然能起到当时的开胸散痹止痛作用。但长此下去能损伤胃之阳气,而此本为心阳虚所致,如上二药均有芳香开窍之功,如冰片性味寒凉可损伤胃阳使浊阴之气不能下行而上逆攻心,而治标者必伤其本矣。

【病案分析】 患者此证主要是气滞血瘀结滞于胸中,因胸部为阳位,气与血交会之处,如阴虚气滞血运不畅,心窍不通,故胸闷憋气疼痛难忍,胸中者是诸气所聚,因肺主气,为诸气之总司,心主血脉,气血同源,气行则血行,气滞则血瘀,血瘀则心血痹塞不通,故疼痛作焉,故治胸痹心痛者,必先行其气,气行则血行,气血通顺运行正常焉有作痛者也。而胸痹疼痛者多与心肺肝三脏有着密切的关系。如《素问·脏气法时论》"心病者,胸中痛"。《医研·胸痛》云:"胸者,肺之部分,则痛其尤多属肺可知,乃医书多与肝病为主,此举熬偶之论耳,勿泥,须知胸为清阳之分,其病也,气滞为多,实亦滞,虚亦滞,气滞则痰饮亦停,重行气除痰,此治在肺。"《杂病源流习烛·胸膈脊背乳病源流》云:"胸者,肝脏之分,心肺、脾、肝胆,肾,心包,七经脉俱至胸,然诸经虽能令胸满气短,而不能使之痛,惟肝令胸痛,故属肝病。"但以上未提出与瘀有关,而致胸痛者。诸贤所提出与气,痰及心脏有关,但未提出与瘀血有关而致胸痛者。惟清代医学家王清任提出,用血府逐瘀汤治胸痛者是有独特的见解。在临床治疗胸痹疼者是由于气滞血瘀所致,是有独到之见解。在临床治疗由于气滞血瘀所致之胸痛者,用活血化瘀之品,不要忘记配以益气补气之药,因气为血之帅,气行则血行,气滞则血瘀,如阳之气则以主动,血者主阴则以静为宜,但要动与静两者相互配合才能形成循环,如循环停止生命即死而无救。如突然发生心绞痛,有时很难救治,应与时间夺生命,首先抢救,在平稳时再用中药活血化瘀,散结行气之法治之,是治其本也,这种提法是否妥当,望同仁指正研讨。活血化瘀之品很多,有医者首推西红花、丹参、水蛭等,但西红花较贵,一般经济上难以承受,多用草红花,而丹参味苦性寒,如因心阳虚而气滞不通者应少用或者不用,而水蛭,味咸苦,性平,在破血逐瘀通经蓄血散结消癥瘕等方面有很好的疗效,总之应以温阳补气行气散结破瘀活血通窍为宜。

【病案举例3】 王某某,男,36岁,兰州市人。

【主症】 因胸部撞伤后,胸部疼痛不已,已一周余未减,胸疼气短不足以息,其右侧疼痛不能转侧,经医院胸部透视拍片,提示"两肺及肋骨未见异常"。故求治于中医,视其右胸胁部皮肤紫红,有瘀血一片,夜间不能向右侧睡卧。舌质正常,脉象沉弦。

【辨证】 胸痹(血瘀阻络)。

【治则】 活血化瘀,行气通络止痛。

【处方】 栝蒌薤白半夏汤加味。

全栝蒌 30g 薤白 20g 制半夏 10g 当归 20g

赤芍 30g 水蛭 10g 红花 10g 橘络 20g

木香 10g 血竭(冲服)6g 三七粉(冲服)10g

3剂,水煎服,3次/日。

患者连服3剂,疼痛大减,已能平卧,活动自如,右胁部皮下瘀血已消散变淡。舌质正常,脉沉。

【汤头歌诀】

胸胁痛	不能卧	是外伤	血阻气
瘀皮下	色紫红	全栝蒌	制半夏
薤白头	当归芍	藏红花	橘络丝
广木香	加血竭	与水蛭	三七粉
白酒引	治胸痹	气短促	活动限
不平卧	水煎服	白酒引	散结气
活血络	即止疼	立见效	

【方解】 本方治胸痹疼痛,兼血瘀者其效显著。既能活血化瘀又能行气止疼,其方内归芍、血竭、三七、红花既能活血化

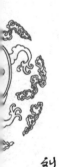

瘀又能止痛,橘络、木香行气散结,加白酒引药各归其经,有助活血化瘀行气散结止痛之作用。橘络专能宣通经络气滞,治肺气上逆于络脉者其效甚佳,屡用屡效。

【病案分析】 患者是因胸部软组织受伤后所致疼痛难忍,服前方局部疼痛瘀血消散而疼痛自止,这和气滞血瘀阻于心窍者不同,软组织损伤疼痛在于表皮,但能牵掣肋间经络(神经)疼痛,外伤皮下组织血脉瘀阻疼痛是为浅故无危及生命而易治。如《金匮要略·脏脉经脉生后病脉证》云:"千般疾难,不越三条,一者,经络受邪,入脏腑,为内所因也,二者,四肢九窍,血脉相传,壅塞不通,为外皮肤所中也,三者,房室、金、虫兽所伤,仅此辨之,病由都尽。"但病初不及时诊治,则由外因传入内因者多矣。但胸痹、胸痛、心痛凡此种疼痛者,即有语声喑喑然不彻者,都能明确视为胸、心、膈之间作痛不已也,故古人云"不治已病,治未病,不治已乱,治未乱,如病已成而后药之,乱已成而后治之。如渴而穿井,斗而铸锥,不亦晚乎"。此症所用橘络者,是因能通络理气,止胸胁疼痛。如《本草纲目·拾遗》金微络云"橘络专能宣通经络滞气,余屡用以救治卫气逆于肺之脉证者甚有效"。本人在临床中屡用其行胸胁气滞胀疼,妇人乳腺有块肿痛连及腋者其效更佳,水蛭活血化瘀止痛其效更甚于桃仁、红花、丹参之类。《金匮》之有栝蒌薤白白酒汤,是以通阳散结,豁痰下气为主。栝蒌薤白半夏汤是以通阳散结逐饮,降逆为主。枳实栝蒌薤白桂枝汤是以通阳开结降逆为主。现此三方既有共同点均为通阳,散结降逆,逐饮泻满之作用,以通阳行气散结为主,是胸痹证之首选方,但不足者是没有活血化瘀之品,故胸痹疼痛者应加活血化瘀之品是非常需要的,但不宜过多用苦寒辛凉败胃之品。如《金匮·胸痹心痛短气》除以上三方外,还有人参汤、桂枝生姜枳实汤、乌头赤石脂丸,均以温散阴寒所致的胸痹疼痛气短,还有因水饮停聚胸肺而心痛者如,茯苓杏仁甘草汤、橘皮枳实生姜汤、薏苡附子散,均有宣肺利水开胸散结,和胃降逆之效而治疗胸痹疼痛者。总之以上诸方因证而宜,应辨证,因证施治,临证加减无有不效者。

【病案举例4】 蒋某某,男,60岁,兰州市人。

【主症】 每晚夜间胸闷憋气而醒。

患者因写作及工作繁忙,每日吸烟两包,因体质虚弱易于感冒,晚间睡眠不实多梦,胃脘胀满,食欲减退,心悸心慌,时而出现早搏,近日因工作过于劳累而出现心前区疼痛。急查心电图,提示心律不齐,频发性早搏,除舌下含硝酸甘油片后其症已缓解,急请中医诊治,舌头暗、苔白腻,脉象沉结。

【辨证】 胸痹证(心胃综合征)。

【治则】 通阳散结,和胃降逆。

【处方】 橘皮枳实生姜汤加味。

橘皮 10g	焦枳实 10g	生姜 10g	制半夏 10g
桂枝 10g	薤白 10g	石菖蒲 10g	炙甘草 10g
炒白术 30g	茯苓 30g		

2剂,水煎急服,2次/日。

患者头煎服后立即自觉胸闷气短,胸脘部胀闷已通畅,心前区隐痛已消失,脉象沉结已少,舌质暗,苔薄白。原方加红参20g、炒白术30g、茯苓30g、当归20g、赤芍30g、川芎10g,7剂,水煎服,2次/日。

【汤头歌诀】

胸痹证	胸胁痛	气憋闷	脉沉结
胸脘胀	胃气逆	焦枳实	开胸气
薤白头	性温散	行滞气	桂枝尖
温通阳	加生姜	散阴霾	制半夏
红人参	补心气	助心阳	云茯苓
炒白术	健脾气	可燥湿	降浊气
当归芍	加川芎	能活血	化瘀血
石菖蒲	通心窍	心胃症	浊在胃

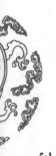

上逆心	阻胸阳	其症作	水煎服
疼即止	胸气通	胸中痹	满疼者
用此方	宜加减	疗效奇	

【方解】 本方是治疗心阳虚,阴浊盛而致之胸痹证,是以辛温散寒行气活血化瘀,益气健脾和胃降逆为主。红参更能补益心气,温补心阳,阳气足者,则阴浊之气易于消散。

【病案分析】 此患者,因工作烦恼,加之吸烟无度,又加胃内不适,时而有胸闷憋气,心前区疼痛及胃脘胀满伴有打呃,而此症虽然表现在胸膈心前区,而实则与胃有着密切的关系。因胃为五脏六腑水谷精血之海,水谷皆入于胃,而五脏六腑皆禀气与胃。如《灵枢·玉版论》云:"人之所受气者谷也。谷之所注者,胃也。胃者,水谷气血之海也。"因胃为六腑之一,主受纳与腐熟饮食,所化之水谷精微,通过脾的运化,输布于五脏六腑以供养全身,因为胃气以升清降浊为主,如胃气上逆浊气不降,势必影响胸中之宗气,宗气由胃所产生而积于胸中,胃气不降必使清浊不分,胸者像天,能普照万物,又如雾露洒陈于三焦,灌溉于六腑,滋润经络百骸。"心者,君主之官,主神明,又为五脏六腑之大主。"如徐灵胎云:"心为一身之主,五脏六腑百骸皆命于心,故心为君主,心主藏神,故为神明之用。"心主血脉,气行则血行,气滞则血瘀,大凡疼痛者是气血不通也,而不通则痛,通则不痛。而此患者既有胸闷气短,夜间憋气,又有胃胀纳食不佳,少食善饥,食后症状异常。心电图:ST-T改变,频发早搏。综观此患者,其证本在胃,其标在心。故欲治此症,应先和胃降逆行气散结,再兼以活血化瘀,通窍为宜。方中焦枳实、橘皮、生姜能宣通气机,行气散结、桂枝、红参能助阳行气、当归、赤芍、川芎能活血化瘀止痛、茯苓、白术、制半夏健脾除湿化浊;石菖蒲通心窍,逐痰祛风湿,安心神。

总之,其治法是:在行气散结,温阳和胃降逆,理血活血化浊止疼,此方配伍精妙,其效很佳。

2. 风湿性心脏病

【病案举例】 杨某某,男,21岁,秦安县人。

【主症】 每因劳累后心慌气短胸闷,干咳无痰,咽喉不利,有时夜间其症状加重,已数年余。

患者数年前因感冒而咽喉疼痛,咳嗽有痰,经一般治疗后其症可缓解,但每与受寒后其症易于发作。但近半年来胸闷气短干咳时呼吸困难,声音嘶哑,心慌,如症状加重时痰中带有血丝,小便少,面部及下肢有轻度浮肿,晚间睡眠时常因胸闷憋气,或心慌心悸而醒。舌质暗,白苔,脉象沉涩兼数。

【辨证】 心痹证(风湿性心脏病)。

【治则】 温阳通痹益气。

【处方】 苓桂术甘汤加味。

茯　苓 30g	桂　枝 10g	炒白术 30g	制半夏 10g
当　归 20g	炒白芍 30g	远　志 6g	石菖蒲 10g
红　参 20g	车前子 20g	炙甘草 10g	

7剂,水煎服,2次/日。

患者前方尽服后,自觉胸闷气短,咽喉咳痰已利,心慌已轻,晚间憋气已可能安然入睡,小便量增多,面部及下肢浮肿已消,舌质暗,苔薄白,脉象沉。原方加黄芪 30g。

【汤头歌诀】

治心痹	白茯苓	炒白术	桂枝尖
制半夏	炙甘草	浊气上	可冲心
能温阳	可化湿	加当归	能理血
石菖蒲	运志肉	可通窍	红人参
生黄芪	车前子	能补气	阳气足
可利水	用此方	治风心	疗效佳

【方解】 苓桂术甘汤本为治心下有痰饮,胸胁支满头脑眩晕之圣方,在本方内加上诸药功用变为既能除痰饮,又能温阳活血通窍,对于心慌心悸,咽喉不利之风心病是有效的,应用处

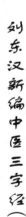

刘东汉新编中医三字经(第一卷)

方凭症要灵活加减,有症则用是药,才能取得好的疗效。

【病案分析】 此证由于感受外邪失治而发展为心痹证,如《素问·痹论》云"心痹者,脉不通,烦则心下鼓,暴上气而喘,嗌干善噫,厥气上则恐"。《诸病源候论·心痹候》"思虑烦多,则损心,心虚故邪乘之,邪积而不去,则时害饮食,心里愊愊,如满,蕴蕴而痛,是谓之心痹"。《圣济总录·心痹》"脉痹不已,复感于邪,内舍于心,是为心痹"。总之此患者多因感受邪而失治,浊邪内痹于心,故有如上之症。则胸闷,气喘,干咳不能平卧,心慌心悸,心下痞暴满,如复感邪后其症加重故痰中带血,动则其症则更重。舌质暗、苔白,是血有瘀,阳虚湿浊不化之表现,脉沉涩兼数,则阳虚血瘀之象,故治则:当以温药和之,加以活血通窍降逆除湿浊为宜。

3. 肺心病

【病案举例】 王某某,男,29岁,秦安县人。

【主症】 因感冒治愈后,经常咳嗽,有时咳痰气短。近一年来胸闷气短,咳嗽,呼吸急促加重。患者因数年前感冒后一直咳嗽时轻时重,一遇外感后其症加重,稍微活动后其呼吸气短,胸闷更重,现已丧失一般劳动力,咳嗽痰多,心慌心悸日益加重,夜卧不安,浑身疲乏无力,后背恶寒,面部及口唇发紫,咳痰稠黏,胃脘部胀满疼痛,纳食减退,大便溏稀,小便量少,下肢浮肿,舌质暗、苔白腻,脉象沉滑,胸透提示,肺动脉分支扩大,心脏显垂直位,心尖向上举,右心室扩大。心电图:低电压,P波电轴偏右。右心室肥大,右束支传导阻滞。

【辨证】 痰饮(肺心病)。

【治则】 温阳宣肺,祛痰通窍。

【处方】 温阳宣肺通窍汤(自拟方)。

葶苈子20g 茯苓30g 制半夏10g 桂枝10g
杏仁10g 红参20g 黄芪30g 当归20g
赤芍30g 石菖蒲10g 远志6g 甘草10g

车前子 20g

7剂,水煎服,2次/日。

患者7剂尽服后,自觉胸闷气短,咳嗽咯痰已少,心跳心慌已轻,已能平卧,胃脘心下痞满痞痛已轻,纳食有增,大便已成形。小便量增多,面部及下肢浮肿大有减轻,后背发凉,恶寒已轻,口唇,面部发绀色已变淡。舌质暗,薄白苔,脉象沉滑。原方加炒白术30g、蔻仁10g,7剂,水煎服,2次/日。

【汤头歌诀】

自拟方	用古方	来改造	凭加减
来组成	治肺心	标本兼	是肺病
时已久	累及心	既咳嗽	又咯痰
胸又闷	气又短	心慌悸	跳动快
肺不宣	通调失	阴浊盛	反侮火
心火衰	离空火	被蒙闭	血运阻
故心痛	血瘀盛	含氧少	颜面唇
故发紫	葶苈子	云茯苓	制半夏
苦杏仁	宣肺气	泄肺水	参芪桂
能补气	可温阳	化浊痰	当归芍
石菖蒲	远志肉	能活血	通心窍
炒白术	白蔻仁	健脾气	可燥湿
祛痰源	车前子	能利尿	能消肿
肺心病	标本治	用此方	凭加减
其效灵			

【方解】

本方是以葶苈大枣泻肺、苓桂术甘汤、黄芪建中汤、当归补血汤四方组合有加有减而成,重在宣肺逐饮、健脾温阳化水、补气健中、理气活血化瘀通窍。可谓之标本兼治,泄中有补,健脾化浊,利水不伤正,理气活血通络开窍止痛。

【病案分析】 此患者自幼身体差易患感冒,反复发作,久治不愈,逐年加重,而呼吸气短,胸闷多痰已廿余年。近年来其

刘东汉新编中医三字经(第一卷)

症加重,动则气短不足以息,后背发凉,夜间不能平卧,胸前闷痛,有时痰中带血,心慌心跳,不能入睡,近颜面及口唇发紫,四肢发凉,小便量少,大便溏,面部及下肢浮肿,浑身疲乏无力,行动困难。舌质暗,白苔,脉象沉滑,心电图异常,右心室扩大,是肺中痰饮久则累及心脏。故西医诊断为肺心病。《诸病源候论·心痛病诸候》"心痛者,风冷邪气乘与心也,其痛发,有死者,有不死者,有久成疹者。心为诸藏之主而藏神,其正经不可伤,伤之则痛为真心痛,朝发夕死,夕发朝死。心有支别之络脉,其为风冷所乘,不伤正经者,亦令心痛,则乍间乍甚,故成疹不死"。而所引之疾应包括为颜面、口唇、四肢及皮肤发紫在内。因肺主诸气,主皮毛,此法是宣肺健脾,温阳利湿,活血通窍,肺气通则水湿之邪已通,现用活血者使心窍通,则胸中离空当照,阴雾之气则化,故诸症可减。

第二节　不寐证论治

经文

不寐证	称失眠	其病机	与病因
与五脏	和六腑	有关连	心脾虚
阴火旺	心胆怯	热痰壅	胃积热
心与肾	不相交	喜与悲	均可制
辨证时	要分清		

注释

不寐证,又称失眠症,是指不能正常入睡者而言,轻者入睡困难,重都则彻夜不能眠。如《素问·逆调论篇》"胃不和则卧不安"。《金匮要略·血痹虚劳病》"虚劳虚烦不得眠"。失眠不寐往往伴有头晕,头疼,心悸怔忡,浑身疲乏无力,多梦耳鸣,腰膝酸困无力,情绪烦躁或精神忧郁等症,但也有单独出现失眠不寐者。

(一)病因病机

形成失眠不寐之原因较多,如思虑过度,可伤及心脾,阴虚火旺上扰心窍。疲劳过度可致心肾不交。肝胆火旺上扰心窍。心胆气虚,或热痰上壅,胃有积热,过喜过悲,均能影响睡眠。轻者睡眠不实,时睡时醒,重者则彻夜难眠。如思虑过度,伤及心脾,阴阳不交,水火不济,心虚胆怯,则心神不安,胃气不和,夜卧不安,热痰上扰心窍则心烦不寐等,《巢氏·诸病源候论·虚劳不得眠候》"今邪气客于脏腑,则卫气独营其外,行于阳,不得入于阴,行于阳则阳气盛,阳气盛则阳蹻满,不得入于阴,阴气虚,故目不得眠"。大病之后,脏腑尚虚,荣卫不和,故生于冷热。阴气虚,卫气独行于阳,不入于阴,故不得眠。若心烦不得眠者,心热也,若但虚烦而不得眠者,胆冷也。故治失眠不寐者不是只服安眠镇静药而已,还要根据脏腑辨证用药,应以标本兼治为宜。

(二)辨证分型

1. 心脾两虚型

【病案举例】 崔某某,女,50岁,兰州市人。

【主症】 夜间难以入睡,易醒易惊,心悸健忘,头晕、耳鸣、眼花、浑身疲乏无力,胃脘胀满不适,月经已停潮两年有余,大便稀而不成形。舌质淡白,苔薄白,脉象,沉细弱。

【辨证】 心脾两虚。

【治则】 健脾益气,养血安神。

【处方】 归脾汤加味。

炙黄芪20g	茯 苓30g	炒白术20g	红 参20g
当 归20g	运 志6g	炒枣仁30g	木 香10g
桂圆肉10g	炙甘草10g	熟 地10g	生 姜6g
大 枣6枚	蔻 仁10g	牡 蛎30g	

7剂,水煎服,下午4时、晚间9时服用。上午不服,在下午

服者保持药物之浓度。

患者 7 剂尽服后来诊，自觉睡眠较前已有好转，头晕耳鸣，浑身疲乏无力，心悸，胃脘胀满已可，大便已成形，舌质正常，脉象沉细。原方加五味子 10g，7 剂，水煎服，2 次/日，服药时间不变。

【汤头歌诀】

归脾汤	参术芪	归草茯	远志芍
酸枣仁	木香桂	姜枣同	为药引
九熟地	炙甘草	五味子	白蔻仁
健脾气	益心血	失眠症	有健忘
身疲乏	心悸作	加牡蛎	能止汗
服此方	入睡安	一觉醒	精神振
心悸除	记忆增		

【方解】

本方是治心脾两虚证，思虑过度，暗耗阴血，劳伤心脾，脾虚则心血不足而致失眠，心悸怔忡，健忘盗汗虚烦劳热，纳差，浑身疲乏头晕，或者妇女月经过多或量少者均可服之。方中参芪补脾助阳益气，使气血旺盛；当归、白芍、熟地、大枣、桂圆肉能滋补心血、远志、生姜通窍、炒枣仁、五味子能安眠；茯苓、牡蛎能镇惊，止汗；蔻仁能健脾醒脾；炙甘草温中补气调和诸药，使诸药相合，共奏益气补血，健脾滋养心血以安眠镇静之功。因脾者为气血生化之源，有统摄血液之权，故名曰归脾汤。

【病案分析】 患者夜间难以入睡，易醒多梦，心悸怔忡，头晕浑身疲乏无力，耳鸣健忘，眼花，胃脘胀满不适，胸闷气短，大便稀不成形，月经已停两年有余。舌质淡白，苔白，脉象沉细弱。

此证是由于心脾两虚，而气血不足，血虚不能养心，阳不能入于阴，故神虚不能守舍。因心主血脉，主藏神，而神明出焉，故多梦易惊易醒，血不养神，故心悸怔忡健忘，因气血不足不能上充于脑，故头晕眼花耳鸣，面色无华。脾失健运，故纳差，胃脘胀满不适,脾为生化之源,为精血之海,如气虚血少,则疲乏无力。舌乃心之苗,心主血脉,故舌质淡白,脉象沉细。脾艮卦为艮外艮的艮卦。而脾虚证主要为纳呆,消化不良,腹胀呕吐,腹泻肠鸣,四肢无力疲乏困倦,面黄肌瘦,如湿盛者则面浮身重,多痰而肥胖。如脾虚生化之源无力,则能影响心、肺、肝、胃、肠、肾、脑等脏腑之功能,所以东垣重视脾胃为后天之本的重要性是有一定的道理,如李氏所言"气"是人体生命活动的动力与源泉。它既是脏腑功能的表现,又是脏腑功能活动的产物。而"真气者又名元气,乃先身生之精气,非胃气不能生之"。李氏认为只有谷气上升,脾气升发,元气才能充沛,生机才能洋溢活跃,阴火才能收敛潜藏。反之,若谷气不升,脾气下流,元气将会亏乏和消沉,生机必然会受到影响。而此证归脾加味者是以健脾益气,养血安神,内加木香者是补而不腻行气通窍为主。本方组成可谓用药周全。

2. 心虚胆怯,失眠不寐

【病案举例】 赵某某,男,40岁,兰州市人。

【主症】 失眠多梦,易惊易醒,夜间惊恐不安,难以成寐,口干口苦,胸脘腹闷气短,多痰自汗盗汗,每晚间要服舒乐安定2片后、只能睡三至四小时,时日已久。故前来求治。舌质淡白,脉象沉细。

【辨证】 心虚胆怯,失眠不寐。

【治则】 益气镇惊,安神定志。

【处方】 酸枣仁汤加味。

炒枣仁30g　知　母10g　茯　苓30g　川　芎10g
当　归20g　炒白芍30g　远　志6g　龙　骨30g
牡　蛎30g　制半夏10g　石菖蒲10g　党　参20g
炙甘草10g

7剂,水煎服,下午4时、晚间9时各服1次。

患者前方尽服,自觉睡眠大有改善,已不服用舒乐安定而

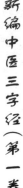
刘东汉新编中医三字经(第一卷)

能入睡,易惊易醒,惊恐不安多梦基本消失,胸闷气短咳痰已少,精神已恢复,口干口苦,自汗盗汗已可,舌质,正常,脉象,细微弦,原方再加竹茹 10g,7 剂,水煎服,2 次/日。

【汤头歌诀】

炒枣仁	云茯苓	肥知母	归心脾
滋肝阴	敛心气	当归芎	石菖蒲
远志肉	养心血	通心窍	龙牡蛎
能潜阳	制半夏	加党参	健脾气
炙甘草	调诸药	心胆虚	有痰浊
扰心窍	睡不安	易惊恐	配方妙
午后服	能睡好	治失眠	不可少

患者前方尽服,自觉睡眠大有改善,7 剂,水煎服,一日 2 次。

【病案分析】 由于心气虚弱,胆气虚怯而致睡眠不实,易悸易醒,惊恐不安,胸闷气短,胆怯者,实则是由于心血不足,阴不能敛阳,而虚烦不寐,胆为少火,上扰心窍,神不守舍,故且多梦纷纷,惊恐不安,易悸易醒。因心为君火与少阳相火相合,二火相合其势上炎,故惊恐不安不能入眠。如《素问·阴阳应象大论》"壮火之气衰,少火之气壮,壮火食气,气食少火;壮火散会;少火生气"。《金匮要略·心典》"寤则魂寓于目,寐则魂藏于肝,虚劳之人肝气不荣,则魂不得藏,魂不藏,故不得眠。酸枣仁敛肝气,宜为君,而魂既不归舍,必有浊痰,燥火乘间而袭其舍者,烦之所由作也,故以知母,甘草滋燥,茯苓,川芎行气除痰。皆所以求肝之治而宅其魂也"。如《素问·六节藏象论》"心者,生之本,神之变也,其华在面。其充在血脉,肝者,罢极之本,魂之居也,其华在爪,其充在筋,以生血气"。《素问·藏气法时论》"肝病者,虚则目慌无所见,耳无所闻,善恐,如人将捕之"。总之心血不足,使肝胆虚者,易成不寐惊恐不安,失眠也。应补之于心,调肝胆之热。

3. 痰热上扰心窍（失眠）

【病案举例】 刘某某，女，47岁，兰州市人。

【主症】 失眠头沉重如物裹者，其声不扬，胸腔胀满，多痰，纳呆作呕，白带量多，心烦口苦发干，月经量少，浑身疲乏无力，身体发酸，动则头晕目眩，大便稀，已有数余年，久服安眠药其效不佳，故来求治，舌质胖大淡，脉象沉滑。

【辨证】 痰热上扰心窍（失眠）。

【治则】 清热化痰，和胃安神。

【处方】 温胆汤加味。

茯　苓30g　制半夏10g　焦枳实10g　竹　茹10g
焦黄连6g　黄　芩10g　五味子10g　胆南星10g
蔻　仁10g　炒薏仁30g　炒白术30g　生　草10g

7剂，水煎服，2次/日。

患者7剂尽服后，自觉头沉重如物裹已轻，晚间已能入睡4小时左右，心烦已可，胸闷脘腹胀满已轻，纳食有增，作呕已轻，痰量已少，白带量已减少，浑身四肢沉重疲乏无力已轻，动则头目眩晕已消失，大便已成形，现在每晚已不服安眠药。舌质胖，苔薄白，脉象沉滑。后方加焦楂20g、焦麦芽30g、生黄芪30g，7剂，水煎服，2次/日，以巩固疗效。

【汤头歌诀】

温胆汤　可加味　成涤痰　两方合
能理气　清胆热　胸膈痰　即可除
和脾胃　杜痰源　半夏星　生甘草
枳茯苓　黄连芩　五味子　薏米仁
白蔻仁　生黄芪　焦麦芽　焦山楂
加姜枣　胆邪热　不上扰　心不惊
夜不恐　头不眩　浊痰尽　早晚服
安神好

【病案分析】 患者女性，由于体形较胖，脾虚湿盛，积湿生

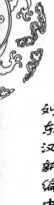

刘东汉新编中医三字经（第一卷）

痰,痰积日久,胆气不降,而少阳之火与痰相搏,可致热痰上扰清窍,则心烦不寐,热痰壅遏于中脘,故胸闷脘腹胀满纳呆,清阳被湿浊所蒙,故头重如裹,头目眩晕,痰浊停聚中焦则气机不畅,胃失和降,胆气与湿痰上扰故口干口苦,舌质胖,苔黄腻。胆实则生热,胆虚则惊恐不安,起卧不定,胸脘胀满,身体羽羽,心烦咽干。故应首选温胆汤加味治之。温胆汤治一切胆虚痰热上扰,虚烦不寐,痰热蒙闭清窍而心悸怔忡,头目眩晕,湿浊不化,故身体肥胖,带下量多四肢疲乏无力。

　　中医之痰是指广义而言,一是指实物之痰,一是指广义及一切无形之湿浊。有形之痰是泛指停于肺内之痰浊的病症。这种痰症,多因外感失治,脏腑功能失调,水液代谢吸收排泄障碍所致。但痰之源与肺脾二脏关系密切,故有"脾为生痰之源,肺为储痰之器"之说。痰浊随气机升降,无处不到,病症变幻不一。不少疑难杂症怪病的辨证亦常与痰有关。由于痰浊停留的部位不同,或因生痰疾病的不同,故在临证中又有风痰、寒痰、热痰、燥痰、气痰、湿痰、老痰、顽痰、脾痰。总之与痰有关之证约有67种之多。如有的是指痰涎之实物,有的是指非痰之实物之证,如粉瘤、脂肪瘤、癫症、厥症、眩晕、带证等也与中医所指的痰症有关。但治痰者总不离燥湿化浊、清热利湿、通痹疏络等,使清气上升,浊气下降,经络脏腑,九窍通畅为宜。但在临床中外感之病而致痰者易治,内伤日久所生浊痰者较为难医。故在辨证论治时必须分寒热虚实,脏腑经络等症,病变选方用药为宜。

第三节　心悸怔忡证论治

　　心悸怔忡证是泛指心下悸,心中懊恼,心下悸动,心惊,悸恐不安等症,中医认为均与心脏有着密切的关系,都是由于心气不足,或是心血亏虚或者是心血瘀阻,或者是痰湿壅盛,或者是胃中停饮,或者是胆虚,或者是贫血,或者是情绪所致,其病因病机较为复杂。中医认为心气是泛指心的功能活动,狭义之心是指心脏推动血液循环的功能。但从广义看,如心通于舌,故心脏有病往往能从舌质上反映出来,如心气和顺则舌能知五味。心血即是由心脏所主之血,故有心主血之称,心血不仅能营养人体周身各个脏腑组织器官,同时又能滋养心脏本身,是精神神志活动之基础,故有心主神明,为君主之官。如心血旺盛则血脉充盈,面色红润,精神饱满,神采奕奕,如心血虚则心悸健忘,惊悸不安,难以入睡,面色无华。

心阳是指心的阳气,与心阴相对而言。因心阴心阳相互依附为用,心阳是心气动力之体现,心气虚则气短,脉象沉而无力,心悸,自汗,精神委靡。心气大虚伤及心阳,则出现寒象,甚则大汗淋漓,四肢厥冷,脉象欲绝等症,应该急用回阳救逆之法治之。心虚证是指心阳气虚之证。如《素问·脏气法时论》"心病者,胸中痛,胁下痛,膺背肩胛间痛,两臂内痛,虚则胸腹大,胁下与腰相引而痛"。均属于心悸,心痛,怔忡,气短,面色无华,健忘,易惊,心中闷闷不乐,睡眠不实,自汗盗汗,肢体发麻等症。

心阴是指心的阴液,与心阳相对而言,其生理、病理与心血有着密切的关系,并与肺阴、肾阴等的消长盈亏有关,心阴虚如阴虚生内热,夜间盗汗,失眠多梦,口渴心烦,舌质红少津,脉细数等,而同时可表现心,肺、肾等三脏阴液不足亏耗等症候。应根据不同症状先治其标后治其本或标本同治,如常用方天王补心丹、六味地黄丸、百合固金汤均可随症加减应用。如心虚,是泛指心之阴,阳、气、血不足的各种症候,包括甚广,但有虚实,寒热等症之不同。也与它脏相连,如心肾不交,心脑相通,心肺气虚,心胃火盛,心营过耗,心虚胆怯,心脾两虚,心与小肠俱实,心与小肠俱虚等甚为广泛。心实证:是指心气阳盛之证,因心主血脉,主藏神,其气过亢,可表现为神志与血脉的病证。如《灵枢·淫邪发梦》"心气盛,则善笑恐畏"。《诸病源候论·心病论》"心气盛,为神有余,则病胸内痛,胁支满,胁下痛,膺背骨等夜间痛,善笑不休,是心气之实也"。

大凡中医所谓的心病,既有心脏功能性证候,也有心脏器质性病变。以上这些证候既包括西医的心律失常,心动过速,心动过缓,早搏,心房颤动,心室传导阻滞,贫血等,在临证应辨证,随症加减就能取得一定的疗效。总之此证候既复杂又包括多方面的病因病机,因病因证灵活施治为宜。

【病案举例】 李某某,女,60岁,兰州市人。

【主症】 近日因家务繁忙劳累过度,自觉心跳心慌,活动后更明显,日益加重,夜间睡眠不实,在睡中易发心悸怔忡而醒,胸闷气短有时憋气,头晕,浑身疲乏无力,已有两月之余,日益加重。故来医院就诊,心电图检查,频发性房性早搏,经服用异搏定等治疗症状有所改善,但如劳累或情绪不快,因饮食不慎过饱时而易发作。舌质淡、苔薄白,脉象结。

【辨证】 心悸证(频发性房性早搏)。

【治则】 气阴双补,安神镇静。

【处方】 炙甘草汤加味。

炙甘草20g 党　参30g 生　地10g 桂　枝10g
阿　胶10g 麦　冬10g 蔻　仁30g 茯　苓30g
石菖蒲10g 大　枣6枚 生　姜10g

7剂,水及黄酒各半煎服,2次/日。

患者服前方后,自觉心乱心慌已轻,晚间已能入睡,心悸怔忡大有减少,憋气胸闷气短已轻,心电图检查提示,频发房性早搏。头晕浑身疲乏无力已有好转。舌质淡,苔白,脉象沉细,一分钟可见结脉两三次。原方加生黄芪30g、丹参30g,7剂,水及黄酒各半煎服,2次/日,以巩固疗效。

【汤头歌诀】

炙甘草　　用党参　　大麦冬　　细生地
桂枝尖　　火麻仁　　生姜枣　　东阿胶

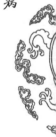

加黄芪	紫丹参	石菖蒲	黄酒煮
心气虚	血不足	能补气	又滋阴
心悸症	心烦躁	不能眠	气阴足
其效果	灵如神		

【方解】　本方组成是以气阴双补,是由于心阳虚弱心血不足所致之心悸怔忡,心烦胸闷气短,头晕浑身疲乏无力,所致之脉象结,"早搏",而党参、桂枝、生姜、黄酒均为辛温之物补阳助气,麦冬、生地、阿胶、火麻仁均能滋养阴血,润燥安神除烦。阴阳和者则神安,气血调者则神旺,而本方共奏滋阴养血,益气温阳,有复脉之功。

【病案分析】　患者心慌,心悸怔忡,因劳累或情绪不快时其症加重,伴有头晕头疼,失眠多梦,胸闷气短,浑身疲乏无力已数月余,近日加重,心电图提示频发性房性早搏,舌质淡,苔薄白,脉象结。如《伤寒论·辨太阳病脉证并治》"伤寒脉结代,心动悸,炙甘草汤主之"。脉按之来缓,时一止复来者,名曰结,又来动而中止,更来小数,中有还者反动,名曰结,阴脉也。脉来动而中止,不还因而复动者,名曰代,阴也,得此脉者必难治"。如心悸证的脉必见结代。以上两条说明太阳病累及少阴,因心主血脉,若少阴心血内虚,则易出现心悸之证。如心阴阳气血亏虚,失其所养,鼓动无力,则见脉象结代,这是心悸怔忡之证。至于医者临证所见结者均称为结代,但结脉与代脉不同。结脉属于早搏,动中一止,是属于心气不足之表现,而代脉是启动之脉未落,而后者又起,是后波推前波,后波代前波者称为代,代脉者见于西医的二联律。辨证属于中医的气滞血瘀,少阴心脏也。结代脉同时出现者才可称之为结代,两者之主症有气血虚实之分,不可混为一谈,立法选药上应有区别。本方以炙甘草汤为基础方,如炙甘草、党参、大枣与之相配,则能补益中气,滋养心血;阿胶、麦冬滋阴润肺,气血调,而血脉充,是气血双补之剂;再加以生黄芪、茯苓、丹参、石菖蒲更有助于益气健脾活血通窍

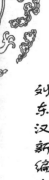

之功;而炒枣仁更有安神镇悸作用;黄酒性猛于上,能调内外,使气血和顺,惊悸可宁,而脉可复矣。而炙甘草汤多用于治肺气虚劳之肺燥伤津者则重用生地黄、麦冬,亦有多用于治风湿性心脏病、心肌炎、心律失常、病窦综合征、冠心病、心包炎以及消化道的某些症状,临床上加减应用,均能取得较好的疗效。

第四节　呼吸系统外感病证——风寒证、风热证、春温证、暑温夹湿证论治

经　文

人之初	本呼吸	人之生	本五味
精气神	为三宝	气血调	凭阴阳
正气存	邪不干	正气虚	邪来犯
六淫过	风为首	调气血	保正气
有邪犯	求医药	虚者补	实者泻
寒者温	热者清	郁者解	结者散
外感病	犯呼吸	作咳嗽	流清涕
体恶寒	身肌紧	身微热	汗不出
苔薄白	脉浮紧	太阳经	属表实
宜解表	用辛温	宜选用	麻黄类
症轻重	加减用	身发热	自汗出
最怕风	脉浮缓	太阳经	是中风
表虚证	桂枝汤	辨症状	加减用
治病多	为首方	风温病	初起时
恶风寒	头微痛	轻咳嗽	口微渴
肺经症	为特征	春冬季	易发病
春季发	为春温	秋季发	为冬温
现代医	称流感	急支炎	肺感染

重症者　咳血痰　有高烧　胸部痛
呼吸粗　大汗淋　口大渴　大便干
小便赤　舌质燥　脉洪数　要辨明
卫气者　辛凉法　解表卫　宣肺气
泄邪热　银翘散　可加味　热盛者
身烦躁　胸膈灼　热如焚　口唇焦
咽红痛　大便结　舌质红　苔黄燥
按其脉　脉滑数　治则宜　泄膈热
首选用　凉膈散　苇根汤　要加减
邪热陷　心包经　身灼热　神昏迷
语言乱　舌发僵　四肢厥　脉象数
热深者　厥亦深　治则法　宜清心
兼开窍　清宫汤　牛黄丸　紫雪丹
随证辨　任你选　是重症　中西合
其效佳

注释

　　人之初生，先有呼吸，而气是推动五脏六腑，全身经络循环之动力，无气则不能生，气之所动肺也，肺为五脏之一，与大肠相表里，居于胸中，为五脏之华盖，主诸气而司呼吸，肺吸入之清气与脾运化的水谷精微之气相结合，化生为宗气，是推动维持人体生命不可缺少的物质基础。故《素问·五藏生成篇》说："诸气者，皆属于肺"。而肺朝百脉，血的循环运行又依赖于气的推动，能调节全身血液运行。《素问·灵兰秘典论》说："肺者，相傅之官，治节出焉。"肺还参与人体水液代谢，如《素问·经脉别论》说："饮入于胃，游溢精气，上输于脾，脾气散精，上归于肺，通调水道，下输膀胱。"肺又开窍于鼻，肺气和则能闻五味。而肺与喉咙相连系，鼻咽喉为呼吸之通道，肺又主皮毛，故统称呼吸系统。

　　人之出生后，先呼吸后饮食，是由后天脾土所化生之精微来供养人才能生长。脾为五脏之一，与胃互为表里。脾主运化水谷精微，输布全身，供给各个脏腑器官所需，从而维持着人体正常的功能活动。脾胃又是营血化生之源，故称为后天之本。脾在人体，能统摄血液于脉管之内而不外溢。其主肌肉，开窍于口。故《素问·阴阳应象大论》云："脾主肉……在体为肉。"脾气通于口，脾和则口能知五谷矣。我认为人之未生，先天心肾由母体而供养其身，而出生后先有呼吸，后由吸入清气推动血液循环，再由脾胃所化之精血而养先天，故后天者应有肺、脾、胃（过去一致认为脾胃是后天之本，没有包括肺在内），人体之五脏六腑均为相互联系之整体。就治外感病而言，证有轻有重，从古至今有如《伤寒论》以经方论治者，温病以三焦，卫气营血论治，还有以脏腑论治者。大概西医是以局部之感染而论治者多矣。总而言之，人是统一整体，局部或是某脏之疾莫不累及某脏或某腑者，中医所谓的标本兼治，或者说"不治已病治未病"，都是依据整体观念而论。就外感病而言，所谓上呼吸道感染而致之咽喉疼痛、咳嗽、浑身不适或发烧、无汗或自汗，轻者有一二日可愈，重者数日，甚至数周、更长。所谓的六经传变，或者是由卫气营血，三焦传变。外感之病，轻可轻，重者甚至生命不保。

故自古至今，外感热病始于《素问》，治于《伤寒论》，分为六经论治，至宋金明时代，以河间学说、刘完素为代表的医学流派，是从六气角度出发，探讨火热病机，以治疗火热证为擅长，善用寒凉药物，故有"热病崇河间"之说。一反当时流行的善用温燥药的习惯，以寒凉之剂抑阳泻火，独成一派，对后世影响很大，也是温病学说的创始。对温病也有一个认识过程，如早在《内经》中有关温热病的记载，《伤寒论》中也指出"太阳病，发热而渴，不恶寒者为温病"。以后《诸病源候论》、《千金方》、《外台秘要》均有载入治疗温病之方。直至明末清初才形成对温病辨证治疗、预防的理论等一套较为完整的体系。故清代叶桂、吴瑭对温病独有心得，自成体系，以卫、气、营、血四大阶段或三焦辨证分析温病，并在诊断、治疗诸方面均有创见，他们认为"温邪上受,首先犯肺,逆传心包"。"卫之后方言气,营之后方言血"。又提出辛凉解表,清气,透营转气,凉血散血等不同的治疗原则,并以验齿、察舌、辨斑疹、白㾦等方面,充实了温病学说的诊断内容,为后世论治温病打下了扎实的基础。

1. 外感病证(太阳中风)表虚证

【病案举例】 张某某,男,27 岁,兰州市人。

【主症】 早春三月,外出晨间锻炼出汗,回家后时至中午感觉不适,头晕头痛,浑身不适,恶寒怕风,自汗出,经服克感敏后症状加重,自汗出不止,恶风寒,浑身疼痛,口干微饮,随即门诊求诊,舌质正常,苔薄白,脉象浮缓。

【辨证】 感冒太阳中风,表卫虚不固所致。

【治则】 解肌发表,调和营卫。

【处方】 桂枝汤。

桂　枝 10g 炒白芍 10g　炙甘草 10g　生　姜 6g

大　枣 6g

3 剂,水煎服,每日 2 次。

【药性歌诀】

玉桂枝

味甘温	入膀胱	归心肝	走脾肾
调营血	能发表	亦解肌	散风寒
通经脉	利关节	开胸痹	逐痰饮
十二经	都能入	表虚证	止自汗
太阳病	中风证	是首选	用途广

白芍药

苦酸凉	能养肝	入肝脾	亦入肺
能缓中	亦止痛	能敛阴	能止汗
胸胁满	胀疼痛	调月经	治崩漏
兼带下	手足热	阴虚证	亦能解

鲜生姜

味辛温	入肺胃	归脾经	兼肝胆

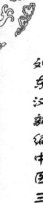

能发表	亦散寒	止呕吐	开浊痰
降逆气	开胃气	治膈噎	救暴卒
能解毒	利九窍	治头痛	寒鼻塞

炙甘草

性甘平	入脾胃	归肺经	走肝肾
能和中	亦缓急	能润肺	亦止咳
调诸药	能解毒	诸虚证	不可少
咽喉痛	心悸证	愈溃疡	长肌肉
坚筋骨	能补血	兼养胃	补中气

红大枣

性甘温	入脾胃	补脾胃	益气血
调营卫	解药毒	心怔忡	妇女燥
肠辟痔	宫下垂	睡不实	恶梦作
补肺虚	治虚劳	温脾胃	升止泻

【病案分析】《伤寒论·太阳病脉证并治》云："太阳之为病,脉浮,头项强痛而恶寒。"这是太阳病之总纲。但此证是属于太阳中风表虚所致。如篇中所云："太阳病,发热、汗出、恶风、脉浮缓者"名为"中风"。因患者在早春时,人之阳气应春之气有升散之势,故出汗后卫表已开不能固外,所以出现头疼浑身不适,出汗不止,恶寒怕风,因出汗多伤津故口干欲饮,舌质正常但苔薄白,因风邪中表伤卫,卫表不固,故自汗不止,表阳已虚故恶寒怕风,风性涣散,故脉浮缓。

桂枝汤为治疗太阳中风表虚自汗的首选方。注:桂枝,性辛甘,能走十二经脉,温经散寒,解肌发表为君药;白芍,性酸寒,能养血柔肝,和血通脉,收敛阴气为臣药,与桂枝同用,一散一收,调和营卫,能使表邪得解,里气以和;姜、枣佐桂枝、白芍以和营卫,甘辛调和诸药。由于外感风邪,邪正相搏于肌表,故见头疼发热,由于营弱卫强,故汗出恶风,脉见浮缓。而在本方的加减应用时,表虚恶风、自汗、微恶寒、身疲乏一切虚证均可应用,但要凭证加减,故此方治病多。在《伤寒论》中用桂枝成方者大约不下二十八方之多。

2. 外感病(太阳伤寒)表实证

【病案举例】 王某某,男,40岁,兰州市人。

【主症】 初冬之季,外出遇寒后,自觉头疼,浑身关节疼痛,发热恶寒,无汗,咳嗽气喘,服用感冒药银翘片后其症未减,且加重已两日,故来门诊求诊,舌质正常,白苔,脉象浮紧。

【辨证】 感冒(太阳伤寒)表实证。

【治则】 发汗解表,宣肺平喘。

【处方】 麻黄汤加减。

麻黄 10g　桂枝 10g　杏仁 10g　甘草 10g

加荆芥 10g

2剂,水煎服,2次/日。

该患者只服一剂后不久自觉身微热汗出,浑身关节疼痛大减,咳喘已平,而愈。

【药性歌诀】

生麻黄

性微苦	散风寒	善解表	能发汗
能宣肺	平咳喘	治风寒	关节疼
止痰喘			

桂枝尖

性辛甘	解肌表	散风寒	温经络
善通阳	和营卫	调汗腺	

光杏仁

苦微温	能泄肺	宣肺气	能止咳
可化痰	润大肠	可通便	有小毒
用时慎			

生甘草

能缓急	又止痛	能润肺	止咳喘
调诸药	能解毒	用此方	治外感
无汗喘	关节疼		

【病案分析】 患者因初冬,外出受寒,寒邪直中太阳,故症见头疼恶寒,浑身关节疼痛,发热无汗、咽痛咳喘。诊其脉象浮

紧,舌质正常,薄白苔。《伤寒论》云:"太阳病,发热头痛,腰痛、骨节疼痛,恶风、无汗而喘者,麻黄汤主之"。因太阳经主一身之表,如感受风寒后,外感阳气不伸,故一身疼痛:太阳经脉抵腰中,故腰痛;太阳经生病,经脉不利,故关节疼痛;风寒客于皮毛则闭而表实故无汗,太阳为诸阳主气,阳气郁于内故咳喘。用麻黄汤者是以开太阳,宣肺气,诸症全除。麻黄汤治证多,而《伤寒论·太阳篇》内麻黄汤只有三方,即麻黄汤、麻杏石甘汤,大青龙汤。本方解表发汗,宣肺平喘。

3. 春温病

【病案举例】 王某某,女,46 岁,兰州市人。

【主症】 晨起之后自觉口咽干燥,咳嗽,呕吐黄黏痰,胸部闷痛,咽喉疼痛、随之发烧,心烦,口渴,浑身疼痛出汗,而自觉身恶寒,故来门诊求诊,查舌质薄黄,脉象浮数。

【辨证】 春温(气分证)。

【治则】 清热透表,宣肺解毒。

【处方】 银翘散。

银花 30g	连　翘 20g	桔　梗 10g	薄　荷 6g
竹叶 10g	荆　芥 10g	淡豆豉 6g	牛　籽 30g
生草 10g			

水煎服,3 剂,2 次/日。

【药性歌诀】

金银花

| 质轻清 | 性甘寒 | 能清热 | 亦解毒 |
| 能疗痈 | 散肿块 | 归肺胃 | 治温毒 |

连翘壳

连翘壳	性苦寒	清心肺	清痈肿
散风热	能排脓	亦解毒	能清热
咽喉痛	兼咳嗽	归心肺	通小肠

玉桔梗

| 性苦平 | 归肺经 | 利咽喉 | 兼祛痰 |

可宣肺	能排脓	兼引药	至上行

草薄荷

草薄荷	性平凉	归肺经	浮轻扬
散风热	能疏表	透皮疹	亦止痒
清头目	利咽喉	疗目赤	解秽毒

鲜竹叶

性甘寒	归心肺	亦入胃	能生津
清烦热	可止渴	利小便	治热病

荆芥草

性辛温	归肺经	能发汗	亦解表
兼散寒	善祛风	专透表	炒止血
祛风疹	止疼痛		

淡豆豉

性甘苦	归肺胃	能解表	兼除烦
感风寒	能发散	治头痛	烦不眠
升胃气	散邪气		

牛蒡子

牛蒡子	性苦寒	归肺经	宣肺气
散风寒	透表邪	通大便	利咽喉
能消肿	治胸痛	咳黄痰	疒喉瘿

【病案分析】 春温病的形成,主要是人体阴精素虚,正气不足,免疫功能下降所致,如《素问·阴阳应象大论》:"冬生于寒,春必温病。"因冬季耗阴过多,到春季易发于阴虚火旺,而致温热之病易发。《素问·四气调神大论》云:"春夏养阳,秋冬养阴。"因肝心为阳,肺脾为阴,则肺气枯焦,肾气沉浊之病,因津液不足势必肺叶焦枯,肾水不能上济于心火。故春温之病一发即出现热损营阴,表现为发热恶寒,出汗口渴,因肺肾系于咽喉,故咽干喉痛,咳嗽喉痒,津虚水不济于心,故心烦躁扰,舌边尖红,脉象浮数。此证是用辛凉透表解毒之治法,慎忌以辛温发表之剂。

4. 高烧病症,暑温夹湿

【病案举例】 张某某,女,24岁,天水市人。

【主症】 盛夏临产"胎儿窘迫,继发宫缩乏力",而行剖宫产出一女婴,手术顺利。手术后第二日发烧,体温超过39℃,逐渐高烧40℃~41.8℃,持续高热达30余天。降温、抗生素用遍,体温一直未降,于高烧后五日全身皮肤充血明显带有红斑出现,随之皮肤表面出现白色疱疹。产后进行各项化验:血象(WBC)高达 $13×10^9$/L,两次肥达氏反应、副伤寒丙型凝集体均未发现明显异常,并请血液科、内科、传染科、皮肤科、呼吸科、外科、消化科会诊,均未找出明显感染灶。相继应用各种抗生素大剂量输液治疗,兼用物理降温(头、胸、腹、两腋、双腹股沟加放冰块袋),但体温始终未降,于是请中医会诊。患者症状重,神志不清,高烧烦躁,谵语,腹胀,大便数周未解,小便赤黄,全身微似有汗,但汗出不畅,颈项胸腹部可见如绿豆大小不等的白色疱疹,空壳无液,舌质红,苔白腻,脉象滑数,体温41.8℃,心率 110 次/min。

【辨证】 湿温证(产后高烧原因待查)。

【治则】 透表,清热凉血,降温化浊。

【方药】 自制方。

西洋参20g　生　芪30g　黄　芩10g　栀　子10g
藿　香6g　生石膏30g　柴　胡6g　生升麻6g
青　蒿20g

2剂,水煎服,3次/日。

【药性歌诀】

西洋参

| 性甘寒 | 归肺经 | 补肺气 | 亦定喘 |
| 能养阴 | 兼生津 | 扶正气 | 除烦热 |

生黄芪

性甘温	归肺脾	能补气	固表卫
兼止汗	托里毒	生肌肉	气血虚
不能少	溃疡脓	亦能收	

条黄芩

性苦寒	归肺胆	胃大肠	能清热
可燥湿	兼泻火	亦解毒	能安胎
焦止血	肺热咳	除热烦	咳黄痰
咽肿痛	湿热痢	少不了	

山栀子

性苦寒	归心肺	清肝胆	除烦热
三焦经	有郁热	凉止血	亦能除
湿热痢	黄疸病	热淋带	均可治
敷外伤	效果佳		

广藿香

性辛温	归脾胃	气芳香	专化湿
解暑湿	和胃气	能止血	益正气
避疫邪	防流感	治伤食	消胀气
多用在	伤暑湿	头沉重	是湿邪
妊娠吐	是妙药		

生石膏

生石膏	性大寒	味辛甘	归肺胃
清肺热	泻胃火	止口渴	除烦热
善收敛	能生肌	退壮热	亦止汗
神不清	谵语狂	热毒盛	口生疮
治头疼	化斑疗		

北柴胡

性微寒	归肝胆	和表里	疏肝气
治寒热	又往来	能退热	解胆郁
升清阳	举下陷	胸胁满	胀闷痛
口干苦	兼耳聋	调月经	少不了

川升麻

性甘寒	归脾肺	能发表	可透疹
清邪热	兼解毒	升清阳	举下陷

刘东汉新编中医三字经（第一卷）

| 口齿痛 | 咽喉肿 | 治脱肛 | 崩漏血 |
| 痈疮毒 | 能托里 | 提中气 | 少不了 |

青蒿草

性苦寒	归肝胆	入肾经	退虚热
除骨蒸	清血热	解暑气	治疟疾
虚痨证	亦可用		

患者煎服两剂后,体温已降至 39.2℃,白痦开始消退,烦躁已轻,精神安定,略能进食,舌质偏红,苔老黄,脉象滑数,病仍在气营两分,继以清化湿热。原方加黄连 6g、知母 10g,服三剂后,体温已降至 37.3℃,白胚已全消退,精神好转,纳食有增,但胃腹仍感发胀,多汗,口干喜饮,心烦,二便正常,舌质正常,后出院,所带处方如下:

生 芪 30g	当 归 10g	炒白芍 20g	五味子 6g
蔻 仁 10g	焦山楂 20g	焦麦芽 30g	茯 苓 20g
炒白术 20g	炙甘草 10g		

6 剂,水煎服,2 次/日。

【病案分析】 患者因剖宫产而致发烧,是由外感邪毒所致。因剖宫腹产术后,气血亏虚,邪毒直中营卫,正邪相争剧烈,故高烧不下,邪毒稽留体内日久,故热亦盛,邪毒入于胞宫与湿相合,阻滞经脉不调,营卫互郁,蕴结于表,故高烧不退,加之四肢腋下、腹股沟及头部用冰块物理降温,热被寒闭,湿热不外泄,故皮肤出现白疹。本病属于温病范畴之内、热与湿浊相合所致。如《内经·生气通天论》"体若燔炭,汗出而散"。由于湿热内蕴不能外越,加之头胸腹腋下等加以冰块外敷降温,寒盛闭邪热于内所以热势更盛,故宜内清湿热出透肌表。使湿热清表解,具体治法是内外兼治。此证所以医者不识此病,只当是高烧待查,局部感染;而中医就诊为温病湿热内蕴所致白痦。此病西北地区非常少见,因地处较为干燥,而西南地方是常见病。但与外感邪热湿毒肯定有关,故用多种抗菌药物而体温不降,反而越治越高,这是中西医治病时均要考虑之处。此方之功用:清热透

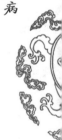

表,降温凉血。本方既有古成方之组,又有因病情复杂而灵活调配,故是有宗古法,而不泥古法之用。

第五节　呼吸系统内伤疾病

一、总　　论

 经 文

岐伯曰	上古人	法阴阳	和术数
饮食节	起居常	年逾百	神形俱
今之人	酒为浆	妄为常	神形伤
醉入房	欲竭精	不持满	不御神
务快心	逆生乐	居无常	半百衰
圣人者	真气存	避贼风	防虚邪
精神守	病不侵	度百岁	而不衰
秋气平	肺气清	此秋气	养之道
如逆之	则伤肺	精神守	志安宁
病不侵	缓秋刑	敛神气	

 注 释

上古时代之人,对于修身养精之理的教诲,人们都能够遵从。对于四时不正的虚邪贼风,能够适时的预防与回避,在思想上保持恬淡,不要妄为过度的耗散精气,在为人处世上保持和谐,对酒色嗜好不要过度,要适时的加强锻炼,这才是养生之道,身体才能健康长寿。尤其是秋三月要保养肺气,使秋季的肃杀之气保以和平,使肺气保持旺盛,故秋天应收养肺气,使肺气不受伤,这样可减少内伤呼吸病之发作。

二、分　论

（一）内伤咳嗽病

初病时	或失治	成久病	伤脾胃
水射肺	治节失	时日久	累及心
损及肾	洲都失	小便少	四肢凉
后背凉	浊水犯	咳喘作	胸亦闷
气息短	抬肩呼	张口吸	浑身肿
头目眩	心亦慌	睡不安	大便稀
有四饮	痰为首	悬胁下	溢肠胃
支饮候	停胸膈	咳喘逆	浑身肿
历时久	病难医	由五脏	走六腑
肺是标	治其本		

内伤咳嗽是初病时未得治愈,失治误治损伤脾胃,日久损肺伤心累肾涉膀胱所致,初患时是小病,日久则成大病,甚至性命难保,痛苦难熬。《内经·经脉别论》云:"饮入于胃,游溢精气,上输于脾,脾气散精,上归于肺,通调水道,下输膀胱,水精四布,五经并行。"饮水过甚停聚日久则成饮,故痰之源为水,中医认为"脾为生痰之源"。因脾湿过盛则损阳,阳衰气机不利,痰饮停留于胃,上达于肺,故"肺为储痰之器"。故《金匮要略·痰饮咳嗽病脉症并治》云:"病痰饮者,当以温药和之。"在于胃关于肺。肾者水也,是水与火同居之处,由于饮入于胃,经脾的运化,肾的蒸腾,清者为气,为津,浊者为饮,为痰,肺气不宣,津液不能四布,通调水道之功失调,下输膀胱水液不利,故饮病可形成,其实病痰饮者本是水湿。《素问·咳论》云:"五脏六腑皆

令人咳,非独肺也。"因肺主皮毛,如受外感风寒、风热邪气首先犯肺。如内伤五脏六腑,日久成积水,湿不化升降失职,清浊不分,而成痰浊而咳不止。其标在肺,其本在脏腑。如:肺之咳状,咳喘有音,甚则唾血,寸脉浮象。心之咳状,咳则前胸后背疼痛,连及咽喉干痛,甚则喉肿声嘶,脉象偏数。肝之咳状,两胁疼痛呼吸引胁更痛,口苦发干耳聋,脉象弦数。脾之咳状,脘腹胀满,痰浊壅盛,胃脘胀满纳呆,大便溏,脉象缓。肾咳之状,咳则作呕,胃胀呃逆上泛,脉象沉滑,苔白。胆之咳状,咳吐痰黄黏稠不利甚呕吐胆汁,口苦,睡眠易惊,脉象弦数。大肠咳之状,咳时矢气不禁,甚则大便遗出,脉象沉缓。小肠咳之状,,咳则矢气出而小便赤,脉象虚数。膀胱咳之状,咳时小便自出,腰困无力,脉象尺沉弱。三焦咳之状,咳而腹满,纳呆,浑身疲乏无力,甚则浑身肿胀,小便不利,多痰,脉象沉细。大凡内伤病日久成疾而咳嗽者,均与五脏六腑有关联。如《内经》云:"皆聚于胃,关于肺,使人多涕唾,而面浮肿气逆也。"故五脏六腑均有咳嗽者。正如《素问·经脉别论》"脉气流经,经络归肺,肺朝百脉"。因肺主气,心主血,由于肺气的贯通百脉,故协助心脏推动血液循环。肺主治节,能调节人体的各脏器组织,依着一定的规律活动,这必须赖肺气协助来治理调节,输送养料,维持各脏腑组织的机能活动及互相的正常关系。故呼吸系统内伤之疾病,咳嗽是症,治症者必辨其病也。故《金匮要略·肺痿肺痈咳嗽上气脉证》云:"热在上焦者,因咳为肺痿。……或从汗出,或从呕吐,或从消渴小便利数,或从便难,又被快药下利,重亡津液,故得之。"这就说明肺痿的成因,总是与重伤肺津有关。若口中辟辟燥,咳即胸中隐隐作痛,脉反滑数,此为肺痈,口唾脓血。脉数虚者为肺痿,数实者为肺痈,这也说明辨证时要注意两面者的脉象区别。《金匮要略·痰饮咳嗽病脉证治》云:"有痰饮,有悬饮,有溢饮,有支饮。""四饮何以为共。""其人素盛今瘦,水走肠间,沥沥有声者,谓之痰饮。饮后水流胁下,咳唾引痛,谓之悬饮。饮水流行,归于四肢,当汗出而不汗出,身体重而疼,谓之溢饮。咳逆倚

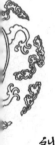

刘东汉新编中医三字经(第一卷)

息,短气不得卧,其形如肿,谓之支饮。"而四饮者均与水湿停聚脏腑肠胃之间有关,但其表现在胸则为咳嗽咳喘伴痰多,均为水液通调升降失衡所致。所以说外感上呼吸道之症易治,其内伤咳嗽气喘较为难医,难医者是内伤其本,久病正虚之证较为复杂,大概以现代医学来讲不外乎由感染急、慢性支气管炎失治而致,累及肺,为肺气肿,甚至成为阻塞性肺气肿,或心脏病。后累及心肝肾,表现为心力衰竭引起的肺瘀血,肺水肿和胸水,肝肾累及浑身面部下肢等肿,小便短少,甚则腹水,低蛋白血症,由于循环差可出现四肢面唇紫绀缺氧现象,手指成鼓槌状,疼痛变形等,行动时抬肩张口呼吸。咳吐痰涎不断等症极为复杂又较为难治,一般患者病史为数年或数十年之久,在我国广大地区是为多发病,或者老年性患者居多。

1. 渗出性胸膜炎,悬饮

【病案举例】 张某某,27 岁,兰州市人。

【主症】 咳嗽少痰,胸部疼痛两周余,经消炎止咳,输液治疗后,其症未减而胸部疼痛加重,气短,咳嗽及呼吸时其胸胁疼痛加重。故来门诊求诊,舌苔白厚,脉象沉滑,胸部拍片显示右侧胸膜增厚,有少量胸水。

【辨证】 悬饮(渗出性胸膜炎)。

【治则】 葶苈大枣泻肺汤加味。

【处方】 葶苈大枣泻肺汤加味。

　　　　葶苈子 10g　桔　梗 20g　茯　苓 30g　制半夏 10g
　　　　杏　仁 10g　全瓜蒌 30g　薤　白 20g　车前子 20g
　　　　大　枣 6 枚

患者 7 剂尽服后,自觉咳嗽、胸闷气短大有减轻,咳痰已少,但小便较多,大便稀,舌苔薄白,脉象沉,原方加生黄芪30g,7 剂,水煎服,2 次/日。

患者共服 14 剂,两周后自觉症状基本消失,经拍片提示,胸膜增厚及胸水消失。

【药性歌诀】

葶苈子

苦辛寒	性味酸	有小毒	入肺脾
归膀胱	泻肺气	下利水	治痰饮
逐痰浊	少不了	消肿胀	利小便

苦桔梗

性苦平	入肺胃	开宣肺	善祛痰
治咳嗽	又排脓	咽喉痛	胸胁满
破滞气	消痰聚		

云茯苓

性甘平	入肺经	归心脾	补肺气
益脾胃	善渗湿	兼利水	治水肿
逐痰饮	奔豚证	少不了	宁心神
惊悸证	泻膀胱	治肾积	

制半夏

性辛温	有大毒	入脾胃	入肺经
善燥湿	兼祛痰	降逆气	止呕吐
胸胁满	痰浊多	利咽喉	肿痛消
头眩晕	湿浊重	脑不清	用之好

苦杏仁

性苦温	有小毒	入肺脾	走大肠
祛痰浊	兼止咳	平喘息	润大肠
气上逆	咳嗽症		

全瓜蒌

性甘寒	归肺经	入大肠	能润肺
又化痰	散结胸	止消渴	利咽喉
消肿痛	胸痹证	少不了	

薤白头

性苦温	归肺经	入阳明	温通阳
善理气	宽胸胁	治胸痹	除寒热
能补虚	治喘急	化痰浊	

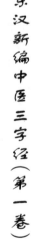

车前子

性甘寒	归肺经	入膀胱	能清热
亦利水	通小便	淋浊带	治水肿
补五脏	能明目	除湿痹	

大红枣

性甘温	归心脾	能益胃	补气血
善生津	调营卫	解药毒	治脏躁
能益气	医怔忡	诸虚证	少不了
暖脾胃	亦补中	润肺气	止咳嗽

生黄芪

性甘温	归肺脾	补卫气	善固表
消水肿	托里毒	能生肌	敛痈疽
治自汗	敛疮面	能提升	补中气
脾虚泻	治脱肛	气血脱	血崩带
善缓急	治腹痛	补脏腑	五劳损
消渴证	面浮肿	消蛋白	炙后用
手足热	咽喉干	百虚证	是圣药

【病案分析】　泻肺逐饮、止咳化痰、止痛,此方治渗出性胸膜炎、胸膜增厚者加当归 40g、赤芍 30g,效显极佳。肺者为五脏之华盖,主气,主治节,通调水道。饮者是水也,由于肺气闭郁不能宣化水液,而停聚胸膈之间,致胸痛咳嗽气短,深呼吸时疼痛加重,方中苦葶苈能破结利水散瘀,使肺气能以通调水道,配杏仁、桂枝、全瓜蒌、薤白载药上行,宣通肺气,茯苓、制半夏、车前子加强健脾利水逐饮化痰,黄芪、大枣益气健脾,泻肺逐饮水而不伤正。处方配伍可调周身而疗效显著。如在恢复期或是胸胁抬肩、胸部疼痛可加当归 10g、赤芍 30g、橘络 20g,活血化瘀开胸,散结行气。

2. 痰饮（肺心病）

【病案举例】　王某某,男,67 岁,兰州市人。

【主症】　患慢支已 20 余年,逐年加重每在入秋后至冬季其症更为严重,咳嗽多痰,胸闷气短,动则气短,气短加重呼吸困难,咳痰黏稠不利,胃脘胀满纳呆,早晨面部浮肿,小便短少不利,大便稀,双手指末梢及口唇发青,四末发凉,浑身恶寒,每发作时住院输液抗炎,利痰止咳,强心利尿,但病时日已久,很难达到治愈。而近期其症更为严重,抬肩张口呼吸困难,颜面发青,下肢浮肿,小便不利,咳痰壅盛,心慌,胸闷短气,大便溏稀,浑身消瘦,疲乏无力,晚间不能平卧难以入睡,故会诊治疗。舌质紫暗,苔白腻,脉象沉细滑数。

【辨证】　痰饮(肺心病)。

【治则】　温阳,开胸宣肺,祛痰,利尿。

【处方】　苓桂术甘汤加味。

茯　苓 30g	桂　枝 10g	炒白术 30g
制半夏 10g	陈　皮 30g	砂　仁 10g
葶苈子 20g	车前子 20g	当　归 20g
肉　桂 6g	生　草 10g	炒白芍 20g
远　志 6g	制附片 10g	红　参 20g

7 剂,开水煎服,2 次/日。

患者服方后自觉胸闷气短,咳嗽已有减轻,小便量增多,面部晨间浮肿已轻,胃脘胀满已减轻,纳食有增,精神稍有好转,舌质暗,苔薄白,脉象沉滑。前方加生芪 30g,继服以巩固疗效,并建议患者每在入伏天治疗其效更好。

【药性歌诀】

白茯苓

性甘平	入肺经	归心脾	补肺气
益脾胃	善渗湿	兼利水	治水肿
逐痰饮	宁心神	惊悸证	泻膀胱
治肾积	奔豚症	不可少	

桂枝尖

辛甘温	入心肺	归膀胱	能通阳
能发汗	开腠理	能解肌	善温经

刘东汉新编中医三字经(第一卷)

通血脉　治风寒　温四肢　开胸痹
治痰饮　风湿痹　骨节痛　阳虚证
不可少

炒白术

苦甘温　入脾肺　能培土　能生金
益脾胃　燥湿浊　亦和中　虚寒泻
逐痰饮　消水肿　利小便　能安胎
能温中　能健脾

制半夏

性辛温　有大毒　归脾胃　亦入肺
善燥湿　兼祛痰　降逆气　止呕吐
胸胁满　痰浊多　利咽喉　肿痛消
头眩晕　湿浊重　脑不清　少不了

橘陈皮

甘酸温　归脾肺　走肝胃　能理气
燥湿浊　化痰饮　利水谷　治腹胀
不思食　呕吐秽　咳痰多　益胃气
破滞气　治噎噎　消积食

缩砂仁

性辛温　入脾胃　归心脾　调脾胃
治胃胀　能醒脾　善行气　胃虚寒
冷气冲　泛吐酸　湿浊盛　痰涎多
妊娠吐　能安胎

葶苈子

苦辛寒　性味酸　有小毒　入脾肺
能开胸　逐痰浊　治痰饮　少不了
归膀胱　泻肺气　利小便　消肿胀

车前子

性甘寒　归肺经　入膀胱　能清热
亦利水　治水肿　补五脏　除湿痹

淋浊带　　　能明目　　　不伤阴

全当归

辛甘温　　　入心肝　　　归脾肺　　　善和血
能补血　　　又活血　　　调月经　　　能止痛
崩漏证　　　炒焦用　　　润大肠　　　可通便
通血脉　　　化瘀血　　　能止血　　　疮疽肿
久溃疡　　　跌扑伤　　　消肿块　　　浑身肿
能排脓　　　又生肌　　　安生胎　　　防死胎

白芍药

苦酸凉　　　入肝脾　　　亦入心　　　能养血
亦柔肝　　　能缓中　　　可止痛　　　敛阴津
能止汗　　　治腹痛　　　除血痹　　　破坚积
治胸腹　　　胁胀痛　　　调月经　　　治崩漏
通血脉　　　散恶血　　　阴虚热　　　亦可用

紫肉桂

辛甘温　　　入脾肾　　　归膀胱　　　入心肺
补命火　　　益元阳　　　暖脾胃　　　除积冷
通血脉　　　四肢冷　　　阳虚证　　　腹痛泻
治虚阳　　　上越症　　　上身热　　　下身寒
治经闭　　　化癥瘕　　　阴疽症　　　能和阳

苦远志

苦辛温　　　入心肾　　　连肝脾　　　善安神
能益智　　　能解痉　　　镇咳嗽　　　祛痰浊
解气郁　　　治惊悸　　　失眠症　　　作梦多
通心窍　　　医健忘　　　疗五痛

制附子

辛甘热　　　有毒性　　　入心脾　　　归肾经
入命门　　　能壮阳　　　补火源　　　散寒邪
通阴浊　　　补虚阳　　　能止汗　　　能温通

| 风寒湿 | 痹不通 | 小腹冷 | 脾寒泻 |
| 下肢冷 | 水肿气 | 十二经 | 经寒痛 |

红人参

甘苦温	入脾胃	专补肺	治虚劳
百病损	补元气	能生津	虚劳喘
更可医	自汗出	能收敛	身烦困
劳则张	心阳虚	健忘症	能暖胃
止消渴	久泻证	补中气	提精神
通血脉	泻阴火	治崩漏	阳痿证
诸虚证	少不了	此一宝	

生黄芪

性甘温	归脾肺	益卫气	能固表
亦止汗	利水气	能消肿	托里毒
生新肌	防外感	伤劳倦	炙则用
痈疽溃	久不收	中气陷	能提升
脾虚泻	脱肛作	崩漏带	更可用
气血衰	不可少	能扶正	增免疫

生甘草

味甘平	入脾胃	归心肺	解诸毒
调诸药	能和中	亦缓急	平哮喘
润肺燥	止咳嗽	治惊悸	疗结代
炙则用	补脾胃	腹胀痛	大便溏
溃疡病	炒焦用	通血脉	治血栓

【病案分析】　患者慢支已20余年，未得彻底治疗而逐成肺心病者，病已至极限。往日治其肺消炎抗菌，只能得到一定的缓解与症状改善，但一遇外感或至秋冬之季其症大发作者，是正气已虚，脏腑之间功能关系失调所致。祖国医学认为，肺为五脏之华盖，居上焦胸中，主气者司呼吸，肺吸入的清气与脾胃运化的水谷之精微相结合化生为宗气，宗气者是人身之正气，是维持人体不可少的物质基础，而肺又朝百脉，人身血液的运行

又赖于气的推动,故肺又能辅助心脏调节全身的血液运行。肺为相傅之官,治节出焉。能调节人身体内的水液代谢,又能通调水道,下输膀胱,起着气化与利尿之功能。如《素问·经脉别论》云:"饮入于胃,游溢精气,上输于脾,脾气散精,上归于肺,通调水道,下输膀胱。"因胃为水谷之海,由脾运化为精为气为血,而精气血则由肺的调节分布而各有所归。而水停则聚而成饮,饮停日久则成浊,浊而成痰,故"脾为生痰之源,肺为储痰之器",故治痰饮者,不止是治肺而已,而治肺者只能达到祛痰,而不能解决其痰源,而杜绝痰源者必温其脾健其脾者,健其脾者必利其水,因脾喜燥恶湿,利其水者必宣其肺,因肺为水之上源,上源宣通则下源膀胱气化足而水道利,如溢火之源以消阴翳。故治痰饮者当以温药和之。此案也是用温药之法,温其阳而消其阴,利其水者化其饮,化其饮者利其痰。本方是在苓桂术甘汤的基础上加味而应用,具有温阳,祛痰,利水,开胸宣肺之功用,《金匮要略·痰饮咳嗽脉证治》云:"病痰饮者,当以温药和之。"在本方基础上加真武汤及小半夏汤以加强健脾燥湿,温阳利水,祛痰逐饮之功效。对肺部有纤维化者可加水蛭,而水蛭性咸平,有小毒、入肝、膀胱经,能破瘀血,通经脉,利水道,是活血化瘀之极品,而此药之特点是能活血破瘀散结兼利水道,而肺心病者多由肺心气血痰水积聚而致,尤其是手指呈鼓槌状者其效更佳。故此患之所以数十年至今还能健在,是治则得法也。故古人云:"冬病夏治",秋冬之病,秋季发,冬季加重是必然者也。

(二)哮喘证

经文

哮喘证	是病名	症不同	要分清
哮有声	喉痰鸣	有寒热	要辨明
热哮者	声音粗	抬肩胸	出汗多
口干燥	痰多黄	大便干	小便黄

舌质红　苔黄厚　脉细数　治清凉
寒哮者　遇寒作　后背凉　喉中鸣
吐痰白　泡沫多　身恶寒　大便稀
小便清　舌淡白　脉沉细　治以温
喘证者　有虚实　常与哮　相互参
气急促　胸紧迫　只有声　并无痰
兼哮者　既有痰　又有声　名哮喘
因杂气　有关系　肺气虚　易过敏
支气管　肌痉挛　其症状　先咳嗽
胸闷作　气亦急　卧不平　双手胀
两肩抬　四肢凉　额部冷　汗自出
口唇青　属虚寒　舌质暗　薄白苔
脉沉细　治寒哮　小青龙　加味用
凭古方　疗效灵　属实热　有发热
舌质红　苔薄黄　脉弦数　治热哮
大青龙　加味用

注 释

哮喘在症状有所不同，但往往哮喘同兼者多，有哮无喘者少，因哮喘在临床辨证时有寒热虚实之分。哮则有声，喉中如鸣水声者，西医所谓的哮鸣音。而喘者只是气急而喘无哮鸣者，如《素问·阴阳别论》云："阴争于内，阳扰于外，魄汗未藏，四逆而起，起则熏肺，使人喘鸣，鸣者有声如鸡水声。"《说文》："喘，疾息也。"是呼吸急促的症状，病机是与肺肾有着密切地关系，因肺主呼气，为气之主。肾主纳气为气之根。如《素问·经脉别论》云："凡人之惊恐患劳动静，皆为变也。是以夜行则喘出于肾，淫气病肺。有所堕恐，喘出于肝，淫气害脾，有所惊恐。喘出于肺，淫气伤心。渡水跌仆，喘出于肾与骨，当是之时，勇者气行则已，怯者则着而为病也。"往往出于受到惊恐之后，呼吸急促而喘者常不作为病，但哮与喘同时而见者多矣，有哮必有喘。

179

哮喘之病机病因:是肺受外邪不正之气侵袭而肺气上逆喘息频作。《诸病源候论》"呷嗽者,犹如咳嗽也。其胸膈痰饮多者,咳则气动于痰,上搏喉咽之间,痰气相击,随嗽动息,呼吸有声,谓之呷嗽"。这就相当于今之哮喘证。因肺为五脏之华盖主气,主卫主表,如表虚不能抵外邪,对所受不正之气无力抗击,而致邪气聚结于肺咽喉之间,而喘哮频作,呼吸困难,喉中如水声者,张口唇青,颜面发青,出汗不能平卧,按今医之谓是支气管痉挛所致,而中医则认为是肺并肾之气虚,而不能相互交替所致,因肺主呼气肾主纳气,不呼则胸闷,不纳则气短,痰水搏击于喉咽之间,故喘息频作而喉中有声则为哮喘。而哮喘有寒热虚实之分,但不治或失治,久则也可能引起肺心病而更为难治。自古治哮喘之方以百数,但要彻底治愈较为难,改善症状者可,以解痉定喘止咳之法中西都可。中医对此证要以预防为主。所谓的不治已病,治未病。平时以补肺健脾为主兼以补肾气,使肺气足,肾气旺呼纳正常,适时空气与天气变化可减少发作。

　　【病案举例】　魏某某,女,24岁,天水市人。

　　【主症】　自幼因饮食不慎而致咳呛,后咳嗽气喘反复发作,经治疗后有所好转,但一遇寒凉后咳喘发作兼有哮鸣大作,呼吸困难,咳吐白沫痰涎,后背发凉恶寒,近日口唇发青四肢发冷,冷汗出,抬肩张口,胸闷气短,经服用温肺化痰,止喘平喘治疗后,其痰多为黄色时其症才能缓解,病时已20余年,舌质暗,薄白苔,脉象细数。

　　【辨证】　哮喘(虚寒)。

　　【治则】　温散风寒,宣肺平喘。

　　【处方】　小青龙汤加味。

炙麻黄10g　白　芍20g　细辛6g　干姜6g　桂枝10g

五味子10g　制半夏10g　生草10g　杏仁10g　射干6g

桔　梗6g　远　志6g

7剂,水煎服,2次/日。

患者服前方后自觉咳嗽及哮鸣大有好转,痰色变黄较稠咳

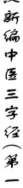

之已利,胸闷气短已畅,后四肢发凉已温。后方加生黄芪 30g 以补肺气,炒白术 30g 以健脾气,茯苓 30g 以健脾利水,以巩固疗效。

【药性歌诀】

炙麻黄

入肺经	能润肺	归膀胱	调血脉
宣肺气	亦止咳	兼平喘	开肺气
能发汗	能利水	通小便	通九窍
风寒湿	痹证除	寒气滞	骨节痛

白芍药

苦酸凉	归肝脾	入心肺	调气血
通经脉	和营卫	止自汗	补五脏
亦止痛	治胸胁	胀满痛	利小便
治肺邪	肺急胀	喘哮鸣	

北细辛

性辛温	有小毒	要慎用	归肺肾
祛风寒	行水气	温厥阴	入心肺
治痰饮	止哮喘	利关节	能开窍
开肺气	除喉痹	能发汗	通寒痹
血不行	经疼痛	少腹冷	血寒凝
手足急	风寒痹	气血通	通不痛

片干姜

性温热	入脾胃	归肺肾	能温中
散寒邪	除中满	逆气止	寒痰饮
哮喘作	暖脾胃	能止泻	心腹冷
少腹痛	大便稀	炮姜用	逐风寒
温通痹			

桂枝尖

性甘温	入心肺	解肌表	和营卫
能止汗	散风寒	通经脉	治中风

胸痹证	亦能通	祛痰饮	利肺气
关节痛	是寒痹	十二经	都能温
太阳病	表虚证	凡阳虚	用处广

五味子

性酸温	入肺胃	归心肝	敛肺气
滋肾阴	能生津	止口渴	亦止汗
兼涩精	肺虚喘	能纳气	作梦遗
止滑精	脾肾虚	日久泻	补不足
益男精			

制半夏

性温平	有大毒	需制用	入脾胃
亦归肺	燥湿浊	化痰涎	降气逆
止呕吐	消痞块	散痰结	头沉晕
痰湿重	咳喘鸣	喉中清	胸膈结
吐酸作	白带下	燥脾湿	

射干根

性苦寒	有小毒	入三焦	肺肝脾
能降火	亦解毒	散血结	消痰涎
治喉痹	止咽痛	咳逆气	喘则鸣

生甘草、远志肉、苦桔梗、苦杏仁等见前方解。

【病案分析】　患者本因饮食不慎而呛所致之咳喘，因日久失治日渐加重，病久则肺气虚而寒邪盛，因脾为肺母，脾之阳气不足而不能运化水湿积久成饮，肾者主纳气，肾气虚不能纳气，是肾阳火源不足而致，命门之火为人身之大宝，气之所生，全赖命门之火源，如天中之阴雾浊气盛者是肾阳之不足，太阳当空所照之地湿浊之气当即化为乌有，肾阳虚不能温煦脾阳，故湿浊停聚于中焦，而为生痰之源，而痰浊上犯肺者使肺气不能宣而咳喘作。故《素问·六节藏象论》："肺者，气之本。"《素问·五藏生成篇》云："诸气者，皆属于肺。"如肺气虚寒者，遇冷则咳喘作，而其大气之抟而不行者，积于胸中，命门气海，出于肺，循喉咽,故呼则出,吸则入……故肺气之虚寒不能调节呼吸而气管痉挛而作喘哮。《金匮要略·痰饮咳嗽痰饮病脉证并治》云:"病痰饮者,当以温药和之。"但此案是哮喘与痰饮有着相互联系。中医治病是辨同中求异,异中求同,治不可死守成规。小青龙加味,主要是表虚内有痰饮所致之咳喘,由于肺受寒气侵袭气管,而痉挛所致,本方是温里散寒,寒邪除则痉挛止,喘哮消,而用此方加减治疗慢性支气管炎或者是支气管哮喘,均能起到很好的效果。而用小青龙汤胜苓桂术甘汤,而苓桂术甘汤重在温阳利水除饮。而小青龙汤加味者,重在温阳散寒平喘止咳,此方之组成是两方合而加减组成治此症更是妙中之妙也。

第四章 消化系统疾病

第一节 消化系统

一、总　论

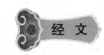经 文

人之口　吃五谷　用齿咀　唾液参
舌搅拌　入食管　进入胃　腐熟食
脾运化　为谷海　精血生　有肝胆
来参与　入小肠　分清浊　传大肠
糟粕出　消化道　全过程　人之胃
全凭养　饮食节　不暴饮　如暴食
又暴饮　饥不食　饱过量　均伤胃
胃气伤　后天衰　百病生　脾与胃
为表里　主运化　生精微　输全身
供脏腑　人生命　靠它供　嗜食冷
伤胃阳　嗜食肥　腻积胃　五味过
均可损　脾胃虚　阳不足　纳食呆
经常胀　人消瘦　大便溏　肠鸣作
四末冷　腰酸困　或便软　在肛门
无力排　称便秘　脉沉弱　苔白薄
胃气寒　吐清涎　时日久　胃下垂

刘东汉新编中医三字经（第一卷）

或脱肛
胃胀满
则吐酸
小便赤
排不出
嗜肥腻
胃糟杂
舌苔腻
饥饿时
口干苦
大便干
大便黑
无疼痛
胃烧灼
舌质淡
脾气虚
在临床
胃肠道
恶心作
走及肠
是肠炎
西药难
久便秘
可脱肛
有痔疮
无疼痛
疼难忍
可益气
痔静脉
肝胆病

脉沉迟
呃逆多
内带苦
大便干
有数日
或饮酒
卧不安
脉沉滑
胃胀痛
有腥味
如羊屎
脉沉弦
纳食差
或便溏
薄白苔
胃气弱
称胃炎
功能性
后即吐
肠鸣作
急性期
温肠胃
或久泻
治脱肛
分内外
便带血
混合痔
治痔者
血可回
更复杂

舌苔薄
肝犯胃
常郁闷
数日行
脉弦数
伤脾气
浑身困
如血瘀
进食后
或吐酸
加重时
舌苔黄
人消瘦
或便干
脉沉细
此种症
或表浅
是退行
是伤胃
如雷鸣
即好治
健脾阳
中气虚
补中气
与混合
外痔肿
内外兼
不可下
肿可消
肝居胁

如气滞
湿热重
或易怒
成干结
舌苔黄
湿热成
四肢重
加气滞
稍缓解
或烧心
可呕血
有胃胀
乏无力
均可见
或弦数
最多见
或萎缩
有食入
伤胃后
遂即泻
慢性期
散寒气
无力提
要升阳
内痔胀
有血栓
要活血
益气法
痛可止
其经脉

为表里
肝气升
不思食
肝有病
于双目
爪无力
头目眩
易扑倒
口干苦
肝邪积
腹静脉
至此时
藏胆汁
决断出
邪不干
胆阳
如外感
头眩痛
湿热重
呕吐作
易惊恐
不果断
痛在背
如绞痛
如胆郁
右上腹
要急治
肝胆脾
有一脏
气不畅

与胆囊
运消化
郁易怒
有关联
肝开窍
双目花
善生风
抽搐动
面目赤
或呕血
小便少
可昏迷
为表里
中正官
胆气壮
善太息
则飧泻
口干苦
黄疸现
寒热作
流黄涕
善恐惧
右上腹
是炎症
是蛔虫
发高烧
胰腺炎
口胃肠
消化系
升降乱

主藏血
助脾胃
肝气郁
与精神
多易怒
肝血虚
肝阳亢
肢体麻
头目眩
或发狂
单腹胀
呕血多
胆附肝
少阳胆
取决胆
则胆怯
气不升
寒热交
皮肤痒
耳内痛
小便赤
心易惊
心胆战
如胀痛
如钻痛
身恶寒
木克土
命难保
共参与
不协调

布两胁
主疏泄
气机畅
主谋虑
善急躁
主润筋
足发软
耳内鸣
肝火盛
甚则厥
两胁痛
可怒张
病难医
助消化
十一脏
胆气虚
春生气
侵少阳
大便干
口咽干
心烦躁
如胆虚
遇有事
胆囊病
是结石
可发黄
胀痛时
如耽误
有胰腺
或一腑

血不顺	寒热生	有虚实	气郁滞
血可瘀	痰湿重	脾失运	消化系
百病生	其治法	要辨证	按八纲
来分清	用八法	灵活用	

注 释

脾胃者,为后天之本,五谷之海,精、血、气化生之源。《素问·五藏别论》"夫胃大小肠三焦膀胱,此五者,天气之所生也,其气象天,故泻而不藏,此受五脏浊气,名曰传化之府,此不能久留输泻者也"。"胃者,水谷之海,六府之大源也。五味入于口,藏于胃以养五脏气。气口亦太阴也,是以五脏六腑之气味,皆出于胃;……凡治病必察其下,适其脉,观其志意,与其病也"。是说明了脾胃为后天之本,供人身五脏六腑,经络百骸,组织器官所需之物质基础。变化百病,其源皆由情绪饮食所致,故《素问·生气通天论》:"夫自古通天者生之本,本于阴阳。天地之间,六合之内,其气九州九窍,五脏、十二节,皆通乎天气,其生五,其气三,数犯此者,则邪气伤人,此为寿命之本也。"这也说明了人与自然的密切关系。《素问·阴阳应象大论》云:"清气在下,则生飧泄,浊气在上,则生䐜胀。""故清阳出上窍,浊阴出下窍,清阳发腠理,浊阴走五脏,清阳实四肢,浊阴归六腑"。故谷气通于脾,肠胃为五谷之海,精气均通于九窍,九窍者,五脏主之,五脏皆得胃气所养,才能通顺,如九窍不利,肠胃之所由也。如胃气一虚,耳目口鼻,俱为之病。《素问·经脉别论》云:"食气入胃,散精于肝,淫气于筋,食气入胃,浊气归心,淫精于脉。脉气流经,经气归肺,肺朝百脉,输精于皮毛。""饮入于胃,游溢精气,上输于脾,脾气散精,上归于肺,通调水道,下输膀胱。""阴之所生,本在五味,阴之五官,伤在五味,至于五味,口嗜而欲食之,必自裁别,勿过用焉,过则伤其正也。谨和五味,骨正筋柔,气血以流,腠理以密,如是则骨气以精,谨遵如法,长有天命。"东垣之论至精至深。《素问·平人气象论》:"人以水谷为本,故人绝水谷则死,脉无胃气亦死。所谓无胃气者,但得真脉不得胃气也。所谓脉不得胃气者,肝不弦肾不石也。"而人之元气皆由脾胃之气所生,而元气得胃气所养,若胃气虚亏,即使饮食有增,而元气不能充实,而诸病之由所生也。如水谷入胃,其味有五,各注其海,津液各走其道。胃者,是水谷之海,其输上在气街,下至三里,水谷之海有余,则腹满,水谷之海不足,则饥不受谷食。如饮食不节,寒湿不适,则脾胃乃伤,如喜怒忧恐,损伤元气,火与元气不两立,火乘其坤土,此所病虚热者也。而病生于阴者,得之于饮食起居,阴阳喜怒。而阴虚则内热,有劳倦,形气衰少,谷气不盛,则上焦不行,下脘不通,则胃气热,热气熏胸中,均为内热,如脾一伤,则五乱互作,其病全身壮热,头痛目眩,肢体沉重,四肢不收,嗜卧懒言,是为热所伤,元气不能运用,故人以胃气为本,以养胃为先。《素问·上古天真论》:"今时之人不然也,以酒为浆,以妄为常,醉以入房,以欲竭其精,以耗散其真,不知持满,不时御神,务快其心,逆于生乐,起居无节,故半百而衰也。"《素问·生气通天论》"阳气者,烦劳则张,精绝,辟积于夏,使人煎厥。目盲不可以视,耳闭不可以听,溃溃乎若坏都,汩汩乎不可止。阳气者,大怒则形气绝,而血菀于上,使人薄厥。……高粱之变,足生大丁,受如持虚"。而百病者皆从口入,病之十九由饮食不节所致。因胃气一损,五脏六腑,气血,阴阳逆乱,升降失调,故百病生焉。故人以胃气为本,"正气存内,邪不可干"。

二、各 论

(一)概述

消化系统疾病主要包括消化道与肝、胆、胰等器官的器质性和功能性疾病,也是临床中的常见病,而器质性病变尽管在食管、胃及胃窦、十二指肠、小肠、大肠、肛门、肝、胆、胰等,但它们之间如一脏或一腑有病,往往可涉及他脏或他腑,也可涉及大脑皮层的功能紊乱,如心源性肝硬化,是由于慢性或严重心力衰竭导致肝阻性充血而致。肝硬化腹水的发生机理,必须广泛联系至门静脉高压,血浆胶体渗透压减低,醛固酮和抗利尿激素增多,有效血容量、肾血流量和肾小球滤过率减低,肾小血管回收率增高,体内钠水潴留等一系列问题,可连及与肝肾。

（1）肝胆系统：肝是人体内最大的腺体,约占体重的1/36,平均重1500g上下。胆道系统先由肝细胞间的胆小管开始,胆小管集合成小叶间肝管,再汇成左右两分支肝管由肝门出肝,出肝后合成肝总管。肝总管再与胆囊管会合成胆总管,开口于十二指肠大乳头。肝有双重血液供应,1/4来自肝动脉,3/4来自门静脉。门静脉血汇集胃肠道消化产物和脾的红细胞代谢产物,肝动脉主要供应氧气。静脉回流概由肝小叶中心静脉通过肝静脉而流入下腔静脉。肝为维持生命不可缺少的器官,为人体新陈代谢的枢纽。

（2）制造胆汁：由上述胆道系统排泄,每日分泌量800~1000ml,胆汁中的胆盐由大便排出。

（3）糖代谢：肝脏能使葡萄糖、某些氨基酸、脂肪中的甘油等变成糖源而储存,当身体需要时即分解成葡萄糖。还有蛋白质的代谢及脂肪代谢,也有解毒保护作用,也有水与激素的平衡作用。

（4）胰腺：为具有内、外分泌的腺体,其位于上腹深处,为腹膜后器官,有胰腺管与副胰腺管通于十二指肠。可产生促胰腺酶素,能使胰腺分泌消化酶。

总之,消化系统疾病,其标症在上中下腹部,其本由饮食不节、暴食暴饮、饥饱不畅、情绪失调与各脏腑组织、器官、经络、气血、阴阳、寒热、虚实、血瘀、升降失调均可致病。所以说脾主运化,肝主疏泄,是消化肝胆疾病之总枢。

（二）消化系统病证

1. 呕吐证

呕吐证,其临床将呕与吐并称为呕吐,但呕与吐有时不同时并见。呕者是有声无物,而吐者声物并见、有声有物,且必与呕相兼,其病机主要是脾胃升降失常所致,但有时与肾阳不足或肝胆疏泄失职有关。具体治则根据"实则阳明","虚则太阴"，"阳病属腑，阴病属脏"的理论，大凡实证、热证多治以和胃降逆，通腑去邪；属于虚证、寒证的，多治以健脾温肾。而消化系之疾病是多脏器多功能失调所致。如《诸病源候论·呕哕候》云："呕哕之病者，由脾胃有邪，谷气不治所为也。胃受邪气，逆则呕，脾受邪气，脾胀气逆，遇冷之，气逆不通则哕也。"大凡呕吐者，皆由脾胃虚弱，或受水邪，不洁之食物所致。若水邪在胃，则呕吐（也有可能是属于今之胃肠性感冒，或者是急性胃肠炎所致），或因胃内停饮寒气不化所为，或烦满而大便难，或大便溏泄。但也有因胃气上逆、胃失和降所致者。《素问·阴阳应象大论》云："浊气在上，则生䐜胀。此阴阳反作，病之逆从也。"是胃之寒浊凝聚不降故䐜胀不适，甚至呃逆作吐。

【病案举例】　王某某，女，48 岁，兰州市人。

【主症】　盛夏因食隔夜食物后不久自觉胃胀不适，继而恶心，呕吐出腐臭难闻之物，呕吐频作，出汗头晕浑身发软无力，急来门诊求治，舌质正常，苔腻，脉象数而无力。

【辨证】　伤食呕吐（急性胃炎）。

【治则】　芳香化浊，降逆止吐。

【处方】　金不换藿香正气汤（四世家传方）。

广藿香 10g	紫苏叶 10g	茅苍术 10g	醋香附 10g
香白芷 6g	白茯苓 20g	玉槟榔 10g	制半夏 10g
广陈皮 10g	苦桔梗 6g	建神曲 10g	缩砂仁 6g
川厚朴 6g	宣木瓜 10g	炒白术 10g	生甘草 10g
鲜生姜 10g			

一剂，水急煎，约 30 分钟，即服。一剂头煎服后，胃胀恶心呕吐即止。二剂煎服后其症完全已愈。

【汤头歌诀】

金不换	为家传	用藿香	与苏叶
茅苍术	治伤食	与吐泻	燥脾湿
辟秽浊	肠脘胀	除中寒	益脾胃
醋香附	香白芷	白茯苓	制半夏
玉槟榔	广陈皮	性芳香	化浊气

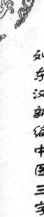

行滞气	苦桔梗	建神曲	缩砂仁
川厚朴	炒白术	生甘草	鲜生姜
健脾气	醒脾胃	浊湿化	吐泻止
宣木瓜	性味酸	可柔肝	吐泻多
可伤津	伤津多	可抽筋	酸生津
缓肝急	防抽筋	治已病	防未病

【方解】 此方专治一切四时不正之气，伤风感冒浑身发热，或恶寒无汗，浑身沉重困倦，疲乏无力，或伤食之急性胃肠炎，时疫霍乱吐泻转筋，禁水，食不下者，阴阳不和，冷汗如洗，脉沉细无力等，急煎急服后其症即止。此方或可用水煎服，或可共为细末冲服每次10g，或可炼蜜为丸重20g，温开水送服。方中藿香辟秽，理气和胃为主药，苏叶、白芷、桔梗解表邪、利气机，茯苓、白术、苍术、厚朴、大腹皮、制半夏、砂仁、生甘草健脾化湿和中，陈皮、玉片化滞气消食导滞，木瓜酸能生津以补肝柔肝缓急舒筋，其方配伍可谓全面整体，即可治已病，还可治未病。此方过去是我家常备之药，是在藿香正气散的基础上根据临床实践又有所增加。总之是芳香化浊为主。

【病案分析】 患者胃肠平素较为虚弱，加之盛夏因食用隔夜食物后，而致急性胃肠无力抗拒不洁之食，即胃胀不适，恶心呕吐腐臭难闻之物，呕吐频作，中气津液俱伤，故头晕出汗，浑身无力，四肢发软，由于腐食之物停聚胃中不化，浊气不降而上逆，舌苔白腻，气津双脱故脉象数而无力。用金不换藿香正气汤，是以健脾和胃，化浊降逆止吐，还津益气之法治之。

2. 呃逆证

【病案举例】 何某某，女，49岁，兰州市人。

【主症】 平素遇寒气或进食冷凉之食物后呃逆频作不止，已有数年之余，经多方治疗与检查均未收到较好的疗效，故来求治。就诊时呃逆频作，叙述病情因呃逆频作而打断，不能续叙，自觉呃逆频作时胃胀气逆直上冲喉，时发时止，腹部胀痛不适，并伴清涎有时随呃逆而吐出，纳食不顺而发噎，烦乱不安，大便不畅，舌质淡，苔薄白，脉象寸关浮弦。

【辨证】　呃逆(胃气虚寒)。

【治则】　温胃散寒,和胃降逆。

【处方】　橘皮竹茹汤加味。

橘　皮 10g　竹茹 10g　　红参 20g　　生　姜 10g

炙甘草 10g　大枣 6 枚　丁香 1g　　柿　蒂 10g

制半夏 10g　茯苓 30g　　甘松 10g　　白蔻仁 10g

香附子 10g

3 剂,水煎服,少量频饮,尽服后,呃逆基本消失,自觉胃内温和,胀满上逆之气未作,纳食顺畅,再未发噎。舌质正常,苔薄白,脉象寸关已和缓。原方加炒白术 20g、蔻仁 10g、香附 10g,健脾行气以治本。

【汤头歌诀】

橘竹茹　　治呃逆　　脾胃虚　　寒气逆

参姜丁　　健脾气　　散寒逆　　夏苓松

柿蒂草　　炒白术　　白蔻仁　　香附子

化浊湿　　降胃气　　呃逆症　　是寒因

得温化　　寒浊行　　清阳升　　浊气降

呃逆症　　自消除

【方解】　本方是治胃虚有积热而呃逆之方,其病机病因是胃中虚热有积浊,而此症是胃气中虚有积热,浊气不降而上逆所致,因胃气以降为顺,故胃不和则烦乱不安,这是积热浊邪上扰心窍所致。因食与气互结于胃,脾虚不能健运,故呃逆频作,少气而不能叙述语言。舌苔薄白,脉象寸关浮弦。方中橘皮竹茹汤加味和胃清热降逆,橘皮、生姜、丁香、香附、柿蒂理气和胃降逆,竹茹清热安中,红参、茯苓、炒白术、制半夏、蔻仁、甘松、大枣、炙甘草补虚健脾,燥湿化浊,湿浊化则清气行,胃气得以和降,则呃逆自愈。此方加减用于治疗膈肌痉挛及肿瘤化疗后所致的呃逆均有很好的效果。

【病案分析】　患者平素遇寒气侵袭,或进食冷凉之食物后则呃逆频作不止,已有数年之久,经多方治疗及检查均未取得较好的疗效,纳食后胃胀不顺,而发噎呃,自觉胃气直上冲咽

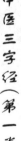

刘东汉新编中医三字经(第一卷)

喉,有时并有清涎水随呃逆而吐出,胃内烦乱不安,大便不畅,舌苔薄白,脉象寸关浮弦。呃逆证胃有虚实寒热之分,而此患者胃本虚寒,但亦有虚热夹在其中,《金匮要略·呕吐哕下利病脉证治》:"橘皮竹茹汤"本为胃虚有热呃逆而设。如《素问·阴阳应象大论》:"在变动为哕",因人体在静卧中突然翻身或坐起时而呃逆频作,是胃内所积虚气不行,动则呃逆而出者是胃气之虚也。《素问·至真要大论》:"夫百病之生也,皆生于风寒暑湿燥火,以之化之变也。……诸逆冲上,皆属于火。"而此火之源在于肝,因肝气以降为顺,如横逆克土,脾胃之气反被木克,木郁则能化火,火气与湿浊相搏结,则上逆而呕呃逆气频作,甚则胃中浊水随呃逆而吐出,因肝主疏泄,疏泄失职而大便不畅,总之此证是虚寒湿热夹杂之症,故治则是温胃散寒,和胃降逆,虚实兼治,寒热并用。用此方加减治疗妊娠反应之呕吐效果亦佳。

3.痞满证

【病案举例】 梁某某,男,40岁,榆中人。

【主症】 胃脘胀满,纳呆食后加重已10年有余,浑身疲乏无力,消瘦口淡无味,夜间睡眠不实,多梦,小便频,大便秘而不爽,自觉胃脘部沉重痞硬,气短胸闷,经多次治疗其效不佳,故前来门诊求治,舌质正常,苔白,脉象沉细而涩。经胃镜检查提示:萎缩性胃炎重度。

【辨证】 脾虚气滞。

【治则】 健脾益气化滞。

【处方】 黄芪建中汤加味。

生 芪 30g	桂 枝 10g	炒白芍 30g	当 归 20g
制半夏 10g	陈 皮 10g	茯 苓 20g	炒白术 30g
香 附 10g	焦麦芽 30g	焦山楂 20g	神 曲 10g
炙甘草 10g	莱菔子 20g	蔻 仁 10g	

7剂,水煎服,2次/日。尽服后,前来复诊,自觉胃脘部痞胀大有减轻之感觉,纳食有增,排便较前通畅,夜间睡眠较前安稳,精神较前好转,因服前方有效患者自信有增。舌质正常,脉

象沉细。原方加鸡内金 20g,继服 7 剂。

【汤头歌诀】

小建中	加黄芪	诸虚症	里急重
胃痞满	胸脘闷	常气短	纳食后
更加重	急当甘	缓补虚	陈苓术
陈夏蔻	健脾气	化滞气	焦山楂
麦神曲	莱菔子	鸡内金	消积滞
化食浊	醒脾气	桂香附	能温中
行积气	胃功能	可恢复	消化道
可通畅	纳食增	精神好	治胃胀
真是好			

【方解】 本方用于治疗因脾胃虚弱、脾失健运所致的胃脘胀满纳呆,进食后胃脘痞胀更为加重的病症。本方是由小建中汤加味而组成,而以补气建中、理血消食、化积行滞为主。如方中黄芪能补虚,是诸虚不可少之品,桂枝助阳温通阳气,加焦三仙、鸡内金、莱菔子消食化滞行气通便。古人云,六腑以通为顺,胃气以降为宜,这是此方之本意也。而现代医学用于治疗消化系统疾病较为广泛。如慢性萎缩性胃炎、胃轻瘫、十二指肠溃疡、慢性结肠炎等。由于气血双虚所致之眩晕、低血压,由阳虚血痹导致四肢或关节肌肉疼痛麻木不仁均可加减使用。如《金匮要略·血痹虚劳篇》"血痹阴阳俱微,寸口关上微,尺中小紧,外证身体不仁,如风痹状,黄芪桂枝五物汤主之"。而五物汤加味之后变为黄芪建中汤,而其治疗较五物汤更为广泛全面,疗效亦更好。本方具有益气调气养血理血,托里固表等功效。现代医学可表现为镇静、解痉、抑制胃液及胃酸分泌、止血、促进溃疡愈合、提高人体免疫力、促进肉芽组织生长改善局部血液循环等,因此对各种创伤伤口久溃流脓不止,及烧伤植皮术预后等均有很好的疗效。

【病案分析】 患者胃脘胀满,纳呆,食后加重已 10 年有余,浑身疲乏无力,消瘦口淡无味,夜间睡眠不安,多梦小便频数,大便秘而不爽,自觉胃脘部沉重痞硬,气短胸闷,经多方治疗其

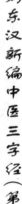

刘东汉新编中医三字经(第一卷)

效不佳。舌质正常，苔白，脉象沉细而涩。胃镜检查提示"萎缩性胃炎"。辨证为："脾虚气滞"。问及病因，此患者素体较为虚弱，又因饮食不节，而久则损伤脾胃。因脾司运化，主四肢，统摄血液，开窍于口，为气血生化之源。而脾病有寒热虚实之分，所致病因，多为饮食不节或劳倦所伤，如脾失健运、水湿食积不化，或脾阳虚衰、中气下陷所致。《素问·藏气法时论》"脾病者身重，善饥，肉萎，足不收，行善瘈，脚下痛。虚则腹满肠鸣飧泄，食不化"。《难经·十六难》"假命得脾脉，其外证面黄，善噫，善思，善味，其内证当齐有动气，按之牢若痛，其病腹胀满，食不消，体重节痛，怠惰嗜卧，四肢不收，有是者脾也"。因脾胃是相为表里相互为用的，如脾失健运则胃部胀满可现也。如《太平圣惠方·脾脏论》"夫脾者，位居中央，王于四季，受水谷之精气，化气血以荣华，周养身形，灌溉脏腑者也，若虚则生寒，寒则阴气盛，阴气盛则心腹胀满，水谷不消，喜噫吞酸，食则呕吐，气逆，霍乱，腹痛肠鸣，时自泄利，四肢沉重，常多思虑，不欲闻人声，多见饮食不足，诊其脉沉细软弱者，是脾虚之候也"。因脾脏居于中洲属土，为万物之母，气血生化之源，后天之本，如脾气虚衰则万物化生皆衰，而脾为太阴者是阴中可生阳也，因阴与阳既是两物又是一物，因此一阴一阳谓之道，无阴不生，无阳不长，它们是相互为用，又分又合，合二为一，谓之一化气也。此患者是脾虚运化失职湿食不化故纳呆脘腹痞满作胀，故《素问·阴阳应象大论》"寒气生浊……清气在下，则生飧泄，浊气在上，则生䐜胀"。这就是脾胃运化功能失调，而使清者不升，浊者不降停聚于胃脘则胀满作。故中洲脾胃为消化运转之枢纽，为精神气血之源化生之海，五脏六腑百骸均取于此，而脾胃功能衰者，则气机运化亦衰，人身之健康由何而生焉？此证由脾虚气滞所致，用黄芪建中汤加味者，是补中洲脾气也，如脾气运转失司则滞气、浊气不能下降，为阴气干扰，清阳之气郁而不散，所以䐜塞胀痞常若饱，故不能纳食，食则胃脘胀满更盛。治病者必求于本,如喻昌说:"万事万变皆本于阴阳,而病机药性脉息论治尤切于此。或本于阴,或本于阳,知病所由生而直取之,乃为善治。"胃胀为病之症,非病之名,如《灵枢·胀论》:"胃胀者,腹胀满,胃脘痛,鼻闻焦臭,妨于食,大便难。"《医醇义·胀论》:"胃为水谷之腑,职司出纳。阴寒之气上逆,水谷不能运行,故腹胀满而胃痛,水谷之气腐于胃中,故鼻闻焦臭,而妨食便难也。当平胃祛寒,温中平胃散主之。"大凡脾胃有病,不分虚实寒热,气滞血瘀,均有胃脘部胀痛症,在辨证施治时必须是细问详辨,治之于本。

4. 胃痛证(消化性溃疡)

(1)十二指肠球部溃疡

【病案举例】 陈某某,男,38岁,兰州市人。

【主症】 胃脘部胀痛作酸,呃噫频作,每在空腹或在夜间胃内隐隐作痛已有10年之余,口干口苦,食后胃内烧灼作酸打呃,大便干燥如羊屎,小便赤黄,舌质正常,苔黄厚,脉象弦数。胃镜检查提示"十二指肠球部溃疡"。每发作时自服止痛止酸药症可缓解,但久治不愈,故来求治于中医。

【辨证】 胃脘痛,肝郁气滞(十二指肠球部溃疡)。

【治则】 疏肝行气,和胃止痛。

【处方】 柴胡疏肝散加味。

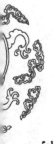

柴　胡 10g	川　芎 6g	香　附 10g	炒枳壳 10g
炒白芍 30g	桂　枝 10g	当　归 20g	制半夏 10g
焦栀子 10g	生黄芪 30g	焦甘草 10g	大黄炭 6g
生白术 30g			

7剂,水煎服,2次/日。

患者依前方尽服后自觉胃胀胃痛作酸打呃大有减轻,口干口苦胃内烧灼感已轻,大便已软较为通畅,小便赤黄已淡,舌质正常,苔薄黄,脉象弦。看来本方已有效,原方加蒲公英30g、茯苓30g,味苦甘,性寒,能入肝胃,能解热凉血愈合溃疡面,7剂,继服。

刘东汉新编中医三字经(第一卷)

【汤头歌诀】

北柴胡	大川芎	香附子	当归芍
能疏肝	散郁结	和胃气	能止痛
生白术	滋脾阴	制半夏	白茯苓
降胃浊	桂枝尖	生黄芪	助脾气
脾转运	止上冲	胃脘胀	呃噎多
即可止	焦栀子	大黄炭	焦甘草
蒲公英	去郁热	能止酸	可通便
用此方	灵活辨	可加减	

用此方治疗因肝气郁结所致的胃脘胀痛作酸打呃,大便秘而不畅较为有效。

【病案分析】 患者由于肝郁气滞所致之上腹部疼痛,而上腹部即胃脘部。胃脘疼痛之症较为复杂,所涉较为广泛,如胃炎、胃溃疡、十二指肠溃疡合并胃穿孔、胰腺炎、胆囊炎等。但治此症者应首先辨清阴阳、虚实、寒热。而此症辨证为:肝郁气滞之胃脘疼痛。因肝为五脏之一,与胆相为表里,居于胁下,其经脉布于两胁。主藏血,有调节血液的功能,又主疏泄,能助脾胃消食运化。肝气升发,能舒畅气机,如肝气郁结,则气机不畅,易怒不思饮食。如《素问·平人气象论》:"肝藏筋膜之气也。"《素问·五藏生成篇》:"胃者,水谷之海,六腑大源也。五味入口,藏于胃以养五脏气。……是以五脏六腑之气味,皆出于胃。"而肠胃者为腑,故应泄而不藏,此五脏浊气,名为传化之府,此不能久留,以疏泄为宜。故经文云"胃实则肠虚,肠实则胃虚",为水谷传化之道。胃之运化者是脾之助也。故《素问·经脉别论》"食气入胃,散精于肝,淫气于筋。浊气归心, 淫精于脉"。《素问·阴阳应象大论》:"谷气通于脾, 气通于肾,六经为川,肠胃为海,九窍为水注之气。"而九窍者,五脏主之。五脏皆得胃气,乃能通利,如气滞而郁,则胃肠胀满而疼痛矣。故人以水谷为本,水谷不能绝,绝则即死。脉无胃气亦死。所谓无胃气者,非肝不弦。而人的精气神所生，本于五味，阴之五官，伤于五味，至于五味，口嗜而欲食，应以自己节制为宜，勿过，过则必伤其正。如饮食适宜，则筋骨正柔，气血充沛而流畅，腠理以密。谨遵如法，是人身健康之本源。而治胃病者，不调理肝脾，非其治也，因为肝脾是人身升降疏泄的枢纽。

（2）复合性溃疡

【病案举例】 冯某某，女，49岁，四川人。

【主症】 胃痛绵绵，喜温喜按，得温则痛缓，每遇夜间空腹时疼痛加重，泛吐清涎水，必须进食烤干馍片后，胃痛泛酸清涎才可止，头晕浑身疲乏无力，四肢不温而恶寒，纳呆，大便溏稀，舌质淡，薄白苔，脉象沉细。其症十年有余，经胃镜检查提示：胃角可见一约 0.3cm×0.6cm 的溃疡灶，表面覆白苔，周边黏膜充血、肿胀，局部蠕动尚佳。十二指肠球部前壁黏膜见一约 0.5cm×0.8cm 霜斑样溃疡，基底平坦，覆黄白苔，周边黏膜充血肿胀，胃有潴留物中等。

【辨证】 脾胃虚寒（胃、十二指肠溃疡）。

【治则】 温中健脾，散寒止痛。

【处方】 温中健脾散寒汤（自拟方）。

炙黄芪 30g	桂　枝 10g	红　参 20g	茯　苓 30g
炒白术 30g	制半夏 10g	陈　皮 10g	砂　仁 10g
良　姜 10g	炮　姜 10g	吴茱萸 10g	香　附 10g
炙甘草 10g	当　归 10g	炒白芍 20g	

7剂，水煎服，2次/日。

患者前方7剂尽服后，前来复诊，自觉胃痛绵绵怕冷恶寒已轻，浑身疲乏，四肢恶寒发凉及精神均有好转，泛吐清涎水已消，大便溏已成软便，纳食有增。舌质淡，苔薄白，脉象沉。原方加柴胡 3g，以升中气。

【汤头歌诀】

建中汤　　　加味用　　　可温中　　　散胃寒

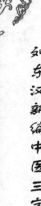

桂枝尖	红人参	缩砂仁	高良姜
炮干姜	吴茱萸	脾阳虚	肠胃寒
吐清涎	大便溏	四末冷	身恶寒
可首选	炙黄芪	白茯苓	炒白术
制半夏	陈橘皮	香附子	炙甘草
建脾气	能燥湿	化湿浊	加柴胡
胃浊降	清阳升	当归芍	调气血
能止痛	脾阳建	寒浊散	气血调
升降行	胃痛止	泛清涎	即可降
纳食增	大便实	精神爽	用此方
虚寒胃	均可用		

【方解】 本方是治脾胃虚寒之首选方，其证素体阳虚，因饮食不慎或生冷不忌，而里气先虚，脾胃阳衰，脾阳不足，运化失职，湿浊停聚胃，大便溏，四肢不温，浑身疲乏无力而恶寒者，最为适宜。

【病案分析】 患者是由于脾胃虚寒所致之胃脘疼痛。此症临床较为多见也是多发病。如《太平圣惠方》卷五："胃虚则生寒，寒则苦饥，心腹恒痛，两胁虚胀，咽喉不利，饮食不下，面目浮肿，淅淅恶风，目中急，足胫寒，不得安卧，则是胃虚冷之候也。"胃中寒者是由脾阳虚所致，而脾之阳气来于何处，是命门之火源也。如命火足则脾阳旺，脾阳旺则运化行，因胃喜燥恶湿，胃中湿浊不化，故胀痛绵绵，喜温喜按，如得温得按则痛胀可减。如《素问·举痛论》"寒气客于脉外则脉寒，脉寒则缩蜷，缩蜷则脉绌急，绌急则外引小络，故卒然而痛，得炅则痛立止，因重中于寒，则痛久矣"。此经文之"脉"字应为"肠"字解。又如"寒气客于肠胃之间，膜原之下，血不得散，小络急引故痛，按之则血气散，故按之痛止"。故《素问·至真要大论》："民病洒洒振寒，善伸数欠，心痛支满，两胁里急，饮食不下，嗝咽不通，食则呕，腹胀善噫，得后与气，则快然如衰，身体皆重。"此症既是脾胃虚寒所致,故温阳散寒,健脾益气,寒得温则散,脾健则气行,气行则湿浊可化,归芍芪可愈合溃疡,用此方治胃及十二指肠溃疡由于虚寒在脾所致者,均能收到很好的疗效。

（3）二指肠溃疡合并出血

【病案举例】 梁某某,男,49岁,兰州市人。

【主症】 胃脘疼痛时日已久,曾因暴食暴饮而诱发呕血,大便潜血为强阳性。经止血止痛治疗后其胃胀已轻,呕血已止。但经常因饮食不慎而胃痛胃胀,痛有定处且拒按,有时作酸胃内有烧灼感,口苦发干,呃而不畅,大便干结,数日一行,经胃镜检查提示:十二指肠球部溃疡,球部变形,黏膜充血肿胀,有少量出血点。舌质暗,苔黄腻,脉象沉涩。

【辨证】 瘀血停滞(十二指肠溃疡合并出血)。

【治则】 活血化瘀,理气止痛。

【处方】 活血化瘀理气汤(自拟方)。

柴胡10g	当 归20g	赤 芍30g	桃 仁10g
丹参30g	生蒲黄10g	灵 脂10g	大黄炭6g
香附10g	生黄芪30g	炒白术30g	焦甘草10g
白芨10g			

6剂,水煎服,2次/日。

患者前方6剂尽服后,自觉胃痛已轻,口干口苦已可,作酸烧灼较前好转,大便已软,潜血试验呈阴性。舌质暗,苔薄黄,脉象沉涩。原方中减大黄,加鸡内金20g,7剂,水煎服,2次/日。

【汤头歌诀】

自拟方	胃瘀血	气所致	胃脘痛
有定处	位不移	北柴胡	香附子
疏肝气	行滞气	当归芍	紫丹参
失笑散	加桃仁	大黄炭	能活血
瘀血化	大便通	胃痛止	生黄芪
炒白术	焦甘草	健脾气	能止酸

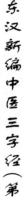

脾气足	滞气通	瘀血行	用白芨
能止血	肿消散	护疮面	可生肌
敛疮面	鸡内金	能消食	化痞块
诸症消	病可愈		

【方解】　此方以疏肝理气,活血化瘀止痛兼止血保护溃疡面,促进溃疡愈合为治,如肝气郁结不畅则血运易于停滞,此方首先应疏肝行气以助所停之瘀,因气为血之帅,如瘀血停滞在胃,则胃脘疼痛固定不移,生蒲黄、五灵脂、丹参、当归、赤芍、桃仁、大黄炭均能活血化瘀兼以凉血、止血,黄芪、炒白术、焦甘草、白芨能健脾益气、消肿生肌、保护溃疡面、收敛止血,鸡内金能消食健胃、化积消痞块、磨胃除腐。而此方在临床中用于治疗胃、十二指肠球部溃疡合并出血后胃痛作酸者疗效很好。

【病案分析】　患者因暴食暴饮而致胃脘疼痛,而因饮食不慎诱发呕血,经西医治疗后出血已止,但胃痛胃胀、疼痛不移且拒按,胃内烧灼,口干口苦,大便干燥,数日一行。舌质暗,苔黄腻,脉象沉涩。而人之脾者脏也,胃者腑也,脾胃二气,相为表里。而胃为水谷之海,主受盛水谷,脾气足者则能消谷磨食,今之病者因饮食不慎,首先伤及脾胃,脾土虚则肝木之气盛,盛者易克土,而土郁则肝气郁,郁则疏泄失司,而肝又主藏血,阳明胃为多血多气之腑,肝气与胃气均可上逆,而血随气冲作呕血者多矣。今之治者先止血,后化瘀而气滞行,瘀血化,胃痛作酸烧灼可止,大便通利,胃腹适,用此方者,气行则瘀血化,阴阳平衡,气与血调,气能循经,血能归道。如《素问·生气通天论》:"高粱之变,足生大丁,受如持虚。"而人之所生者以食为养,但过则均可伤及脾胃,脾胃为后天之本,人之精气血神均由水谷所化生,脾之所运转也,如脾运转失调,则百病易生。

胃病之证候者多矣,正如《内经》言:"变化百病,其源皆由喜怒过度,饮食失节,寒温不适,劳役所伤。"东垣云:"元气,谷气,荣气,卫气,生发诸阳上升之气,此六者,皆由饮食入胃,谷气上行,胃气之异名,其实一也。"脾胃既伤,则中气不足,中气不足,则六腑阳气皆绝于外。如五脏之气绝于外者,是六腑之元气病也。气伤脏乃病,脏病则形乃虚,是五脏六腑真气皆不足,唯阴火独旺,上乘阳分,故荣卫失守,诸病生焉。其中变化,皆由中气不足,乃能发生耳。后有脾胃以受劳役之疾,饮食又复失节,耽病日久,事息心安,饱食太甚,病乃大作。这是东垣对饮食劳役太过而致脾胃受伤为病的论述。其论甚精。

（4）胃角溃疡性病变

【病案举例】 李某某,男,64岁,陇西人。

【主症】 患者左侧上腹部疼痛,经常打嗝不畅,大便正常,食欲尚可,但浑身疲乏无力,精神很差,口干不适已经一月余,舌质正常,脉沉。西医胃镜检查:胃角溃疡性病变。病理诊断:慢性萎缩性胃炎,肠化型,伴腺上皮轻—中度不典型增生。其检查报告单如下图:

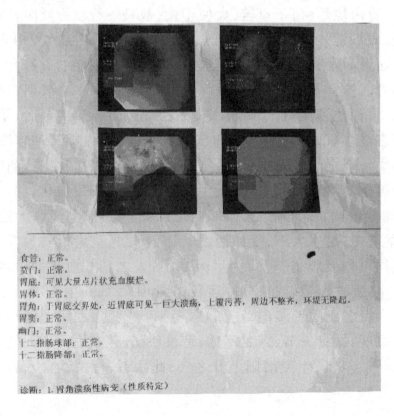

食管:正常。
贲门:正常。
胃底:可见大量点片状充血糜烂。
胃体:正常。
胃角:于胃底交界处,近胃底可见一巨大溃疡,上覆污苔,周边不整齐,环堤无隆起。
胃窦:正常。
幽门:正常。
十二指肠球部:正常。
十二指肠降部:正常。

诊断: 1.胃角溃疡性病变（性质待定）

刘东汉新编中医三字经（第一卷）

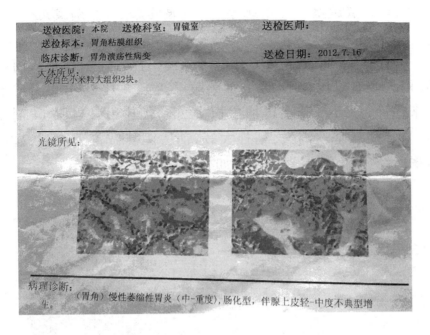

送检医院：**本院**　送检科室：**胃镜室**　　送检医师：

送检标本：**胃角粘膜组织**

临床诊断：**胃角溃疡性病变**　　　　　送检日期：2012.7.16

大体所见：

灰白色小米粒大组织2块。

光镜所见：

病理诊断：（胃角）慢性萎缩性胃炎（中-重度），肠化型，伴腺上皮轻-中度不典型增生。

【辨证】 脾胃虚弱。

【治则】 健脾益气，行气护胃。

【处方】 补中益气汤加味。

黄　芪 30g	桂　枝 10g	制半夏 10g	当　归 20g
炒白芍 30g	茯　苓 30g	砂　仁 10g	香　附 10g
红　参 20g	刺五加 30g	鸡内金 20g	炙甘草 30g
陈　皮 10g	生　姜 10g		

【汤头歌诀】

脾胃虚	宜健脾	补胃气	生黄芪
红人参	刺五加	补脾气	升阳气
当归芍	能活血	可止痛	白茯苓
制半夏	降逆气	可止呕	燥湿痰
宁心神	广陈皮	香附子	和中气
行滞气	鲜生姜	与桂枝	能温通
可散寒	调营卫	炙甘草	补中气
调诸药	鸡内金	消积滞	利肝胆

患者服 14 剂后,8 月 6 号前来复诊,打嗝已轻,精神较前好转,但大便有时比较干,原方加莱菔子 20g。8 月 29 号患者儿子前来代诊,原方基础上再加焦枳实 20g,代述患者再服 14 剂在后,自觉症状基本消失,精神大好,前去医院做胃镜检查,显示溃疡已经愈合,其检查报告单如下图:

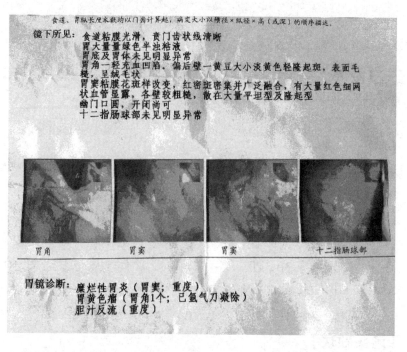

食道、胃纵长厘米数均以门齿计算起,病变大小以横径×纵径×高(或深)的顺序描述。

镜下所见:食道粘膜光滑,贲门齿状线清晰
胃大量量绿色半浊粘液
胃底及胃体未见明显异常
胃角一轻充血凹陷,偏后壁一黄豆大小淡黄色轻隆起斑,表面毛糙,呈绒毛状
胃窦粘膜花斑样改变,红密斑密集并广泛融合,有大量红色细网状血管显露,各壁较粗糙,散在大量平坦型及隆起型
幽门口圆,开闭尚可
十二指肠球部未见明显异常

胃角　　　胃窦　　　胃窦　　　十二指肠球部

胃镜诊断:糜烂性胃炎(胃窦;重度)
胃黄色瘤(胃角1个;已氩气刀凝除)
胆汁反流(重度)

【病案分析】　患者平素体虚,加之平时脾胃不好时间较久,近一月来加重,并伴有浑身疲乏等症状。电子胃镜显示有胃角溃疡性病变。本患者是属于脾胃虚弱者,故先健脾益气,因脾之生理功能是主运化,运化水谷,而其生理特点是主升,而胃主受纳水谷,主腐熟水谷,如脾失健运,胃浊不能降,故胃内容物下排之力减弱或停滞不下则腐浊生,而胆之浊汁反流于胃内而致上腹部胀闷烧灼作痛不适,打嗝反酸。《素问·厥论》"脾主为胃行其津液者也",故"脾气以升为宜,胃气以降为宜"。若胃浊

刘东汉新编中医三字经(第一卷)

中阻,胆浊不能下降势必上逆于胃,浊腐交织必产烧灼作痛,是因浊腐之物对胃黏膜有刺激作用,因此,易形成溃疡。故本方以补中益气汤加减而成,方中重用黄芪、红参为君药以补气健脾,能使脾之升清功能恢复,脾气的运化功能健全,才能为化生精、气、血等提供充足的养料,胃内腐浊之物自然通顺下降;用当归、白芍是活血止痛;茯苓、制半夏以降逆和胃;陈皮、香附燥湿行气;桂枝、鲜生姜温中散寒,调和营卫。故服此方后,患者症状好转,溃疡愈合,因此是标本兼治。

5. 泄泻证

泄泻证是指排泄大便稀,次数增多。大便呈稀糊状或呈清水样,或呈暴泄下注者。本病是常见病又是多发病,不分男女老少一年四季均可发生。但夏秋两季更为多见。泄泻有暴泻与久泻之分,如脾胃虚弱感受外邪,或饮食不慎伤及脾胃者多为暴泻;泄泻日久,或反复发作,脾肾阳虚,命火衰退者,则成为久泻。而现代医学的急性肠炎,肠结核,消化不良等疾病均属于此范围之内。

【病因病机】 泄泻的发病原因,有外感受邪,伤于饮食,精神紧张或情志不和及脾胃脏腑虚弱等。其病变主要在脾胃与大小肠,如肠胃功能障碍是其病之关键所在,因脾胃所病,胃不能及时腐熟水谷,脾受病不能运化精微,如《类经》卷三:"脾主运化,……五味入胃,由脾布散,故曰五味出焉。"如《难经·五邪》:"阴气有余,则寒中,肠鸣,腹痛。"《诸病源候论·五脏六腑病诸候》:"脾气不足,则四肢不用,后泄,食不化,呕逆,腹胀肠鸣,是为脾气之虚也。"脾与胃相为表里,是脏腑相合之一,它们同是消化、吸收和输布饮食及其精微的主要脏腑,而脾主运化,胃主受纳腐熟,脾为脏属阴,其性喜燥恶湿,胃为腑属阳,其性喜润恶燥,脾主升清,胃主降浊,二者在功能上互相配合,经脉上互相络属,构成表里关系。一纳一运互相配合,才能完成消化、吸收和输布精微的任务。如脾胃失调则消化功能紊乱,则百病生焉。故一阴一阳,一湿一燥,一升一降谓之道也。泄泻之病,无不由脾胃所生,至于肝肾所致之泄泻,也多在脾虚的基础上产生。而致脾胃功能失调,所发生泄泻的原因,有以下数种:

①感受外邪,如外感寒、湿、暑、热之邪,均可引发泄泻,其中以湿邪最为多见。如湿邪困脾最易伤及脾阳,脾阳伤水湿不运则成泄泻。而寒暑热往往与湿邪相合,湿邪致泄,又有寒湿,暑湿,湿热之别。

②由饮食所伤,如暴食暴饮,宿食不化停积于胃,或过食肥甘,或腐败不洁之物,伤及脾胃,影响运化功能,均可引发泄泻。

③脾胃虚弱,体质素差,饮食失调,劳倦内伤,或久病缠绵,不能受纳水谷和运化精微,清浊不分,混杂而下,发生泄泻。

④肾阳虚衰,由久病或久泻,损伤肾阳,或年老体弱,阳气不足,脾失温煦,运化失常,而致泄泻。

【辨证施治】 泄泻证有暴泻、久泻之分,辨证有寒、热、虚、实之别。如大便清稀,完谷不化,多属寒证;大便黄褐,腥臭难闻,泻下急迫,肛门灼热,多属热证;如病情急骤,脘腹胀痛,腹痛拒按,泻后腹胀痛减,多属实证;久泻时日较长,反复发作,腹痛绵绵,喜温喜按,得温痛减,头晕浑身疲乏无力,四肢不温,多属虚证。

治水如寒者温之,湿者燥之,实者消之,热者清之,如脾肾阳虚者重温补,中气下陷者重升提,久泻不止者重固涩。但泄泻初期,不宜过用补涩之品,以免固闭邪气,如久泻不止不可分利太过,以免重伤阴液。

【病案举例】 牛某某,女,41岁,兰州市人。

【主症】 昨晚因纳凉,兼过食冷饮凉食,于后夜自觉腹中疼痛难忍,肠鸣频作,矢气频出,随之泻下如注,泻后肛门灼热,粪便色黄褐秽臭难闻,10余次。心烦口渴,欲饮,小便短赤黄,尿道灼热,故今来门诊就诊,舌质稍红,舌苔黄腻,脉象滑数。

【辨证】 湿热伤脾(急性肠炎)。

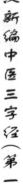

【治则】 清热利湿。

【处方】 葛根芩连汤加味。

葛根 30g　黄芩 10g　黄连 6g　猪苓 30g

滑石 30g　马齿苋 30g　香薷 6g　蔻仁 6g

生草 10g　焦枣 20g

2剂,水煎服,2次/日。

患者服本方一剂,而泻下已停,二剂尽服来诊,自觉腹胀痛肠鸣已可,昨日未解大便,小便已清长,但口渴欲饮舌燥,舌苔黄腻已退,脉象平。原方去黄芩、黄连、滑石,加茯苓 20g、炒白术 20g,继服2剂。

【汤头歌诀】

粉葛根	要重用	能生津	清肠热
能止渴	升清阳	降浊气	枯黄芩
爪黄连	苦燥湿	寒胜热	清湿热
能降火	湿热泻	是首选	猪滑石
香薷草	生甘草	能利湿	化湿浊
利小便	不伤阴	马齿苋	厚肠胃
能益气	清暑热	加茯苓	炒白术
健脾气	扶正气	湿热泻	服之后
泻立停	用此方	可加减	治菌痢
脓血便	里有急	后有重	身高热
腹中痛	脉洪数	加秦皮	黄柏皮
白头翁	经验方	其效捷	

【方解】 此方用于湿热之邪内外中伤及脾胃而致之急性肠泻,由于湿热之邪内壅于脾胃之间,湿热之邪壅盛,化热迫肠,协热下泻如注,腹胀下泻。葛根为君,能解助清热生津止渴,芩连清泄里热,苦坚肠胃止泻,猪苓、茯苓、香薷、焦枣、滑石、蔻仁健脾化浊利湿不伤阴,马齿苋能宽肠厚胃,生草缓中、调和诸药,共成清里热化湿浊,生津止渴,健脾和胃之方。此方本于《伤寒论》中已谈论明确。主治喘而汗出,脉势急促而下利证,而

用于此案者是因伤食所致湿热邪浊壅盛而致之泻下症,用本方加味其效更为显著。

【病案分析】 患者盛夏过食冷凉之食,而发腹中胀痛难忍,肠鸣频作,矢气频出随之泻下如注,急迫泻下肛门烧灼,粪便黄褐色腥臭难闻,10 余次不止。口渴心烦欲饮,小便短赤黄,尿道灼热,故急来门诊就诊。舌质稍红,苔黄腻,脉象滑数。平素胃气较为虚弱又逢盛夏暑天过食生冷伤及脾胃,传化失常,冷腐停聚胃肠之间,化热而发生泻下。湿热下注,气机受阻,故腹痛,肠中有热,故泻下急迫,粪色黄褐秽臭难闻,肛门灼热,湿热蕴结。

6.肝胆病证论治

(1)胁痛

【病案举例】 黄某某,女,45 岁,上海人,兰州皮革厂工人。

【主症】 患者因饮食不节,而引起右上腹部疼痛数年余,近日因多食油腻而引发右上腹部疼痛连及后肩背部,恶心呕吐,大便干结小便赤黄,巩膜黄染,口苦口干有异味,以急性胆囊结石伴胆囊炎住院急症手术。胆囊被切除后,放 T 型管引流,第二日医生在冲洗引流管时,因用生理盐水过量且用力推送过猛而造成引流管破裂滑脱,又将所引流管子拔去,要求进行第二次手术。而患者及家属坚决拒绝二次手术。在此时患者家属要求会诊服用中药保守治疗。我速去病房诊视患者。患者半卧位上腹胀痛难忍,容颜痛苦,舌质暗,舌苔黄,尺脉浮数,体温 38.8℃,上腹部敷料包裹,以患者的实际情况看,首先应以疏肝利胆,消肿活血为主。试服 3 剂以观后效。

【辨证】 急黄(阳黄)(胆囊术后感染)。

【治则】 疏肝清热,通利胆汁。

【处方】 自拟方。

醋炒柴胡 10g	黄芩 10g	茵陈 30g	栀子 10g
郁金 10g	醋香附 10g	白矾 2g	当归 20g
赤芍 20g	通草 3g	生黄芪 30g	生草 10g

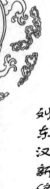

刘东汉新编中医三字经(第一卷)

茯苓 20g　　　猪苓 20g

3 剂,水煎服,每次 20ml,每日 4 次。

【第二诊】 患者服前方后现上腹胀痛大有所减,稍能平卧,尿利,略能进以稀粥,口苦口干略有减轻,小便赤黄,大便稀而量少。从本证看来是药已投证,六腑已能运转,病机大有可望。舌质红少津,苔薄黄,脉象数而弦。再拟前方加味服用。

【处方】

醋炒柴胡 10g 黄芩 10g　　制半夏 10g　茵陈 30g
栀　子 10g　　郁金 20g　　当　归 20g　赤芍 20g
醋香附 10g　　通草 3g　　生黄芪 30g　茯苓 20g
泽　泻 10g　　生草 10g　　白　矾 3g

6 剂,水煎服,每次 40ml,每日 4 次。

【第三诊】 患者 6 剂服尽,精神及上腹部胀痛大有好转,口苦口干基本消失,大便软而量少,小便由赤黄变为淡黄,纳食能进稀粥及细挂面,亦能平卧,伤口缝合线已拆,伤口愈合良好,无分泌物,舌质红润,苔薄白,脉象数,体温基本正常。再拟前方加味治疗。

【处方】

生黄芪 30g 党　参 10g　醋柴胡 10g　黄　芩 10g
郁　金 30g 制半夏 10g　当　归 20g　炒白芍 30g
茯　苓 20g 猪　苓 20g　醋香附 10g　泽　泻 20g
焦山楂 20g 茵　陈 30g　生　草 10g　白　矾 3g

6 剂,水煎服,每次 100ml,每日 3 次。

【汤头歌诀】

自拟方	治胁痛	凭证用	加柴胡
疏肝气	于郁金	醋香附	能解郁
可软坚	茵陈皮	清肝经	利湿热
生白矾	入脾胃	肺大肠	能收敛
可利胆	焦山楂	能消食	去瘀浊

车前子	猪茯苓	与泽泻	可利尿
不伤阴	焦栀子	清胆热	除烦热
卧不安	少不了	生甘草	调诸药
平阴阳	和升降	凡此证	用此方
随证用	可加减	效果好	其作用
能清热	可除湿	能疏肝	通胆道

【病案分析】 患者前方已服完,身体已恢复而出院,此患者因胆囊手术后冲洗时,据主管医师会诊单内所言,是冲洗液量过多及用力过猛所造成,必须手术。因患者拒绝第二次手术而要求会诊,所拟处方是以疏肝利胆,清热消胀为主,醋柴胡、醋香附,加之郁金、白矾,入肝利胆,栀子、茵陈利湿退黄,茯苓、猪苓、泽泻利湿利尿使黄从小便排出,生黄芪益气,气行则胀满可消,当归、赤芍活血化瘀止痛,因不通则痛,是通因通用之法,是急则治其标,缓则治其本,此患者以治标为主。因标者是局部不通,以通而达到治其本矣。这一患者似乎在临床上不好解释,但事实就是这样用本法而治愈的。至于当时体内的伤口到底是什么情况,因当时的条件有限就只能这样了,没有现代的 B 超及 CT,只能解除患者的痛苦,使其恢复健康而出院。

（2）胆道蛔虫症术后伤口久治不愈

【病案举例】 马某某,男,28 岁,天水市甘谷县民工。

【主症】 患者于 1960 年在引洮工程劳动时患有胆道蛔虫症,在临洮工程局医院手术治疗,手术后因伤口感染化脓,加之当时营养极度不良,伤口难以愈合,并多次进行扩创治疗,以期愈合,而实际是越扩伤口越大。因工程局医院无法治疗转入我院外科进行治疗,但在多次换药后伤口仍旧不长,有一次院领导查房时发现了此患者的病情,了解治疗过程后,建议用中药治疗。当时外科特请先父会诊。当诊视患者,见其面色苍白,四肢浮肿,少气懒言,语言低微,视其伤口,当时因伤口大无法用消毒敷料外包,伤口大约有小碗口大小,能看见肝脏及结肠,血

刘东汉新编中医三字经（第一卷）

水横流,血色素 4g。脉象六脉均沉弱无力,舌质淡白,一派气血双虚之象。先父思之良久,此患者非用大补气血之品是无法恢复健康的。自拟托里生肌固表汤。

【处方】

生黄芪 30g	红　参 10g	茯　苓 20g
白　术 20g	熟　地 10g	当　归 20g
炒白芍 20g	升　麻 10g	白　芷 6g
官　桂 6g	桔　梗 6g	炙甘草 10g

4 剂,水煎服,每日 2 次。

【第二诊】 患者 4 剂尽服后病情稳定,伤口流血水已少,精神稍微有所好转,舌质淡白,六脉均沉弱无力。再拟前方加味治之。

【处方】

生黄芪 30g	红参 10g	茯　苓 20g	炒白术 20g
熟　地 10g	当归 20g	炒白芍 20g	升　麻 10g
白　芷 6g	肉桂 6g	桔　梗 6g	炙甘草 10g
桂圆肉 20g	大　枣 10 枚		

6 剂,水煎服,每日 2 次。

【第三诊】 前方 6 剂已服完,患者精神大有好转,语言有力,伤口血水已少,有新肉芽生出。面色略有红润,苔薄白,脉象沉细无力。再拟本方加味治疗。

【处方】

炙黄芪 30g	红　参 10g	茯　苓 20g	炒白术 20g
熟　地 10g	当　归 20g	炒白芍 20g	升　麻 10g
白　芷 6g	肉　桂 6g	桔　梗 6g	炙甘草 10g
桂圆肉 20g	红　枣 10 枚	柴　胡 3g	

6 剂,水煎服,每日 2 次。

【第四诊】 前方 6 剂尽服,患者精神尚佳,面色红润,能起床坐立,二便均可,伤口周围有大量新生肉芽且生长较快,伤口分泌物很少，面积已有缩小，血色素8g，在当时生活极度困难下使伤口尽快愈合有一定难度，也需时间，只有慢慢恢复气血之本才能促进伤口之愈合。舌质红润，脉象沉细无力。再拟前方服用14剂。

【第五诊】 前方14剂已尽服，视其面部已有红润，精神尚佳，已能下床活动行走，伤口已大有缩小，可用敷料包裹，很少有分泌物，新肉芽组织薄的已结痂，但还未完全愈合，血色素已恢复至10g，舌质正常，脉象沉细，看来使之愈合大有希望。再拟原方14剂。

【第六诊】 患者14剂已尽服，视其伤口已基本愈合，外表已结薄痂干燥，外用纱布保护。纳食均好，血色素11g，脉象沉细。

【汤头歌诀】

胆囊术	后感染	伤口大	失血多
面苍白	肢浮肿	少懒言	舌质淡
脉沉弱	若耽误	成贫血	自拟方
托里阳	又生肌	可固表	生黄芪
为君药	能固表	补阳气	红人参
入脾肺	补元阳	白茯苓	炒白术
健脾气	不可少	当归芍	熟干地
与白芷	能活血	可止痛	填精髓
祛瘀血	柴升麻	能升阳	可举陷
苦桔梗	能载药	可上行	亦止痛
桂圆肉	大红枣	与官桂	补气血
是佳品	炙甘草	能缓急	可止痛
补中气	调诸药	用此方	治此证
在临床	加减用	疗效佳	是首选

【病案分析】 本患者因胆囊手术感染，伤口未愈合而多次扩创手术，最后导致创面大，无法愈合，每扩创一次就扩大一

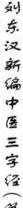

刘东汉新编中医三字经（第一卷）

212

次,最后无法补救,而将肝肠外露,血水横流,高度贫血,加之生活极度困难,像这样创面之大医院也极为少见,而先父所见内脏暴露者是第二例。因此应用祖国医学之大法,宜用大补气血、收敛之品,而使之愈合也是少见的。就应用本方看来祖国医学之法,中药之妙,是言难畅尽。如方中黄芪为君,能托里固表,排脓生肌,能托毒外出,利水消肿,用于痈疽久溃不敛。炙之则能补中益气,用于内伤劳倦,脾虚泄泻,气虚血脱,脱肛崩漏带下,及一切气衰血虚之证。《本经》云:"主痈疽久不收,排脓止痛,大风癫疾,五痔小儿百病。"《本草备要》云:"生用固表,无汗能发,有汗能止,温分肉实腠理,泻阴火解肌热,炙则能补中益气温三焦,壮脾胃生血生肌,排脓内托,疮痈圣药,痘证不起阳虚无热者宜之。"东垣认为"黄芪既能补三焦实卫气,与桂枝同功,比桂枝且平,不辛热为异耳,但桂枝能通血脉,能破血而实卫气,黄芪则益气,又黄芪与人参、甘草三味为除燥热,肌热之圣药,脾胃虚肺气先绝,必用黄芪温分肉益皮毛实腠理,不令汗出以益元气补三焦"。

人参:入肺脾胃,能大补元气,固脱生津,治劳气损,自汗暴脱,惊悸健忘头晕,阳痿早泄,妇女崩漏带下,一切津液不足之症。仲景曰:"以人参为补血者,盖血不自生,须得生阳气之药乃得生,阳生则阴长,血乃旺矣。"东垣曰:"人参能补肺中之气,肺气旺则四脏之气皆旺,肺主诸气固卫也。"《本草新编》曰:"人参宜同诸药共用,始易成功,如提气也,必加升麻、柴胡;如和中也,必加陈皮、甘草;如健脾也,必加茯苓、白术;如定怔忡也,必加远志、枣仁;如咳嗽也,必加薄荷、苏叶;如消痰也,必加半夏、白芥子;如降胃火也,必加石膏、知母;如温阴寒,必加附子、干姜;如败毒也,必加芩连、栀子;如下食也,必加大黄、枳实。用之补则补,用之攻则攻,视为配合得宜,轻重得法而已。也可随证任意加减则功效可见奇迹。"而先父在本篇多论参芪者,体会较多,前面马某的外科疮面就充分说明了参芪之大功也。

（3）胆囊炎合并胆囊结石

【病案举例】 高某某，女，31岁，演员。

【主症】 胃痛连及肩背胁下，肩胛酸楚难忍，呕吐黄绿色之胆液，口苦厌食油腻，食后疼痛呕吐加重，大便干而不畅，舌质红，苔黄腻，脉象弦数。

【病因】 一感再感为重感，不纳强食为重食，重感重食，里外合邪，腠理不通，少阳枢机不行，胃失通降，郁浊不能下泄，湿热郁浊壅塞胆与胃的通降下行之道，因而发生胃痛连及肩背胁下。肩胛酸楚难忍，呕吐黄绿色之胆液，舌质红，苔黄腻，脉象弦数。是属于少阳之气不行，胆腑郁滞，疏泄不达，大便干而不畅，口苦恶食油腻，食后疼痛呕吐加重。胆囊造影提示：胆囊炎合并泥沙样板结石。

【辨证】 肝郁胆滞（胆囊炎合并泥沙样结石）。

【治则】 疏肝利胆，利湿清热。

【处方】 自拟方。

醋炒柴胡 10g 黄　芩 10g 栀　子 10g 郁　金 30g
焦枳实 10g 生蒲黄 20g 五灵脂 10g 金钱草 30g
大　　黄 6g 车前子 20g 炒白芍 30g 当　归 20g
木　　香 10g

7剂，水煎服，每日2次。

【第二诊】 疏肝之滞，通胆之郁，清热利湿后，上腹部及肩背酸痛已有减轻，口苦发呕，恶心呕吐黄绿色之胆汁已少，但大便还是稍干，小便仍然发黄，精神较前好转，舌质红，黄腻苔已薄，脉象弦。但有时自觉火热上升，则两颧发红，头昏脑胀，有时还有恶心发呕之势，这是由于胃阳明腑及大肠通降不利，胆火不能随之下降故而上逆之故。再降少阳阳明而清化郁浊。

【处方】

醋炒柴胡 20g　　焦栀子 10g　　焦郁金 30g
焦枳实 10g　　生蒲黄 20g　　冬桑叶 30g
木　香 10g　　芒　硝 6g　　五灵脂 10g

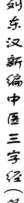

莱菔子 10g	大　黄 6g	金钱草 30g
焦麦芽 30g	焦枳实 10g	当　归 20g
白　芍 30g		

7剂,水煎服,每日2次。

【第三诊】 服前方7剂后,精神大有好转,火升较平,闻油腻恶心已止,纳食有增,口苦已轻,未再呕吐黄绿苦水,胸胁肩背疼痛已轻,二便正常,舌质正常,舌苔薄白,脉象平。再拟前方加味以消后患。

【处方】

生蒲黄 20g	五灵脂 10g	醋炒柴胡 10g
栀　子 10g	大　黄 6g	生茱萸 30g
郁　金 30g	焦枳实 10g	当　归 20g
白　芍 30g	白　矾 3g	木　香 10g
金钱草 30g		

7剂,水煎服,每日2次。后续服7剂,痊愈再未复发。

【汤头歌诀】

自拟方	治肝郁	胆滞证	是首选
炒柴胡	于郁金	疏肝气	解郁气
条黄芩	焦栀子	清湿热	除烦热
生蒲黄	五灵脂	能活血	可通络
祛瘀血	焦枳实	莱菔子	生大黄
芒硝粉	泄实热	通大便	生白矾
入脾胃	与大肠	能收敛	可利胆
当归芍	金钱草	能活血	能止痛
车前子	可利尿	除湿热	焦麦芽
消积食	增食欲	用此方	肝胆和
升降调	湿热除	症自愈	

【个人体会】 朱丹溪在论述阴阳升降认为:升降是生理活动的一种重要形式。人体阴阳、水火气血的升降运动,贯穿于生

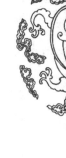

命的始终。阴阳的升降既有阳升阴降的一面，又有阴升阳降的一面。李东垣曾论阴阳升降，而又特重于阳气的升发。朱丹溪接受了李东垣的观点，在论治阳气不升时也主用升阳益气。然而朱丹溪又以"阴阳平和"为出发点，阐明了阴阳升降的问题。因为要达到阴阳平和，则必须以阴升阳降为基本条件。这对李氏学说是一个很大的补充。而朱氏则认为在生理情况下，人身之气"阳往则阴来，阴往则阳来，一升一降，无有穷已"。以五脏而言，"心肺之阳降，肝肾之阴升，而脾居其中，以水火而言，心为君火居上，肾为水居下，水能升而火能降，一升一降，无有穷已，以气血而言，气为阳宜降，血为阴宜升，一升一降，无有偏胜是谓平人"。这就说明了阴阳、水火、气血的正常升降，是阴平阳秘，水火既济以及气血冲和的重要保证。阴升与阳降是彼此相关系的，而在五脏之中，脾土"其坤静之德，而有乾健之运"，促成了心肺之阳与肝肾之阴的升降。

　　大凡外感六淫、七情内伤、饮食失节、房劳致虚等因素都可以致升降失常而产生各种病症。如"心火宜降。心火上动则相火亦升，使阴津下流不能上承，而出现阴虚火旺之证。肺气宜降。肺受火邪，其气炎上，有升无降，而致气滞、气逆、气上，甚至出现呕吐、噎膈、痰饮、反胃、吞酸等证"。此外阳亢于上，阴虚于下，火载血上，错经妄行，而为吐血、衄血等证，阴虚于下，阳失依附，虚阳上升，则为虚脱暴绝之证。至于脾土受伤，不能运化，升降失常，清浊相混，郁热留湿，造成肿胀满之患。凡此等等，无不与升降失常有关。正如《素问·六微旨大论》曰："出入废则神机化灭，升降息则气立孤危，故非出入，则无以生长壮老已；非升降，则无以生长化收藏。是以升降出入，无器不有。"对于宇宙来说也是如此，而对人体生命来说更为重要。其实升降离不开阴阳。《素问·阴阳应象大论》曰："阴阳者天地之道也，万物之纲纪，变化之父母，生杀之本始，神明之府也。"因阴生才能阳长，而阳助阴生，是相辅相成，而是阴中有阳，阳中有阴，如孤阴不生，独阳不长，升降者宇宙及人生都离不开升降，升降者是代谢与循环也，有升无降或者是有降无升均不成生命。如《素问·五脏别论》曰"脑髓骨脉胆女子胞，此六者，地气之所生也，皆藏于阴而象于地，故藏而不泻，名曰奇恒之腑。夫胃大肠小肠三焦膀胱，此五者，天气之所生也，其气象天，故泻而不藏，此受五藏浊气，名曰传化之腑，此不能久留输泻者也"。"所谓五脏者，藏精气而不泻也，故满而不能实。六府者，传化物而不藏，故实而不能满也。所以然者，水谷入口，则胃实而肠虚；食下，则肠实而胃虚，故曰实而不满，满而不实也"。在这里多论述了人体的生理病理、阴阳、脏腑、升降、代谢循环，无外乎是叫学者明了阴阳脏腑升降代谢循环是人体一种既简单又很复杂的生理病理变化过程。辨证者，深刻了解这一道理，对立法选方用药是很有益处的。《素问·灵兰秘典论》云："胆者中正之官，决断出焉……凡十一脏皆取决于胆也。"因少阳胆经，起于目外眦，向上达额角部，下行至耳后，沿颈部下行于手少阳经的前面，到肩上交于手少阳经的后面，向下进入缺盆部，耳部的支脉，从耳后进入耳中，出走耳前，到目外眦后方。外眦部的支脉，从目外眦处分出，下走大迎，会合手少阳经，到达目眶下，下行经颊车，由颈部向下，会合前脉与缺盆，然后向下，进入胸中，通过横膈，连络肝脏，属于胆，沿着胁下肋内，出于少腹两侧腹股沟动脉部，经过外阴部毛际，横行入髋关节部。缺盆部直行的脉，下行腋部，沿着侧胸部，经过季胁，向下会合前脉于髋关节部，再向下沿着大腿的外侧，出于膝外侧，下行经腓骨前面，直下到达腓骨下段，再下到外踝的前面，沿足背部，进入足第四趾外侧端。可见之少阳经，经过之长，联系经络之多，上下左右均可。故李东垣说"胆者，少阳春生之气，春气升则万物安，故胆气者升，则余腑从之，所以十一脏皆取决于胆也"。胆者既与精神思维有关，更重要的是与消化排泄功能有关。故在临床证候中，除外感少阳病外还可合并他经证候，在诊断上除胆囊有器质性病变外，还有很多非器质性病变的症候,如眩晕、头疼、耳鸣、口干发呕、失眠多梦、心烦易怒、胆怯惊恐、烧心,心前发热后背恶寒,上热下肢发冷,两胁胀痛连及少腹阴户,盗汗自汗,小便黄赤等证与十一脏之证均可并证。因此在治疗少阳胆经证候时必须考虑到其他有关之症候,这样才能达到标本兼治。胆为奇恒之腑,既藏又泻,胆泻者,要依赖肝之疏泄,所以治胆者首先应治肝,肝气疏者胆汁才能泄,如肝郁者往往可致胆汁郁积而不泄成为黄疸,结石胆囊壁发毛增厚而发炎,产生右上腹部胀痛连及肩背部,胆火上扰可出现失眠多梦,心悸怔忡,消化道可出现纳差、恶食油腻而发呕,胆气随肝气上逆而出现口苦口干,少阳相火上炎可见耳鸣双耳胀痛,也可发生中耳炎,还可出现双目外眦赤红胀痛,小便赤涩,疼痛等肝胆证候群。

胆道蛔虫症就不同了,因肝与胆相为表里,内寄相火,性喜条达。《伤寒论·辨厥阴病脉证并治》说"厥阴之为病,消渴,气上撞心,心中疼热;饥而不欲食,食则吐蛔。下之,利不止"。从条文看既有厥阴之证又有少阳之病。如心中疼热,是指上腹部,胃脘疼痛伴有灼热感,这是少阳胆经之证,因肝木能疏脾土,参与消化,如木火上炎,疏泄失常,则发生上热下寒的胃肠证候。如外感少阳证时则见往来寒热,口苦咽干目眩,两耳无所闻,目赤,胸中满而烦者,胸胁苦满,默默不欲饮食,心烦喜呕,或渴,或腹中痛,或胁下痞硬,或心下悸,小便不利,或不渴,身有微热,或咳者;均与少阳疏机不利有关。因此如少阳胆经有病能牵扯出很多病证来,在临床中说来,既简单又复杂。

至于胆道蛔虫症,在1960年生活困难时期大约每日都有胆道蛔虫患者在门诊及住院治疗。那时为什么胆道蛔虫症这么多呢?一是生活困难,一般人多食菜根菜叶,有的甚至在菜地里挖吃萝卜、生菜根,因带有蛔虫卵进入胃肠寄生而成。

因为厥阴经为风木之脏,主藏而内寄相火,性喜条达,功主疏泄,与脾胃的受纳运化有着密切的关系。因此厥阴经的少阳胆经病大多数表现为犯胃乘脾的胃热脾寒之证,它既不同太阴病的脾虚寒证,也不同于少阴病,心肾或肾阴虚心阳亢之证,而是上热下寒错杂之证。

如《伤寒厥阴篇》乌梅丸证"蛔厥者其人当吐蛔,今病者静,而复时烦者,此为脏寒,蛔上入其膈,故烦须臾复止,得食而呕,又烦者,蛔闻食臭出,其人常自吐蛔。蛔厥者,乌梅丸主之"。

（4）胆道蛔虫症

【病案举例】 张某某,女,段家滩蔬菜加工厂。

【主症】 患者平素有吐蛔之证,于昨天下午突然感觉右上腹部窜痛难忍,呕吐出残渣食物,后稍有缓解,不久即感烦乱,右上腹及后背疼痛难忍,急来本院中医科诊治,以胆道蛔虫症收住入院。检查时病人面容痛苦,坐卧不宁,双手顶腹,呕吐烦躁不安,手足厥冷,舌质淡,苔白,脉象弦数。

【辨证】 寒厥蛔虫上扰(胆道蛔虫症)。

【治则】 温脏安蛔。

【处方】 乌梅丸(煎汤加醋)。

　　乌梅 20g　细辛 6g　干姜 10g 当归 20g　制附子 6g

　　川椒 6g　桂枝 10g 黄柏 10g 黄连 10g　党　参 10g

2 剂,开水煎服,食醋 30ml,即服。

【汤头歌诀】

乌梅丸	治寒厥	蛔虫症	是首选
蛔虫之	脾性者	酸则静	辛则伏
苦则下	故本方	用乌梅	为君药
取其酸	使蛔静	则痛止	川椒目
辽细辛	其性温	能祛寒	可伏虫
黄柏皮	与黄连	性苦寒	能下蛔
当归参	补气血	制附子	与桂枝
合干姜	性辛热	能温脏	可祛寒
四肢冷	可自消	本处方	酸收涩

温补阳　　清热燥　　于一体　　其疗效
实在好

患者服后大约一小时后,右上腹部疼痛有所减轻,心烦已减能安卧病床后约半小时,疼痛已止,静卧入睡。于次日已能纳食,后再未发呕及心烦,自觉右上腹部疼痛完全消失,舌质淡,苔白,脉象弦,再拟前方三剂后而出院,并带理中安蛔汤4剂。

【病案分析】　蛔厥之证,是肠道寒不利于蛔虫的生存,因此蛔虫上窜于胃,因胃热又加蛔虫扰动不安,故出现烦乱呕吐,蛔虫扰动不安有时从口鼻而出,有时可窜入胆道故出现上腹窜痛难忍,总之是肠寒胃热而致。清胃温肠,则蛔自安。

本方重用乌梅者,即能滋肝,又能泄肝,酸甘合则滋阴,酸与苦合则能泄热,是乌梅丸的主要配伍方面。另一方面辛与甘合,能够温阳,辛与苦合,又能通降,所以用于厥阴病阴阳两伤,木火内炽,最为适宜。用此方治疗蛔虫症是很有效果的。

如有一孕妇,怀孕已七月余,突然右上腹部疼痛难忍,呕吐烦躁不安,在这种情况下既要治蛔又要安胎,以急诊入住外科,一面急以输液止呕,一面急煎服单方川椒10g、食醋50ml,即服等,当250ml液体还未输完时疼痛呕吐完全消失,住院一日观察无事而出院。

方中川椒性辛温,是足太阳及足厥阴之药,能温中散寒,止痛杀虫,治积食停饮,心腹冷痛,噫呃呕逆上气,风寒湿痹,久痢寒疝牙痛,蛔虫蛲虫阴痒疮疥等。有临床报道用麻油100~200ml,煎花椒10~15g,一次性温服后,15~30分钟后腹痛停止,随后排便,同时排出蛔虫。

醋性味酸苦温,功用散寒止痛,止血解毒,杀虫、产后血晕、黄疸、黄汗、吐血衄血,阴部瘙痒,痈疽疮肿,消食健胃,补肝利胆,安眠镇静。长服能延年益寿。

虽然《伤寒论·厥阴篇》论厥阴,寒厥之治是用乌梅丸,但论在厥阴而实质在胆经少阳及阳明胃经之证,因肝脏在体属阴在

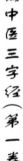

用属阳,故肝者体阴而用阳,阳者是少阳之胆火也,因少阳经所经过之处所涉及脏腑及部位极多故所出现的证候，有肝、心、肺、脾、胃及小肠大肠、三焦等因此治厥者有热厥与寒厥蛔厥之分,在治疗上总是以土木来调以清上温下,以乌梅丸为代表方。而不是单纯治蛔厥之方。

7. 胰腺炎证

【病案举例】 梁某,女,33岁,兰州市人。

【主症】 上腹部胀痛半月。

患者于 2010 年 12 月 13 日住院某三甲医院, 入院前 10 小时因食肉后突然出现上腹部胀痛,连及腰背部,伴大汗,急行血常规示白细胞 $18.29 \times 10^9/L$, 血淀粉酶 596U/L, 尿淀粉酶 1678 U/L,上腹部 CT 提示胰腺炎,诊断考虑急性重症胰腺炎,给予胃肠减压、禁食水、中药灌肠、抗炎、抑酸、保肝、抑制胰腺分泌等对症支持治疗半月后,患者病情稍微缓解,但各项检验指标未见明显改变。上级医师建议中医共同治疗,遂求诊于吾。观其面色萎黄,精神不振,手护腹部,患者诉上腹部疼痛,伴腰背胀痛,浑身疲乏无力,肠鸣,口苦,恶食油腻,睡眠不实,多梦,大便干燥,日一行,小便黄,舌质淡,苔白微腻,脉象弦。

【辨证】 肝郁脾虚。

【治则】 疏肝运脾。

【处方】 自拟方。

　　炒柴胡 10g　桂　枝 10g　炒白术 30g　制半夏 10g
　　生黄芪 30g　焦枳实 10g　当　归 20g　炒白芍 30g
　　焦麦芽 30g　香　附 10g　炙甘草 10g

4 剂,水煎服,2 次/日。

【外用方】

　　生盐 100g　　　当归 100g　　　赤芍 100g
　　郁金 100g　　　焦枳实 100g

包袋,烘熨腹部。

患者前方尽服后复诊,自述上腹部胀痛连及腰背疼痛基本消失,恶心、口苦好转,睡眠已安,梦已少,大便已软,日一解,小便已清淡。舌质正常,苔薄白,脉微弦。原方加白豆蔻10g,续服7剂以巩固疗效。

【汤头歌诀】

古中医	未提及	胰腺说	西医学
有胰腺	炎症时	腹疼痛	常剧烈
淀粉酶	血尿高	中医辨	腹痛症
与肝脾	有关联	脾主腹	肝疏泄
互影响	治疗时	调疏泄	助脾运
桂芍药	调肝脾	生黄芪	扶正气
健脾气	偏于静	炒柴胡	香附子
疏肝滞	加当归	肝体阴	而用阳
疼痛止	炒白术	制半夏	白蔻仁
健脾气	运中气	焦麦芽	鸡内金
焦枳实	除痞满	消积滞	畅气机
炙甘草	调诸药	可和中	兼外用
疗效甚	生盐伴	归芍药	可活血
可化瘀	广郁金	焦枳实	重行气
用袋包	常烘熨	气血行	痛自消

本方功用在于疏肝运脾止痛为主。方中用炒柴胡助疏泄,用归芍去刚性而达到柔性,因肝者为将军之官,其性刚烈,是用以柔能克刚之义;桂芍药调肝脾;生黄芪扶正气,炒白术、制半夏、白豆蔻健脾气,运中气;焦麦芽、鸡内金、焦枳实消除痞满,兼化积滞,通畅气机;炙甘草调和诸药。我常用生盐、当归、赤芍、郁金、焦枳实外用辅助治疗,用布包,烘熨腹部,效果更好,适用于多种寒性疼痛。

【病案分析】 患者上腹部胀痛连及腰背部,伴大汗,急行血常规示白细胞$18.29×10^9$/L,血淀粉酶596U/L,尿淀粉酶

刘东汉新编中医三字经(第一卷)

1678U/L，上腹部 CT 提示胰腺炎，诊断考虑急性重症胰腺炎，给予胃肠减压、禁食水、中药灌肠、抗炎、抑酸、保肝、抑制胰腺分泌等对症支持治疗半月后，患者病情未见明显缓解。后经中医治疗后，患者上腹部胀痛连及腰背疼痛基本消失，恶心、口苦好转，睡眠已安，多梦已少，纳食后胃内无不适感觉，大便已软，一日一解，小便已清淡。舌质正常，苔薄白，脉象微弦。

　　本证属于中医腹痛范畴，但中医没有胰腺这一说法，结合了现代医学的诊断与检查技术，可以更好地判断疾病的治疗和预后，这不能不说也是中西医结合的一个方向。该证中医辨证为肝郁脾虚。脾主大腹，肝脾在解剖位置上同居中焦，肝胆脾胃共同完成人体气机升降出入的通道，气机出现异常，它们之间的功能随之出现异常，且相互影响，故《金匮要略》曰："见肝之病，知肝传脾，当先实脾。"

第二节　黄疸与黄汗鉴别与治疗

经　文

黄疸病	黄汗病	不同类	刘教授
分开述	黄疸病	分阴阳	阳黄轻
色鲜明	如橘色	阴黄重	色晦暗
如烟熏	黄疸病	其特点	巩膜黄
皮肤黄	小便黄	汗不黄	病位深
在脏腑	肝胆病	木乘土	脾失运
消化差	厌油腻	体瘦弱	用西医
做检查	胆红素	肝功能	有异常
阳黄证	其病因	为湿热	其治法
清湿热	退阳黄	阴黄证	其病因
为寒湿	其治法	散寒湿	利肝胆

黄汗病	身体肿	身发热	有汗出
伴口渴	如风水	其特点	汗粘衣
色正黄	如柏汁	骨节痛	其病因
身汗出	水中浴	湿侵入	其病机
营卫郁	湿化热	湿热蒸	表不固
仲景方	芪芍桂	苦酒汤	是首选
中西医	巧汇通	用西医	检查值
助诊断	用中医	辨证活	立法严
处方简	疗效奇		

注 释

《千金要方》把黄汗病列为五疸之一。《病因脉证》等以黄汗身肿者属水肿门，黄汗身不肿者属黄疸门。历代医家都有不同认识，刘教授通过长期的临床实践，凭借着扎实的中、西医临床理论，认为黄疸和黄汗的主症，病因病机治疗截然不同，并且刘教授认为张仲景《金匮要略》中黄疸病篇单独论述谷疸、女劳疸、酒疸，并没有涉及黄汗病，而黄汗病是出自于水气病篇，所以考虑这一点，黄疸与黄汗不同类的意义也相当大。

1. 黄疸论述

黄疸：巩膜及全身皮肤黏膜发黄，小便黄，汗不黄不染衣、粘衣。消化道症状明显，骨节不疼痛，西医实验室检查，总胆红素偏高，大多数患者有肝炎病史，肝功能也多有异常。

中医将黄疸分为阳黄、阴黄。阳黄病因：湿热郁蒸肝胆，肝胆疏泄失职，胆汁不循常道外溢皮肤等所致。《伤寒论》"但头汗出，身无汗，齐颈而还，小便不利，渴饮水浆者，此为瘀热在里，身必发黄，茵陈蒿汤主之"。"伤寒七八日，身黄如橘子色，小便不利，腹微满者，茵陈蒿汤主之"。所以阳黄若辨证属湿热并重，微兼腑气壅滞首选茵陈蒿汤以清热利湿退黄，若为湿轻热重，病情较轻，选栀子柏皮汤，"伤寒身黄发热，栀子柏皮汤主之"，若湿热内蕴,兼表证未解,选麻黄连翘赤小豆汤,"伤寒瘀热在里,身必黄,麻黄连翘赤小豆汤主之"。在临证时,重辨证,使用经方,必须要加减灵活,才能取得预期效果。阴黄:病因为寒湿,《伤寒论》"伤寒发汗已,身目为黄,所以然者,以寒湿在里不解故也。以为不可下也,于寒湿中求之"。阴黄是由于寒湿中阻,损伤脾阳,肝胆疏泄失职所致,所以治疗主以散寒湿温脾阳,除湿退黄之法。多用茵陈术附汤加减治疗。

2. 黄汗病论治

【主症】 汗粘衣色正黄如柏汁,骨节痛,身体肿,不恶风,发热口渴,无消化道症状,脉沉迟,西医检查:总胆红素正常,肝功正常。

【病因病机】 是由于汗出入水中浴,水从汗孔入得之;导致水湿郁滞于肌腠,阳气不得外宣,营卫郁滞,郁而化热,湿热交蒸,表卫不固。治法主以益气固表,和营卫,散水湿,处方在黄芪桂芍苦酒汤基础上加减。

【病案举例】 马某某,男,41岁,兰州市人。

首诊日期:2011年7月14日。

自述全身出汗多,汗黏粘衣,颜色偏黄,右下肢关节冰凉,汗出后湿冷难受,即使在炎热夏季这种症状都难以缓解,整个人似乎处于冰窖之中,被湿冷所侵,舌苔白,脉沉。

【辨证】 黄汗兼肾阳虚证。

【治则】 益气固表,调和营卫,温经复阳。

【处方】

　　　　黄　芪20g桂　枝10g　炒白芍30g　葛根10g
　　　　炙附片6g 炙甘草20g　煅牡蛎30g
用米醋(苦酒)调服汤药送服,7剂。

【汤头歌诀】

| 黄汗病 | 汗粘衣 | 色异常 | 如柏汁 |
| 生黄芪 | 补肺气 | 固卫表 | 健脾气 |

散水湿	配桂枝	炒白芍	和营卫
加米醋	泄郁热	本阳虚	寒湿重
炙附片	温经脉	复肾阳	煅牡蛎
既敛汗	又安神	用葛根	生津液
舒筋脉	炙甘草	和诸药	益脾胃

复诊:2011 年 7 月 21 日。

患者服用 7 剂后,汗出明显减少,右下肢冰凉感已轻,但关节酸困明显,脚抽筋,原方加红参 20g、木瓜 20g、萆薢 30g,以活络疏筋止痛,更服 7 剂,告安。

第三节　胃切除术后胆汁反流性胃炎论治

胃切除术后、胃肠吻合术后,有部分患者有碱性胆汁反流性胃炎。其中 Billlroth Ⅱ 式胃切除术后的发病率为 Billlroth Ⅰ 术式的 2~3 倍。

【病机病理】　本证的发生首先要有幽门功能丧失或幽门关闭不全的基本条件,如胃切除术或胃肠吻合术后,胆汁可直接反流入胃;某些病人并无手术史,十二指肠内容物可通过关闭不全的幽门反流入胃,引起反流性胃炎,胆囊切除术后,储存胆汁的功能丧失,胆汁持续流入十二指肠,如通过关闭不全的幽门而反流入胃,同样可引起反流性胃炎。而胃切除术后,胆汁反流入胃是最为常见之胃切除术伴发征象。

【临床表现】　患者上腹胃脘部发胀、烧灼、疼痛,食后胀痛加重,服用碱性抗酸制酸药物后不能缓解,或反增剧,少数患者可出现前胸疼痛、纳呆、胀闷烧灼不适。如食油腻后则恶心、呕吐胆汁,吐后则胃内稍适,由于胃排空障碍,呕吐多在食后或在晚间后半夜发生,呕吐物中可伴有未消化的食物,或偶见少量血丝。因怕进食后症状加重,患者减少饮食,以至发生消瘦,腹泻及营养不良、贫血、头晕、浑身及四肢疲乏无力、出汗等症。

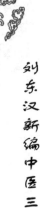

祖国医学没有反流性胃炎之说,但它包括在祖国医学"胃脘痛"、"吐酸"、"嘈杂"之类。其发病机理在前有关胃脘痛内已述,但胃切除术后并发的胃内烧灼、返吐苦酸水者,只是在手术后由于幽门功能丧失,或幽门关闭不全的条件下形成的,但还有因局部吻合口有炎性改变而发生胃胀胃痛,返吐胆汁。如《素问·平人气象论》云:"平人之常气禀于胃气,胃者,平人之常气也,人无胃气曰逆,逆者死。""所谓无胃气者,但得其真脏脉,不得胃气也。"又如《灵枢·胀论》认为与胃气相通的有五个出入口:咽门、贲门、幽门、气门、魄门。古人则认为饮食从口而入,经咽、食管、贲门、胃、幽门、小肠、大肠直至肛门,这是消化排泄浊物之门道,但这一环节如某一部分有碍,则会影响消化排泄。如古人最早有用手术割皮、解肌、诀脉、结筋、搦髓脑、揲荒、爪幕、煎浣肠胃、漱涤五脏之术,有无后遗症未见记载。而今之医,因患者需手术治疗者太多,故有后遗症者亦不少见。

现将因胃切除术后胆汁反流性胃炎用中医辨证治疗,可分为四种类型:①脾胃虚弱;②痰湿阻胃;③肝气犯胃;④气滞血瘀。

1. 脾胃虚弱

【主症】 因胃全切或次全切后,头晕,浑身疲乏无力,出汗,上腹部胀闷烧灼作痛,食后时久则返吐黄绿色胆汁,纳差少食,大便稀溏,消瘦,舌质淡,苔白,脉象沉细无力。

【病案举例】 黄某某,男,60岁,兰州市人。

【主症】 因胃癌行胃切除术后已一月有余,上腹部胀闷不适,有时烧灼作痛,纳食后胃胀痛烧灼加重,持续约数小时,则恶心呕吐,吐出物酸苦,为未消化食物残渣带胆汁,吐后始觉胃内稍舒,消瘦,头晕,浑身及四肢疲乏无力,大便稀溏一日两次,舌质淡,苔薄白,脉象沉细无力。

【辨证】 脾胃虚弱。

【治则】 健脾益气,护胃。

【处方】 补中益气汤加味。

　　生　芪30g　红　参10g　茯　苓20g　制半夏10g
　　当　归10g　炒白芍20g　陈　皮10g　香　附10g
　　蔻　仁10g　郁　金20g　吴茱萸6g　　白　芨10g
　　炙甘草10g

　　3剂，猪蹄1具，洗涤，先煎，用其汤煎药，然后食之。4次/日，少量频服。

　　猪蹄含有丰富的胶原蛋白，能提高机体免疫功能。《千金方衍义》"猪蹄煎汤，拭洗败腐痛脓，专取气血之味，以和血气之滞也"。中医认为用猪蹄汤有很好的补血益气之功效，而胃手术后病人多脾胃气虚，故在此特提出用猪蹄汤煎药。

【汤头歌诀】

　　胃术后　　脾胃虚　　宜健脾　　补胃气
　　生黄芪　　红人参　　补脾气　　升阳气
　　宜重用　　当归芍　　与白芨　　可活血
　　能止痛　　白茯苓　　制半夏　　能降逆
　　可止呕　　燥湿痰　　宁心神　　广陈皮
　　香附子　　和中气　　行滞气　　吴茱萸
　　与郁金　　归心肝　　能解郁　　可散寒
　　能止痛　　炙甘草　　补中气　　调诸药
　　用猪蹄　　汤煎药　　养元气　　补气血
　　治脾虚　　胃脘痛　　用此方　　是首选

　　患者3剂尽服后，自觉上腹部胀闷不适，烧灼作痛已轻，再未恶心呕吐胆汁，纳食有增，大便由稀变软，头晕浑身四肢疲乏较前好转，舌质淡，苔薄白，脉象沉细较前稍有力。原方加炒白术30g，加重红参20g，继服7剂，以巩固疗效。

　　【病案分析】 患者年事已高，加之平时脾胃不好时间较久，又因诊断为胃癌而将胃全部切除，以致气血大伤，恢复较缓，而且因术后胃肠吻合口功能失约，使脾胃升降功能失常，故脾气不能升，胃浊不能降，而胆之浊汁反流于胃内而致上腹部

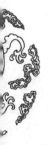

刘东汉新编中医三字经（第一卷）

胀闷烧灼作痛、恶心、呕吐酸苦涩水。本案是属于脾胃虚弱者，应首先健脾益气，因脾主运化，胃主受纳，如脾气虚则运化无力，故胃内容物下排之力减弱或停滞不下则腐浊生。胆浊以降为顺，若胃浊中阻，胆浊不能下降势必上逆于胃，浊腐交积必产烧灼作痛，是因浊腐之物对胃黏膜有刺激作用，对吻合口刺激更甚。故本方重用参芪以补气健脾，能使升降之机恢复，胃内腐浊之物自然通顺下降，用当归、白芨、白芍是活血及保护胃黏膜不受刺激，因此症胃镜检查提示，胃肠吻合口处有充血水肿炎性改变，这是以治本为主兼以治标。

2. 痰湿阻胃

【主症】　胃脘胀闷，打嗝，头晕。四肢疲乏无力，胃内烧灼胀闷作痛，恶心，呕吐黄绿色黏液，其味酸苦气臭，纳差，大便不爽，口苦口黏发干，不欲饮水，小便赤黄，舌质红，苔黄腻，脉象沉缓。

【病案举例】　赵某某，男，50岁，兰州市人。

【主症】　因上腹部胀痛数年，经胃镜检查诊断为胃癌。在全麻下行胃癌根治术（根治性远侧胃次全切除术）。术后约10天即出现胃胆汁反流症状，自觉上腹部胀痛烧灼感，返吐黄绿色胆汁，腥臭难闻，口干口臭，欲饮，出汗烦躁，失眠多梦，心中不安，食入不久则上腹部烧灼胀闷作痛，恶心，将所进入食物吐出即感上腹部稍适，大便成形，但腥臭难闻，舌质红，苔黄腻，脉象滑数。

【辨证】　痰湿阻胃。

【治则】　健脾除湿清热。

【处方】　黄连温胆汤加味。

黄连6g	竹茹10g	制半夏10g	陈皮10g
茯苓30g	焦枳实10g	焦甘草10g	炒白术20g
蔻仁10g	白芨10g	当归10g	炒白芍20g
香附10g			

6剂，取猪蹄2具，洗涤，先煎，用其汤煎药，然后食之，3次/

日。

【汤头歌诀】

有病人	胃脘胀	有烧灼	时作痛
纳食差	身乏力	心烦躁	呕黏液
味酸臭	小便赤	舌苔腻	是痰湿
阻中洲	用黄连	温胆汤	要加味
焦黄莲	与竹茹	清湿热	解热毒
利胆胃	除躁烦	炒白术	白茯苓
制半夏	白蔻仁	焦枳实	健脾气
益胃气	降逆气	燥湿热	当归芍
焦甘草	与白芨	能活血	护黏膜
广陈皮	香附子	和中气	行滞气
除湿热	煎药时	用猪蹄	祛疮毒
养元气	补气血	用此方	湿可除
痰自消	症自愈		

患者 6 剂尽服后，自觉上腹部胀闷烧灼作痛大减，食后恶心作呕已轻，呕吐胆汁已少，口干口臭腥气已无，心烦不寐多梦已好转，小便赤黄已清，大便已爽且成形，腥臭之气已少，舌质偏红，苔黄腻已薄，脉象滑。再拟前方加炒柴胡 10g，以疏利肝胆。

【病案分析】 患者患胃病时日已久，治则不当，持续数年，日益加重，已成顽疾，非手术难以治愈。胃镜检查提示为胃癌，在全麻下行胃癌根治术（根治性远侧胃次全切除术）。术后约10日后即出现上腹部胀闷烧灼感，食入后不久即返吐黄绿色胆汁，内加有食物残渣，其味腥臭难闻。《素问·灵兰秘典论》云："胃者，仓廪之官，五味出焉。"今之胃次全切除，故仓廪失约，不能正常受纳五谷，因幽门关闭功能失约，幽门口松弛，胆汁易于反流入胃，加之胃容量过小，而局部还有创伤性炎症，故脾胃功能大减而易湿阻中洲。湿久则易浓缩化痰，湿浊郁久则化热，故出现烧灼恶心呕吐，胆汁内带食物残渣腥臭难闻。因胆

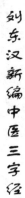

主藏魂,胆气虚衰不能藏敛神,故心烦不寐,多梦心中烦闷不快。湿阻中洲,肝脾升降功能失常,纳运失职,故上腹胀闷不舒,大便成形,但因湿热浊气太盛,而大便腥臭难闻。治以健脾除湿清热,使脾健则湿浊化。胆为少阳之火,使胆气下降则热自除,湿化热除痰自消,而清浊则得以分。而选用黄连温胆汤加味,黄连、竹茹清热利胆和胃,白术、茯苓、制半夏、蔻仁、枳实健脾益气,湿自除,还能使肠管活动得以调整作用,使肠管紧张度增高而影响胆汁流向,又能促进胃肠蠕动,增强胃排空能力,与当归、白芍、白芨、甘草相配,则能保护创口黏膜,又可降低迷走神经的兴奋性,提高幽门括约肌的张力,控制胆汁反流。香附是以补中健脾除湿清热化痰之中不忘行气也。此方对痰湿阻胃及胃癌术后之证均有奇效。

3. 肝气犯胃

【主症】 因胃癌术后,所出现的肝气横逆犯胃所致之症,上腹部胀闷,呃逆频作,恶心作呕,返吐酸苦之涎水,内带食物残渣,口苦口干,心烦易怒,失眠多梦,大便干燥,小便赤黄,舌质红,苔黄厚,脉象弦数。

【病案举例】 张某某,男,63岁,兰州市人。

【主症】 上腹胀痛,打嗝返酸已3年,近半年加重,因生气后加饮食不慎,上述症状加重,而呕吐酸水,内带褐色血液。以"上消化道出血"急诊入院,经胃镜检查提示"胃角溃疡,贲门癌"。病理检查提示:①(贲门)低分化腺癌;②胃角萎缩性胃炎,中度肠化。在全麻下行根治性胃癌近侧次全切除术、胃空肠吻合术。术后约一月即出现上腹部胀痛烧灼,呕吐胆汁,纳食后上腹部更为胀痛烧灼恶心,呃逆频作,呕吐后始觉症状稍有缓解,口干,烦躁不安,难以成寐,小便赤黄,大便干,舌质红,苔黄厚,脉象弦数。

【辨证】 肝气犯胃。

【治则】 疏肝行气,和胃降逆。

【处方】 柴胡疏肝散合旋覆代赭汤。

炒柴胡 10g　　焦枳实 10g　　当　归 10g　　炒白芍 20g

香　附 10g　　代赭石 30g　　旋覆花 10g　　白　芨 10g

茯　苓 20g　　炙甘草 10g

6剂,取猪蹄2具,洗涤,先煎,用其汤煎药,然后食之,3次/日。

【汤头歌诀】

胃术后	所出现	肝气逆	犯胃气
其症状	上腹部	胀闷痛	呃逆作
恶心呕	泛酸水	烦易怒	睡眠差
易多梦	大便干	小便赤	舌质红
苔黄厚	用柴胡	疏肝散	合旋覆
代赭汤	炒柴胡	焦枳实	当归芍
香附子	疏肝气	降胃气	旋覆花
代赭石	白茯苓	炙甘草	平肝气
镇逆气	和胃气	用白芨	护黏膜
在后期	用黄芪	补中气	扶正气
煎药时	用猪蹄	补元气	和胃气

患者6剂尽服后,自觉上腹部胀闷打嗝作痛已减,烧灼恶心已轻,呕吐黄绿色酸水已少,心烦易怒亦有缓解,夜间已能入睡,进食后自觉上腹胀闷不舒感大有改观,二便尚可,舌质偏红,苔薄白,脉象微弦。因伤口愈合不太好,有少量分泌物,复诊时以原方去代赭石,加生黄芪30g以托里生肌。再服7剂,以巩固疗效。

【病案分析】　患者因平素情绪不好,久则抑郁伤肝,肝气横逆犯胃,克制脾土,胃之受纳失职,故出现上腹胃脘部胀痛,打嗝,返吐酸水,加之生气后饮食不慎而引发上消化道出血,而作胃镜检查提示为:①胃角溃疡;②贲门癌。此病非手术难以治愈,在手术行胃癌根治术后,局部病灶已除,但肝气犯胃之症依然。在中医认为,肝主疏泄,性喜条达恶抑郁,而且肝属木,由于抑郁不疏,而横逆克制脾土,使之升降失常。因肝胆相为表里,胆附于肝,属少火,如肝郁不畅易于化火生热,肝胆之气最易上犯,故出现上腹胀满口苦发干夜不成寐,多梦不安,木火相炽与脾湿相遇,则湿热互结,胃中酸苦之液自多上犯而吐出。而此案又因胃癌行胃次全切除术后,胃肠吻合口有愈合不良,胃容量小而又加之肝胃气机不降,故吐出胆汁及酸水涎液,这是肝郁胆滞,疏泄失职,胃失和降,胆汁上逆所致。故本案以疏肝行气和胃降逆之法治之,柴胡、枳实、香附、当归、白芍用以疏肝利胆和胃降逆,赭石、旋覆花、茯苓、炙甘草降逆和胃,白芨保护胃黏膜,后期加入生黄芪是以补气托里生肌,意在扶正也。

4. 气滞血淤

【主症】 因胃癌晚期,行姑息性远侧胃次全切除术、Billroth II 式结肠前吻合术。因其病灶未尽除,术后易于出现术前症状。

【病案举例】 李某某,男,71 岁,兰州市人。

【主症】 间歇性上腹部胀痛已数年余,经治疗后有所减轻,但近一月以来胃脘胀痛难忍伴恶心呕吐,纳差消瘦体重减轻,日益加重,大便不成形,潜血试验阳性(+++),故以胃溃疡恶变、消化道出血收住入院,在全麻下行剖腹探察术,诊为胃癌晚期,遂行姑息性远侧胃次全切除术、Billroth II 式结肠前吻合术。术后约一周,出现上腹部胀闷不适,烧灼作痛,恶心呕吐,吐出物为胆汁,但还能进少量流质饮食,食后不久即恶心呕吐。舌质暗,苔白,脉象沉细、涩。

【辨证】 气滞血瘀。

【治则】 行气活血,化瘀扶正。

【处方】 复元活血汤加味。

炒柴胡 10g　天花粉 10g　当　归 20g　赤　芍 20g

桃　仁 10g　红　花 10g　炮山甲 10g　大黄炭 3g

香　附 10g　三　棱 10g　莪　术 10g　生黄芪 30g

制半夏 10g　鸡内金 20g

6剂,取猪蹄2具,洗涤,先煎,用其汤煎药,然后食之,3次/日。

【汤头歌诀】

有病人	胃晚期	上腹部	胀闷痛
烧灼感	恶心呕	吐胆汁	舌质暗
苔薄白	脉沉涩	活血汤	要加味
炒柴胡	香附子	疏肝气	行滞气
当归芍	桃红花	可活血	能止痛
京三棱	蓬莪术	炮山甲	辛甘平
入肝脾	行滞气	通血络	破痰癖
能破血	消积滞	大黄炭	能止血
可凉血	鸡内金	性甘平	归脾胃
消食灵	化坚石	生黄芪	补中气
扶正气	用此方	随症用	要加减
煎药时	用猪蹄	祛瘀血	补元气

患者6剂尽服后,上述症状有所减轻,但此病已至晚期,加之年事已高,恐怕难以挽回生命,只能以扶正之法维持寿命。如《金匮要略·呕吐哕下利病脉证论》云:"脉弦者,虚也,胃气无余,朝食暮吐,变为胃反。……趺阳脉浮而涩,浮则为虚,涩则伤脾,脾伤则不磨,朝食暮吐,宿食不化,名曰胃反。脉紧而涩,其病难治。"

本篇故将胃癌术后作为另篇者,因与一般呕吐、反酸在本质上及治疗上要有所区别。

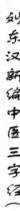

第五章 肾脏疾病

经文

内经云　颈脉动　喘疾咳　名曰水
目裹肿　卧蚕状　是水肿　尿频急
尿量少　有潜血　有蛋白　有管型
腰困痛　血沉快　白蛋白　有下降
内经云　三阴结　谓之水　金匮载
水气病　有微肿　见目下　其分类
有风水　有皮水　有正水　有石水
饮入胃　运精气　上输脾　脾散精
上归肺　通水道　输膀胱　其病机
标在肺　制在脾　本在肾　水精成
能四布　行五经　三焦者　决渎官
下水道　能出焉　水与气　是同源
要利水　先行气　气能行　水可通
古医名　为水肿　现代名　为肾病
可分为　急性期　慢性期　肾衰期
各阶段　要辨证　其治法　各有别
急性期　为风水　散风热　宣肺气
利水道　代表方　越脾汤　要加味
湿困脾　慢性期　水肿盛　及全身
坐卧变　其水肿　随为换　有血尿
有蛋白　有管型　可贫血　其肾功

有损伤　舌质淡　有齿痕　脉沉细
其治则　分肺肾　两气虚　脾肾虚
阳气虚　肝肾阴　亦亏损　各随证
其选方　三仁汤　加大黄　洁净腑
灵活用　如失治　即可成　有肾病
综合征　病此时　肾小球　细血管
其管壁　多损害　通透性　可增强
血浆中　蛋白质　肾小球　壁逸出
蛋白尿　大量丢　致血浆　白蛋白
大量失　水肿增　血脂增　在此时
其特征　成肾病　综合征　其治则
要去菀　用陈莘

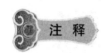

注 释

《内经·平人气象论》云："颈脉动，喘疾咳，曰水。目裹微肿如卧蚕起之状，曰水。溺黄赤皮卧者，黄疸。……足胫肿曰水。"在临床水肿往往多见于肝肾综合征时，则患者颈动脉搏动很明显，应见喘咳胸闷气短，呼吸困难，不能平卧，面部及全身浮肿，其症严重时随患者坐卧变换而水肿之势亦有变换，如坐起时面部水肿位可下降，而至胸腹及阴部下肢水肿更为严重，这是《内经》中最早提水肿病之状。如《金匮要略·水气病脉证并治》"病有风水、有皮水、有正水、有石水……风水其脉自浮，外证骨节疼痛，恶风；皮水其脉亦浮，外证浮肿，按之没指，不恶风，其腹如鼓，不渴当发起汗。正水其脉沉迟，外证自喘；石水其脉自沉，外证腹满不喘"。从这段经文中可看出，风水是与肺有着密切的关系，因肺主皮毛，如肺气虚卫气不固，则易受风邪袭肺，肺卫闭郁不宣，湿热流注肌肤关节，故浑身关节疼痛，皮毛受邪，肺气不宣，通调失司，水湿滞留于肌表，故其身面目浮肿，肺之宣降不行三焦不通，则无汗小便短少，而频数，而其脉浮数，而所谓皮水与脾肺的关系较为密切，因脾居中州主四肢，肌肉，如脾失健运,致水湿停滞脾络,阻滞三焦气化不利,水液不能正常运行,正如《素问·灵兰秘典论》"三焦者,决渎之官,水道出焉"。如水道运行不畅,则膀胱之津液不藏则不出,而小便显少而致水液泛滥于皮,水源出一辄,因皮与肺相为表里,病位在表,故在治疗时当因势利导,可解表发汗而解。而正水、石水其本在肾,正水是肾阳不足属于阴水之类,故在治风水,皮水者应解表发汗,治正水、石水者应温阳利水为宜。而论水肿病因病机出《内经》《金匮》,仅有以五脏而分论者,如心水、肺水、肝水、脾水、肾水等,后世又分为阴水、阳水两类。《丹溪心法》"阳病水兼阳证者,脉必沉数;阴病水兼阴证者,脉必沉迟,水之为病不一阳病水兼阳证者,脉必沉数;阴病水兼阴证者,脉必沉迟……若遍身肿,不烦渴,大便溏,小便少,不涩赤,此属阴水"。《景岳全书·水肿论治》云"凡水肿等证,乃脾、肺、肾三脏相干之症……今肺虚则气不化精而化水,脾虚则不能制水而反克,肾虚则水无所主而妄行,水不归经,则逆而上泛,故传入于脾而肌肉浮肿,传入于肺,则气息喘息"。但其治则"诸有水者,腰以下肿,当利小便,腰以上肿,当发其汗"。而水肿病,急者多属实证,多由外邪侵袭,气化失常,治宜驱邪为主。用疏风、宣肺、利湿、逐水等法,可用《内经·汤液醪醴论篇》云"开鬼门,洁净府,精以微动四肢,温衣……以复其形"。如虚证,多由脾肾阳虚,不能立化水湿,治宜扶正温阳为主。如成慢性肾功能衰竭期时则用益气温阳活血化瘀之法。也可用,扶正益气,去宛陈莝法治之。使正复则气行,所瘀积之蓄血得以清化而肾之肾小球、肾小管、肾基膜得以修复,肾的血液循环得到改善,渗透压增加,而小便自利,肿可消,血肌酐,尿素氮则可恢复正常,此是治肾病之大法矣。如《巢氏诸病源候论·水肿病诸候》,对水肿诸症,其病因、证候分类及预后等,均有详细论述。其中水肿候,通身水肿候,身而卒洪肿候等,为水肿病之通论,全面揭晓病机症状,兼判别预后,如风水、皮水、毛水、石水及燥水、湿水诸候,是水肿之证分类。十水候、二十四水候等,乃古水病病名之诠释。又如肿从脚起候，为心性水肿。大腹水肿候、疸水候、水癥候、水瘕候、水癖候及水癖候等，又是论脏腑之水，而尤降论胶水鼓胀，实际不同论一般水肿病，大都为肝病后期证候，为今之肝硬化腹水症。至若犯土肿候，似为过敏疾患。而病情与水肿病有关者，如疾饮、癥瘕、癖证等。"经曰"肾者主水，脾肾属中央戊己土，土性克水，脾与胃相为表里，胃又为水谷之海，如胃气虚不能传化水气，使水气渗液于经络，浸渍脏腑，脾得水湿之气，如脾虚不能制水，故水气独归放肾。三焦不泻，经脉闭塞，水气溢于皮肤而致水肿。故目裹上微肿，如初卧起之状，颈脉动，时效，股间冷，以手按肿处，随手而起，如物裹水之状，小便涩少。故古人又有水病五不治：唇黑伤肝；缺盆平伤心；脐出伤肝；足下平满伤肾；背平伤肾。这五藏所伤也说明病情之严重，五脏所伤难以恢复。而古医有风水、皮水之分，而其病机则一，而是急慢性之分也，如风水者应为急性期，受外感风邪，侵袭肺卫皮毛，故有发热恶寒，咽喉肿痛，浑身关节疼痛，无汗，舌质正常，苔薄白，脉象浮数，故治则是以宣肺解表清热为宜，发汗散水。如首选越婢汤加味。如慢性期，全身或局部水肿可间歇出现，血压，舒张压明显增高，有时可现肉眼血尿，蛋白尿（±）中等或中等以上（>2g/d），亦可见尿中有管型等，血色素与红细胞成比例下降。如肾衰时才有严重贫血。肾功，尿素氮，血肌酐均有增高。舌质淡有齿痕，薄白苔，脉象沉缓。这时大多数则表现肺肾气虚，脾肾阳虚。故治则首选三仁汤加味，以清利湿热，宣通气机，方中应去滑石、竹叶，加茯苓、炒白术、生黄芪，以加强健脾益气，以利湿消肿。肾病综合征时，其症状，全身水肿明显上至面部，下至生殖器，水肿最为严重，水肿部位随体位变动，严重时伴有胸腹水，引起呼吸困难，水肿持续不消，而日益加重，血压升高，纳差，恶心，呕吐，大便溏稀，腰酸疼痛等。生化检查，血浆蛋白低，白蛋白球蛋白比例倒置。血浆胆固醇，甘油三酯和磷脂含量均明显增高。尿检，有大量蛋白（++~+++），可见脂肪管型。舌质，淡胖嫩有齿痕，脉象沉细，一般辨证为脾肾阳虚，肾虚水泛者较为多见。首选方真武汤加味、麻黄附子汤加味、金匮肾气丸或牛车肾气丸均可随证加减应用，但更重要的要加活血化瘀之品，我在临床中体会到，治肾病后期者非水蛭则活血化瘀之功达不到。而水蛭，味咸平，破血除癥，消肿化瘀通络，而活血化瘀之品众多，唯有水蛭活血化瘀之力强，但还可利水消肿通便，能修复肾小球、肾小管、肾基膜之作用。

1. 急性肾小球肾炎

【病案举例】 李某某，女，26岁，兰州市人。

【主症】 因感冒后浑身发热恶寒，体温38℃，浑身关节疼痛，咳嗽咽喉作痒疼痛，经用抗生素输液抗炎治疗其症未减，继而出现尿频尿急，小腹及尿道灼烧疼痛，小便肉眼血尿。已两月候自觉面部及浑身浮肿，急来医院检查，急诊尿检，红细胞满视野，脓血细胞多见，管型6，蛋白（+++），并伴有头痛，血压130/90mmHg，恶心作呕，大便干，两日未解，舌质正常，苔白厚，脉象浮数。

【辨证】 风水（急性肾小球炎）。

【治则】 宣肺解表，清热利尿。

【处方】 越婢汤加味。

麻　黄10g　生石膏30g　生　姜10g　茯　苓30g
猪　苓30g　泽　泻10g　车前子20g　龙　葵30g
防　己20g　生　草10g　滑　石30g

3剂，水煎服，每日3次。

患者3剂尽服后，前来就诊，自述小便频数，尿道烧灼疼痛连及小腹腰困已轻，头晕浑身关节疼痛，发烧及浑身浮肿已消，大便已通。尿检提示清透亮，红细胞已少见，管型未见，蛋白±，血压100/70mmHg。浑身微微有汗，咽喉疼咳嗽已可，舌质正常，脉象浮缓，原方去麻黄、生石膏，加当归20g、炒白芍20g、炒白术30g、黄芪30g，以养血固表益气，健脾为宜。

【汤头歌诀】

越婢汤　用麻黄　宣肺气　开命门

发其汗　治风水　一身肿　小便频
尿量少　生石膏　清肺热　配麻黄
散水气　肌表热　即可解　与麻姜
两相配　能助阳　发散强　猪茯苓
与泽泻　能利水　不伤阴　滑石粉
车前子　木防己　肌表水　与里水
均可利　龙葵草　生甘草　清热毒
利湿浊　清血热　膀胱热　从尿道
即可去　上源清　下源利　加黄芪
炒白术　健脾气　益肺气　当归芍
可活血　其肾脏　及膀胱　气血调
气化足　其风水　即可愈

【病案分析】　患者因外感风寒,寒邪侵袭肌表,表邪闭郁而发热恶寒,浑身关节疼痛,咳嗽咽喉作痒疼痛,体温38℃,经抗炎治疗其症未减,继而出现,尿频尿急,尿道烧灼疼痛,小便肉眼血尿,已两月余,自觉面目及浑身肿胀,急来医院门诊检查,小便检查,红细胞满视野,脓血细胞多见,颗粒管型6,尿蛋白(+++),头疼头晕,血压130/90mmHg,恶心作呕,大便干,两日未解,腰痛困。舌质正常,苔薄白,脉象浮数,证属风水。本方具有发汗散水,清宣郁热之功。临床常用于尿频尿少,浑身头面俱肿,发烧关节肌肉俱痛者。如《素问·水热穴论篇》:"肾者,至阴也,至阴者盛水也。肺者,太阴也,少阴者冬脉也,故其本在肾,其末在肺,皆积水也。肾何以能聚水而生病,肾者,胃之关也,关门不利,故聚水而从其类也。上下溢于皮肤,故为胕肿,胕肿者,聚水而生病也。"《金匮要略·水气病脉证并治》"风水,脉浮身重,汗出恶风者,一身悉肿,脉浮而渴,续自汗出,无大热,越婢汤主之"。《诸病源候论·水肿病诸候》:"风水病者,由脾肾气虚弱所为也。肾劳则虚,虚则汗出,汗出逢风,风气内入,还客于肾,脾虚又不能制于水,故水散溢皮肤,又与风湿相搏,故云风水也。令人身浮肿,如裹水之状,颈脉动,时咳,按肿上,凹而不起也,骨节疼痛而恶风是也。脉浮大者,名曰风水也"。《医宗金鉴·肿胀总括》:"上肿曰风,下肿曰水,故风水之证,面与胫足同肿也。""从上肿者,多外感风邪,故宜乎发汗;从下肿者,多内生湿邪,故宜乎利水"。而古人所论与今之肾小球肾炎症是相合也,而论治者亦相同也。但所提及脾肾者多,而提及肺者少也。因风水者,所致之因是风邪,首先犯肺,因肺主诸气,主表,如表阳虚则自汗多则毛窍开,毛窍开者,不能抵御风寒之邪,入侵袭表卫,郁而发热,肺失宣降之职,既不开表泄汗,又不能宣泄通调水道下属膀胱,而使水气散溢于皮肤,而肿胀。故首选越婢汤加味者,是急则治其标也。而此患者是由外感风寒而致,是其病在表,故应发汗利水,清热宣肺,而用生石膏、滑石、猪苓、茯苓、泽泻在宣肺发散的基础上清热利水不伤阴。当水利肿消后即可健脾益气兼补肾精者才可收功。因脾为肺母,故脾健则肺气足,肺气足则卫气固,外邪不可犯也,故《内经》云:"正气存内,邪不可犯也"此之谓也。

2. 慢性肾炎

【病案举例】 沙某某,男,24 岁,天水市人。

【主症】 面部及浑身凉,小便量少已 2 年余。

患者于 2 年前,自觉小便量少,24 小时约 600ml,腰困,浑身疲乏无力,继而面部及浑身浮肿,经当地医院诊断为肾炎,经治疗后其症状减轻,但未愈。近日上述症状加重,故慕名前来门诊求治。面色苍白无华,面部及下肢浮肿,小腿按之凹陷不起,浑身恶寒,四肢不温,小便短少,大便溏稀,腰困,作酸,有时疼痛,血压 120/80mmHg,尿常规示:潜血+++,尿蛋白+++,管型 3;血常规示:血红蛋白 9g,肾功示:尿素氮 9.10mmol/L,肌酐 150μmol/L。舌质淡嫩,苔薄白,脉象沉缓。

【辨证】 脾肾阳虚(慢性肾炎)。

【治则】 温补脾肾,益气利水。

【处方】 益气利水化浊汤(自拟方)。

生黄芪 60g　茯苓 30g　　炒白术 30g　炒薏米仁 30g

杏　仁 10g　蔻仁 10g　制半夏 10g　益母草 30g

仙鹤草 30g　龙葵 30g　当　归 20g　赤　芍 30g

肉　桂 6g　丹皮 10g　车前子 20g

7 剂,水煎服,2 次/日。

　　患者 7 剂尽服后前来就诊,自述服药后小便量大增,24 小时约 1800 多毫升,面部及浑身浮肿已轻,浑身及四肢恶寒发凉已轻,浑身已可,大便由溏稀变成软便,一日 1 次,腰困,作酸已轻,血压 120/70mmHg,尿常规检查示:潜血(++),尿蛋白(+++),管型(-)。舌质淡,苔薄白,脉象沉缓。看来辨证立法方药已中症,原方加制附片 6g 以加强温补肾阳之功,以助益火之源,以消阴翳也。用此方连服一月有余,前来就诊,面部及四肢水肿已消,尿量流畅,腰酸困已消,尿检查各项指标均为正常,肾功检查均在正常范围内。舌质正常,脉象沉缓,血压 110/70mmHg。此患者已观察近十年有余,其症未作,精神状态均好。

【汤头歌诀】

自拟方	治肾炎	慢性期	首选药
生黄芪	白术夏	为君药	补肺气
健脾气	脾气旺	肺气足	肺气虚
水道通	加三仁	健脾气	醒脾气
可化湿	利浊气	益母草	仙鹤草
当归芍	可活血	能化瘀	龙葵草
粉丹皮	能清热	利湿毒	用桂附
温肾阳	肾阳旺	肾气足	与膀胱
相表里	膀胱者	州都官	藏精焉
出气化	肾病者	本在肾	制在脾
标在肺	三焦者	决渎官	水道出
饮入胃	游精气	上输脾	脾散精
上归肺	调水道	下膀胱	水道通
水肿消	治皮水	是根本	

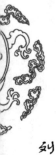

【病案分析】 患者患慢性肾病已两年余,虽经各种中西医治疗,但未取得较好的疗效,故日益加重,而此症属中医皮水。本方具有温补脾肾,益气利水之功。临床常用于治疗皮水证。皮水者,因肺主皮毛,肾主水。肾虚则水妄行,流溢于皮下,故令身体面目浮肿,按之没指,四肢不温,是肾虚命火不足,不能化气所致。而肾之行水化气者依据命火即肾之阳气,如地气上升为云,天气下降为雨。而肺主气通调水道,为水之上源。如肺气虚则气化不足,不能宣散水气,而下输膀胱,则水溢泛滥于皮下。脾者属于坤土,如脾土虚不能制水,如水之决梯,水势横流则不能归于水道,亦可使头面浑身浮肿,而小便短少。腰为肾之府,肾者为坎卦,是水火同居之处,是主水,藏精之所处。如肾虚火衰则气化不足,故小便少,而水可溢于四布。故水道不同,而皮下水肿矣。用自拟方以温补脾肾,益气利水,而使肺气足,脾气旺,肾阳之气化有权,在坎水之下,用离火之源,才能使水行而气化行,水归水道,膀胱州都之官,精液藏焉,气化则能出。实则,主明则下安,天下则大昌,使道能通,不宜闭塞矣。假如,膀胱功能失调,则十二官危,而人体之病作焉。

3. 肾病综合征

【病案举例】 王某某,男,29 岁,酒泉市人。

【主症】 患者患肾小球肾炎已数年,经多次治疗未愈,而反复发作,日益加重,故前来救治。患者面色苍白,面部及浑身浮肿,下肢按之没指,阴囊肿胀发亮,大便溏稀,小便量少,24小时尿量约 400ml,腰困,腹痛,头晕,胸闷,气短,浑身沉重无力,恶寒不温,胃脘胀满,呕恶,纳呆,加重已一月余。舌质淡嫩,边有齿痕,脉象沉濡无力,血压 160/90mmHg,尿常规示:尿蛋白+++,管型 4,生化检查示血浆白蛋白 40g/L,白蛋白、球蛋白均在正常值。血浆胆固醇、甘油三酯均高于正常值,尿素氮10mmol/L,肌酐 190μmol/L。

【辨证】 脾肾阳虚(肾病综合征)。

【治则】 温补脾肾,利水消肿。

【处方】 益气温阳利水汤(自拟方)。

黄 芪 60g	葶苈子 20g	杏 仁 10g
茯苓皮 30g	炒白术 30g	蔻 仁 10g
炒薏米仁 30g	制附片 10g	肉 桂 6g
细 辛 6g	大 腹 皮 10g	木 香 10g
车前子 20g	生 姜 10g	

本方 4 剂,开水先煎制附片 30 分钟后下诸药,煎 30 分钟,再下细辛煎 10 分钟服用,3 次/日。

患者 4 剂尽服后,小便量大增,24 小时尿量达 2000 余毫升,面部及全身水肿消退明显,头晕、胸闷、气短、浑身疲乏沉重、胃脘胀满、纳差均有好转,大便已成软便,尿常规示:尿蛋白(+++),余无,血压 140/80mmHg,舌质淡,苔薄白,脉沉,较前稍有力。原方加水蛭 10g,以去菀陈莝,加重制附片至 20g,开水先煎,后下诸药,续服 7 剂。

本方大约共服 40 余剂,患者浑身水肿基本消退,尿量 24 小时总量 1200ml,血压 120/70mmHg,尿常规示尿蛋白(+),肾功示:总蛋白 76.3g/L,白蛋白 46.3g/L,球蛋白 30g/L,尿素氮 8.2mmol/L,头晕,浑身疲乏沉重已可,腰酸困痛已消,胃胀已好转,纳食正常,大便已成形,舌质正常,苔薄白,脉沉而有力。各项检查均属正常,上述症状基本消退,故调方如下,以巩固疗效。

【处方】

生黄芪 30g	炒白术 30g	茯 苓 30g
炒薏米仁 30g	红 参 20g	砂 仁 10g
当 归 20g	炒白芍 20g	肉 桂 6g
菟丝子 10g	大熟地 10g	炙仙灵脾 30g
生 姜 10g	炙甘草 10g	狗 脊 30g
川 断 20g		

每月服 3 剂,水煎服,2 次/日。

刘东汉新编中医三字经(第一卷)

功用:益气健脾,温补肾阳。

【第一方汤头歌诀】

<pre>
自拟方   治肾病   综合征   健脾气
补肺气   肺脾肾   是关键   要利水
先泻肺   宣肺气   通水道   生黄芪
葶苈子   苦杏仁   补肺气   泻肺水
茯苓皮   炒白术   白蔻仁   薏米仁
健脾气   脾阳旺   能制水   不满溢
桂附姜   北细辛   补肾阳   益火源
命火旺   阴翳消   离火旺   水自消
尿自利   大腹皮   广木香   车前子
能行气   水自利   要利水   先行气
水肿消   要活血   肾小球   肾小管
肾基膜   要恢复   加水蛭   能去菀
可陈莝   水蛭虫   能活血   兼利水
治肾病   综合征   是要药
</pre>

【第二方汤头歌诀】

<pre>
恢复期   要巩固   肺脾肾   是关键
参术芪   白茯苓   炒薏仁   缩砂仁
补肺气   健脾气   化湿浊   紫油桂
菟丝子   仙灵脾   大熟地   毛狗脊
川续断   补肾阳   当归芍   既养血
又活血   炙甘草   和诸药   益脾气
用此方   在阳中   能求阴   善后方
保安康   其饮食   要注意   要清淡
少吃盐   防感冒   容易犯
</pre>

【病案分析】 此患者由于肾病日久失治,而伤及肺、脾、肾及三焦,膀胱气化失调,水湿泛溢于皮肌之下、脏腑之内所致浑身水肿,是肺虚不能宣通水道,脾不能制水,肾虚不能行水,三焦失调不能气化成决渎,膀胱气化虚,津液不能藏焉。如《素问·

水热穴论》："肾者，至阴也；至阴者盛水也。肺者，太阴也；少阴者冬脉也。故其本在肾，其末在肺，皆积水也。帝曰：肾何以能聚水而生病？岐伯曰：肾者，胃之关也。关门不利，故聚水而从其类也。上下溢于皮肤，故为胕肿。胕肿者，聚水而生病也。"也说明了水肿病的形成首先犯肺连脾害肾，如《素问·阴阳应象大论》曰："故清阳为天，浊阴为地；地气上为云，天气下为雨；雨出地气，云出天气。故清阳出上窍，浊阴出下窍；清阳发腠理，浊阴走五脏；清阳实四肢，浊阴归六腑。"如《金匮要略·水气病脉证并治》曰："寸口脉弦而紧，弦则卫气不行，即恶寒，水不沾流，走于肠间。少阴脉紧而沉，紧则为痛，沉则为水，小便即难。脉得诸沉，当责有水，身体肿重。水病脉出者，死。"这也说明水肿病的机理。因寸脉主气，属肺，如寸脉弦而紧，是寒气外束，卫阳被郁，肺气不宣，闭而恶寒。肺气不利，不能通调水道，下输膀胱，故来自水谷之津液，不能随气运行，因而潴留于肌腠及肠道之间，所以形成水肿。因少阴肾，脉紧，主寒，主痛；脉沉，主水，主里。脉沉而紧者，是肾阳不足，阴寒内生，阳气不能随三焦散布于周身。加之肾阳不足，不能气化，所以小便难，故周身水肿而恶寒、身沉重。如见水肿病脉沉弱者，其症难治，回生亦难矣。因此，治水肿病者，中医认为，其标在肺，其制在脾，其本在肾。与西医治肾者既有利水之同者，又有治肺脾肾及膀胱三焦不同者。中医是主治气化，益气利水，是"开鬼门，洁净府"，"去菀陈莝"，用水蛭以活血化瘀。标本兼治，表郁者解之，皮郁者散之，水停者行之，有热者清之，阳不足者温之，气不足者补之，有腑气不通者下之，有瘀者活之。这也是治肾病水肿之大法。而健脾益气温阳利水汤之组成也是体现了这一治疗原则。而古今之方多达万余，因病、因证施治用药而组成者即为方，之所以既要继承古方，也要因病，因证，发展新方。大凡能治愈病者均可称之为方。其第二方亦为自拟方，益气健脾温补肾阳汤，也是以益气健脾温补脾肾之阳气为主，但方内已有活血燥湿化浊之品，以巩固疗效为宜。

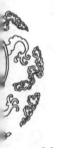

刘东汉新编中医三字经（第一卷）